Beate Nagel
Parfümeurin + Künstlerin,
Gründerin von ART PARFUM

ART PARFUM

Neue Wege zu altem Wissen

WIDMUNG

Dieses Buch widme ich meiner liebevollen Mutter, die mir ihr feines Gespür für echte Schönheit und ihre Liebe zur Natur, zu den Pflanzen vermittelt hat. Und meinem guten Vater. Von ihm kam das freigeistig Künstlerische in mein Leben sowie mein Interesse an Politik und gesellschaftlichen Themen.

Ich widme dieses Buch auch den jungen Menschen, unserer Zukunft,
mit meinen Herzenskindern David und Tara.

HAFTUNGSAUSSCHLUSS

Die Autorin und der Verlag übernehmen keine Haftung für Schäden jeglicher Art, die direkt oder indirekt bei der Anwendung der in diesem Buch vorgestellten Behandlungsmaßnahmen entstehen können. Bei unklaren Beschwerden oder ernsthaften Erkrankungen sollte immer ein Arzt konsultiert werden. Sollte diese Publikation Links auf Webseiten Dritter enthalten, so übernehmen der Verlag, die Autorin für deren Inhalt keine Haftung, da wir uns diese nicht zu eigen machen, sondern lediglich auf deren Stand zum Zeitpunkt der Erstveröffentlichung verweisen.

IMPRESSUM

Bibliografische Informationen der Deutschen Bibliothek: Die Deutsche Bibliothek verzeichnet diese Publikation in der Deutschen Nationalbibliografie; detaillierte bibliografische Daten sind im Internet über: www.dnb.de abrufbar.

1. Auflage Dezember 2019 / aktualisiert November 2025
© ART PARFUM Verlag, D-36448 Bad Liebenstein / www.art-parfum.eu
ISBN 978-3-9821035-0-1 (Paperback)
Die Verwertung der Texte und Bilder, auch auszugsweise, ist ohne Zustimmung der Autorin urheberrechtswidrig und strafbar. Dies gilt auch für Vervielfältigungen, Übersetzungen, Mikroverfilmung und für die Verarbeitung mit elektronischen und digitalen Systemen.

Umschlaggestaltung: Maximilian Nieberle, Augsburg und Beate Nagel / Titelfoto: by Toa Heftiba on Unsplash / @heftiba.co.uk
Druck: Libri Plureos GmbH, Friedensallee 273, 22763 Hamburg
Printed in Germany

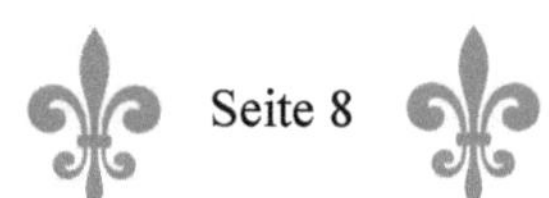

INHALTSVERZEICHNIS

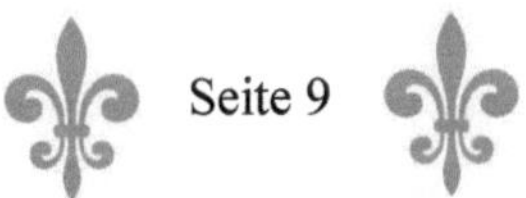

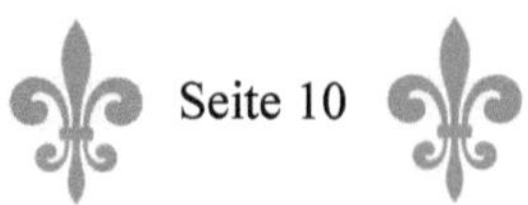

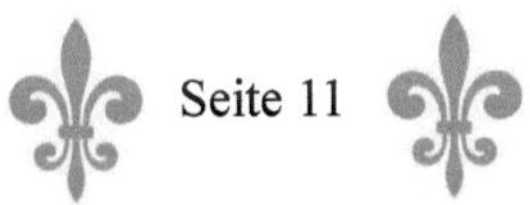

Wenn der Mensch sich verfeinert, lernt er alle Dinge unterscheiden, sein Sein wird dadurch reicher und voller, und je mehr er mit allen seinen Organen an dieser Welt teilnimmt, umso bewusster wird er leben, und um so mehr Wissen wird er aus dem Leben gewinnen.
Dr. Wladimir Lindenberg (1)

VORWORT

Jahrtausende lang zogen Karawanen durch Berge und Wüsten, überquerten Schiffe die Weltmeere, wurden unzählige Kriege geführt, um die wertvollen Rohstoffe für den Luxus des Wohlgeruchs, des guten Geschmacks zu liefern. Wer es sich leisten konnte, gut zu riechen, hatte zweifellos Geld, Macht und Ansehen.
Im ersten Kapitel werde ich Ihnen einige „Filetstückchen" dieser Jahrtausende währenden Parfümgeschichte servieren, notiert mit leichter Feder. Mein Wunsch ist hierbei, nicht nur so davon zu erzählen, sondern da, wo eine Wahrheit, eine Möglichkeit erkennbar wird, dies wieder in unser Leben zu bringen. So integrieren wir Erfahrungen früherer Generationen für uns heute und unsere Nachkommen.

Geht es Ihnen so wie mir? Dass Sie Bücher zuerst einmal von hinten nach vorne durchschauen, etwas quer lesen? Erst wenn mich der Inhalt eines Buches wirklich interessiert, fange ich von vorne an und lese dann mit einer gewissen Neugier auch das Vorwort der Autorin, des Autors. Und so will ich an dieser Stelle Ihnen das Verblüffende nennen, das mich überhaupt zum Schreiben dieses Buches veranlasst hat.

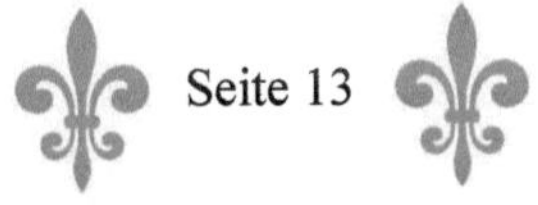

Es ist etwas, das in unserer Gesellschaft noch nicht wirklich ins Bewusstsein vorgedrungen ist. Erst seit wenigen Jahrzehnten, etwa seit den 1980er Jahren, stehen einer breiteren Schicht der Bevölkerung Qualitäten von Parfüm-Ingredienzien zur Verfügung, zu denen in früheren Jahrhunderten, ja Jahrtausenden, nur ein ganz enger Kreis von Menschen Zugang hatte: Der reiche Adel und Klerus. Aber alle anderen hatten keine Chance, hatten kaum eine Ahnung von diesem königlichen Schatz, der sich einem ja nicht wie etwa kostbare Juwelen, raschelnde Seidenroben beim bloßen Anblick bereits erschließt.

Und heute! Wie Kinder stehen wir vor diesen Schätzen und wissen leider kaum, was wir damit anfangen können. Erahnen noch nicht einmal, welche Möglichkeiten uns heute damit zugänglich sind.

Was ich mit diesem Buch bezwecke, ist, Ihnen – liebe Leserin, lieber Leser – einen Schlüssel in die Hand zu drücken, mit dem Sie anfangen können, diesen ungeahnten Duftschatz selbst zu heben. Sie werden lesend und Rezepte ausprobierend, in ihrem Erfahrungsschatz aufs Lebendigste bereichert werden.

Es ist, als wären Sie Aladin oder Aladine mit der Wunderlampe. Sie berühren, streichen darüber und Duft für Duft werden die sinnlichen Duftgeister entsteigen und sich ihnen mitteilen.

Als Parfümeurin habe ich mich vor 8 Jahren in eine Selbständigkeit gewagt; im Alter von Anfang Fünfzig, nach 22 Jahren als angestellt tätiger Parfümeurin und Projektleiterin. Wie bei so Vielen heute, durch ein zu eng getakteter Zeitplan, entglitt mir immer mehr das Künstlerische meines Tuns. *Denn: Kreativität braucht Muße.* Was ich mir schon lange wünschte, war, einmal so richtig Zeit zu haben, um mich ohne jeden Zeitdruck meinen Düften widmen zu können. Durch den Sprung in die Freiberuflichkeit, durch Gründung von ART PARFUM im Jahr 2011 wurde dieser Traum auf einmal möglich. Duft um Duft durfte ich nun schnuppern, recherchieren und war beim Schreiben selbst oft erstaunt, welche ungeahnten Welten sich mir hier eröffneten.

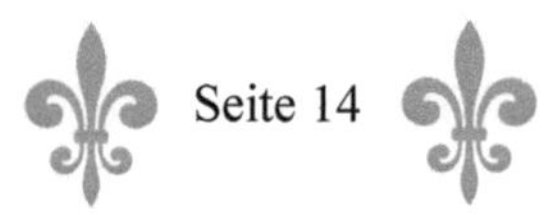

Nun liegt es an Ihnen, dieses Staunen selbst zu erfahren. Begeben Sie sich auf eine ungewöhnliche Abenteuerreise, lassen Sie die Dinge auf sich wirken, probieren Sie das ein oder andere und mit der Zeit werden sich diese Geheimnisse auch Ihnen erschließen. Das ist mein Wunsch für Sie.

Mit einem herzlichen Gruß

Beate M.T. Nagel
Parfümeurin + Künstlerin, Gründerin von ART PARFUM
Schwarzenberg, dem 2. Februar 2019

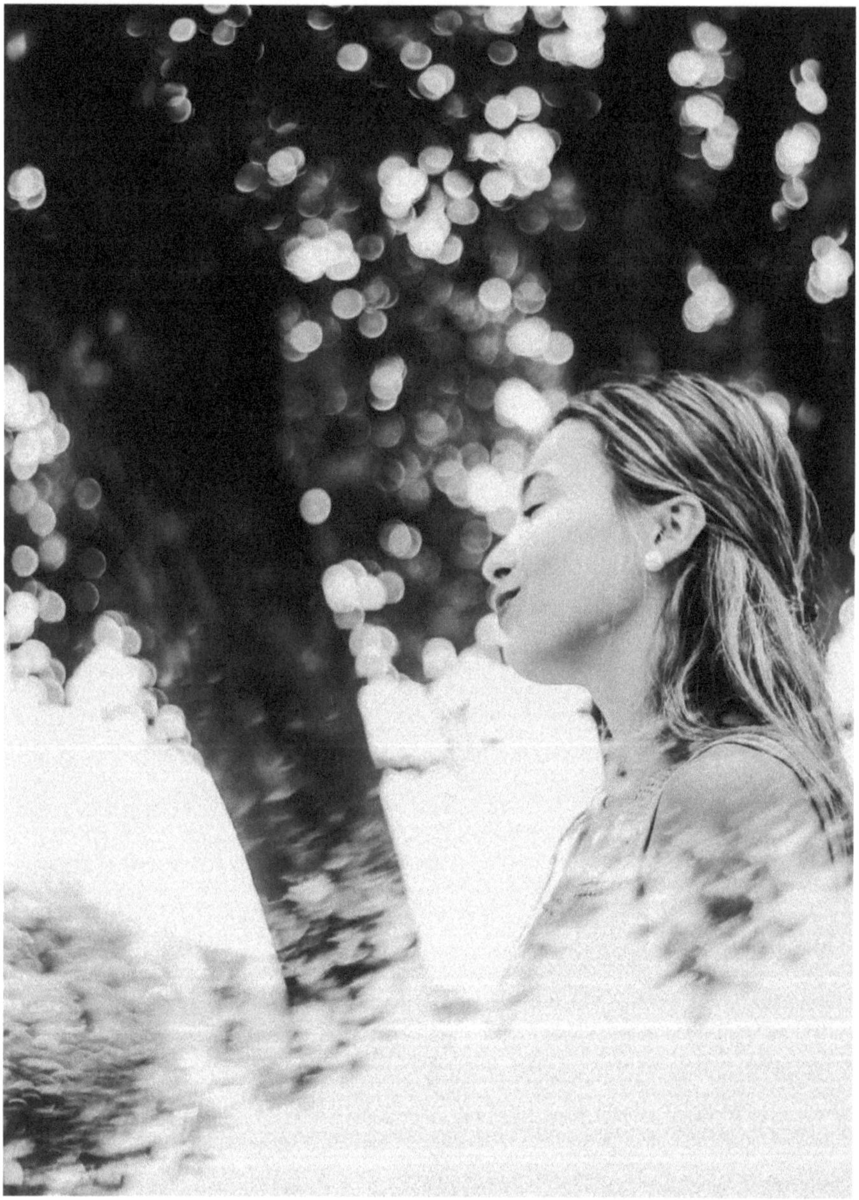

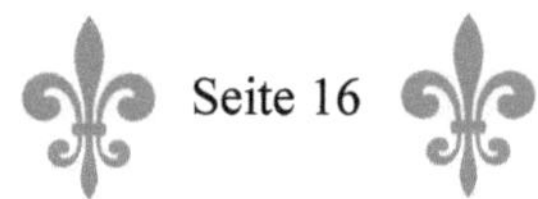

DER ANFANG EINER LEBENSKULTUR

Am Anfang war der Duft - fast möchte man das berühmte Bibelwort so verändern, denn unter den Sinnen des Menschen ist sein Geruchsinn von existenzieller Bedeutung. Wir sind uns meist nur wenig bewusst über diesen Sinn und auch über die Tatsache, wie auf engste verknüpft unser Geruchssinn mit einer *Lebensfähigkeit und Arterhaltung* ist, von der Lebensqualität ganz zu schweigen. Der elementare Charakter des Geruchssinns zeichnet sich – viel stärker als dies etwa beim Geschmackssinn der Fall ist – von Anbeginn bereits durch eine hohe Differenzierungsfähigkeit aus; damit verbunden ist ein signifikantes Wertungsvermögen. Die Rolle des Wohlgeruches - im Sinne eines positiven Geruchserlebnisses - war schon in den Anfängen der Menschwerdung sowohl an das Auffinden als auch an das Unterscheiden von Nahrung gebunden. In der engen physiologischen Verflechtung des Riechens und des Schmeckens bei der Nahrungsaufnahme einerseits sowie der elementaren Empfindung des Riechens bei der Partnersuche und Fortpflanzung andererseits wurde Wohlriechendes zu einem entscheidenden Faktor für die Arterhaltung des Menschen. Damit verbunden die Fähigkeit des Genießens, die in einer immer bewußter angestrebten Steigerung geradezu zu einem wesentlichen Kennzeichen des Menschen als Individuum mit der ihm eigenen „Lebenskultur" wurde.

Niemand vermag zu sagen, wann in diesen sich über die Jahrtausende erstreckenden Vorgänge der Mensch begonnen hat, seine Erlebniswelt bezüglich der Genüsse kreativ zu gestalten und zu erweitern. Ganz sicher aber wird die Geruchswelt

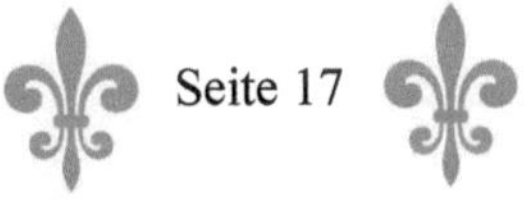

unserer frühesten Vorfahren entscheidend durch die Entdeckung des Feuers geprägt worden sein, ein für die Entwicklung elementares Element.

PARFÜM – PER FUMUM

Als der Mensch das Feuer für sich zu nutzen lernte, nahm er auch wahr, dass Brennendes mit spezifischen Gerüchen verbunden ist. Hierbei machte er die Erfahrung, dass Geruchsstoffe auch als Heilmittel zu nutzen waren.
Erfahrene Heiler, Heilerinnen, sogenannte Schamanen, wussten Kräuter und Räucherstoffe gezielt zur Heilung oder zur spirituellen Führung von Gruppenprozessen eines Volkes zu nutzen. Das geschah nie einfach so „zum Spaß"; sondern solche – auch geführte rauschhafte Zustände – waren immer einem höheren Ziel verpflichtet (siehe Duftportrait Muskatellersalbei).

So vermag man in dieser frühen Verbindung von Rauch und Rausch etwas erahnen. Räuchern, riechen, Rausch stehen nicht nur sprachlich, sondern auch inhaltlich in einem engen Zusammenhang.

Aus dem Rauch heraus entwickelte sich unser Parfüm. Denn nichts anderes bedeutet dieses Wort aus dem Lateinischen „per fumum", das übersetzt wird mit „durch den Rauch". Der französische Terminus „parfum" taucht in Schriftstücken aus dem ersten Drittel des 16. Jahrhunderts auf. Bis dahin sprach man von „basme", ein früherer Ausdruck, aus dem dann „baume" – Balsam – wurde. (3)
Wenn wir uns mit einem echten hochwertigen Parfüm umgeben, weihen wir in gewisser Hinsicht unseren Körper, der in unterschiedlichen Kulturen als ein Tempel angesehen wird – im christlichen Kontext beispielsweise als ein „Tempel des Heiligen Geistes" (1 Kor 6,19).

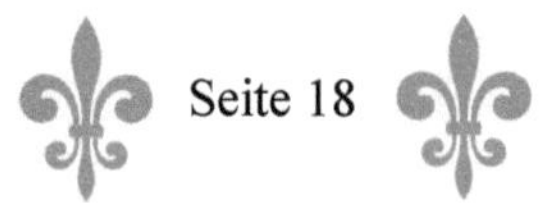

DER GERUCH DES PARADIESES

Selbstverständlich duftet es im Paradies nach Rosen, Veilchen, Neroli und auch nach betörenden Jasminblüten. Diese Eindrücke und Bilder werden uns im epischen Gedicht „Verlorenes Paradies" des Engländers John Milton (1667) jedenfalls vermittelt:

Gott schuf es auf diesem fruchtbaren Boden,
Damit alle duftenden Blumen dort blühen können:
Iris, Myrte, Jasmin, Krokus, Rose, Lorbeer, Veilchen,
Hyazinthen und Orangenblüten,
Ein Mosaik von leuchtenden Farben,
Die ihre Schönheit mit der Schönheit des Duftes bereicherten.

Neben den blumigen Noten duftet es aber auch nach herrlichen Gewürzen wie der des Zimts. Zimt (4) als eines unserer ältesten Gewürze spielte schon vor 5000 Jahren eine wichtige Rolle im Handel zwischen Indien, China und Ägypten. 2700 v. Chr. wird er in einem chinesischen Arzneibuch erwähnt. Zimt wurde über die innerasiatischen Seiden- und Gewürzrouten transportiert.

Babylon war vor etwa 4500 Jahren wichtigster Umschlagplatz für dieses Gewürz. In Indien wie auch in China wurde der Duft in edlen Kosmetika wie auch kulinarisch geschätzt. *Als ein „Gewürz der Unsterblichen" galt Zimt den Chinesen, denn nach ihrer Überlieferung stamme dieser Baum aus dem Garten des Paradieses.*

Im Garten Eden schwelgt man also in paradiesischen Aromen in einer Fülle von der wir hier auf Erden zum Glück einige „Ableger" haben. Sie helfen uns, unser Erdendascin, die Aufgaben die wir als Menschen zu erfüllen haben, leichter zu tragen, manchmal auch zu ertragen. Sie werden es *ahnen*. Unser Wort „Ahnung" hat mit unseren Ahnen zu tun, auch mit den Wanen, den uralten nordischen Göttern – muss ich das hier ausdrücklich „er-wähnen"? „Im Zustand der stillen Versenkung kommt man leichter mit den Urahnen in Verbindung und erfährt ihren Segen und

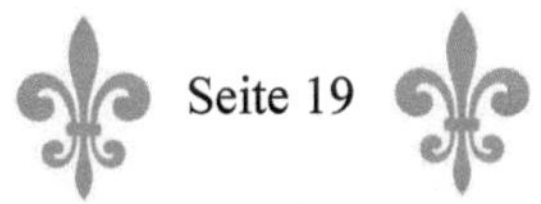

ihre Weisungen (Ahnungen)."(5) Wir bewegen uns damit also in der Welt unserer *Ahnen.* Das muss jetzt nichts „ewig Gestriges" bedeuten, zumal wir heute in die Aufgabe gestellt sind, unterschiedlichste Kulturräume zu umfassen.

Wohlgerüche bilden als Relikte eines urzeitlichen Heilszustands die Basis für eine Kommunikation zwischen dem Himmlischen und dem Menschen. Am sechsten Tag schuf Gott den Menschen. (Genesis 1,26): „Nun sprach Gott: Lasst uns den Menschen machen nach unserem Bilde, uns ähnlich". Er nahm Erde von allen Erdteilen, spukte darauf und formte ihn: Adam benannt nach „Adama" – die Erde. Gott hauchte seinen Atem in die Nase dieses Erstgeborenen, schenkte ihm damit Leben und eine Seele. (6) Der „Heilige Geist", der auch als ein „heilender Geist" verstanden werden kann, wird im Alten Testament als „*RUACH ha-Elohim*" (7) bezeichnet, als Gottesatem. Im Namen „Ruach" klingt unser Wort „Rauch" an.

In Texten des frühen Judentums wird den paradiesischen Gefilden immer wieder ein besonderer Wohlgeruch zugeschrieben. Die hellenistisch-jüdische Mose-Apokalypse, die vor der Zerstörung des Jerusalemer Tempel (70 n. Chr.) entstanden sein dürfte, kennt sie noch, die paradiesischen Düfte. Hier fleht Adam bei der Vertreibung aus dem Paradies die Engel Gottes an: *Ich bitte euch, lasst mich Wohlgerüche mitnehmen aus dem Paradies, damit ich nach meinem Herauswurf Gott ein Opfer darbringe, dass mich Gott erhöre.* (8) Eine uralte östliche Legende erzählt, dass der biblische Stammvater Adam bei seiner Vertreibung aus dem Paradies die Erlaubnis bekam, Weihrauch mitzunehmen. Nimroth, ein Urenkel von Noah, trug noch das Gewand des Adam. Es ist das Gewand, mit dem Adam bekleidet war, als er das Paradies verlassen musste. In diesem Stoff war noch der Duft des Paradieses zu riechen...
Es ist damit eine Empfindung verbunden, einer noch ganz selbstverständlichen Gemeinschaft von Gott und dem Menschen. Unser Wort „Sünde" wird abgeleitet von einem „Absondern", von einem sich Isolieren, sich von seinem eigentlichen Kern, seinem eigentlichen Wesen abtrennen. Ein Getrennt-Sein, das jedoch auch wieder zurück geführt werden kann mittels Heilung, heil werden, einem „Heilig-sein".

In Mesopotamien, dem Land zwischen Euphrat und Tigris, stand eine Wiege der Menschheit, und hier befand sich ein irdisches Paradies. In diesem Garten Eden, wo sich köstlich aromatische Pflanzen versammelt hatten, entwickelten sich die ersten Hochkulturen der Sumerer, Babylonier und Assyrer. Das aufgezeichnete Gilgamesch-Epos, das literarisch bedeutsamste Werk der alten mesopotamischen Welt, berichtet, wie sich ein Urahn der Menschen, Utnapitschti, für die Rettung aus der Sintflut durch das Verbrennen von Zedernholz und Myrrhe bei den Göttern bedankte. Ein „Duftvakuum" gab es im Laufe der Geschichte des Zweistromlandes nie, denn bei den auf die Babylonier nachfolgenden Medern und später bei den Persern war „das Paradies immer noch wohlriechender als alle Winde der Erde" (9).

Sich mit duftenden Parfüms zu umgeben galt als ein Zeichen von Reichtum. Jeder Königshof zählte zu seinen Schätzen unter anderem Krüge mit Weihrauch, Zimt und Safran, außerdem Alabaster- oder Onyx-Flakons mit Myrrhe und wertvollem Salböl. Bestimmte Harze wurden in der Antike kostbaren Edelsteinen gleichgestellt. Wie wertvoll diese wohlriechenden Substanzen waren und welch ausgedehnter Handel mit Aromen getrieben wurde, das beweisen entsprechende Listen und Preistabellen in Keilschrift auf Lehmtafeln, die im „fruchtbaren Halbmond" gefunden wurden. So lieferte allein das Laboratorium des königlichen Palasts von Mari zur Blütezeit dieser antiken Stadt in Mesopotamien jeden Monat die beeindruckende Menge von 600 Liter Parfüm.

Im Alten Testament wird berichtet von den Söhnen Isaaks: „Jakob, der Zweitgeborene, Listige tauschte mit Esau, das Erstgeborenen-Recht gegen einen Teller Erbsensuppe. Esau war ein „Mann des offenen Feldes" und sein Gewand roch nach Erde, Kräutern, dem Geruch nach offenem Feuer. Um den Segen des blinden Vaters als Erstgeborener zu erschleichen fand Jakob zu folgender Täuschung: Er zog das Gewand von Esau über, denn der Vater wusste Esau an seiner Behaarung und an seinem ganz typischen Geruch zu erkennen. Der alte Isaak sprach: „Siehe, der Duft meines Sohnes ist wie der Duft eines fruchtbaren Feldes, das Jahwe gesegnet hat. Es gebe dir Gott vom Tau des Himmels und vom Fett der Erde und Korn und Most in Fülle."

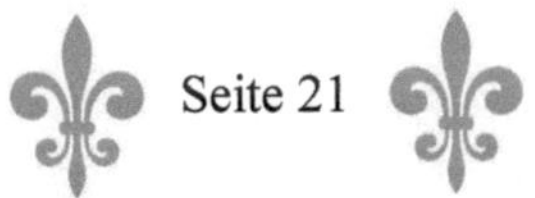

Generationen später, beim Auszug der Israeliten aus Ägypten wollten sie die Gebeine ihres Urvaters Josef mitnehmen. Nur wo waren diese zu finden? Es war 430 Jahre her, dass Josef in Ägypten gelebt hatte. Miriam, die Seherin und Schwester von Moses sagte: „Die Gebeine duften noch nach dem Paradies. Wir sollten dem Geruch folgen." „Wie sollen wir das machen? Wir kennen ihn doch nicht mehr, diesen Geruch des Paradieses. Wer hat so eine feine Nase, dass er das wahrzunehmen vermag?" kam die Frage auf. Daraufhin sprach Moses: „Wir wissen es nicht mehr, aber die Tiere kennen noch den Geruch!" Und Moses erinnerte sich an die beiden Löwen, die das Tor des Pharaos bewacht hatten. Er hatte die beiden Löwen umarmt, weil er gesehen hatte, in welcher Not sie waren. Moses setzte daraufhin durch, dass sie befreit wurden. Diese Löwen waren seine Freunde geworden und halfen nun Moses den Sarkophag des Josef im Nil zu finden. Die Löwen waren noch fähig, was die Menschen nicht mehr vermochten, den Geruch des Paradieses aufzuspüren.

Unseren Wohlgerüchen haftet noch immer dieses Paradiesische an, so leicht sich in den Himmel verflüchtigend. Man spricht auch von Essenzen – dem Essentiellen, dem ätherisch Flüchtigen. In Rosengewächsen kann man Zeichen einer Wandlung erkennen; in ihren Blüten findet eine Transformation des Materiellen hin zu etwas Geistigem statt.

Gedenke der Rose – blutrot.
Sie ist ein Zeichen der Wandlung.
Kampf wird zur Blüte.
Finde in der Röte einer Rose,
die Blüte zum Licht.
Dort, wo sie sich treffen,
endet Materie
und Geist beginnt! (11)

Weltreligionen kennen die Vorstellung einer Nachwelt voller Wonne und Wohlgeruch. Im ägyptischen *Eru-Gefilde*, dem *Elysium* der Griechen, im *Paradies* der jüdisch oder christlichen Glaubenslehren erfreuen sich die Seligen an dem

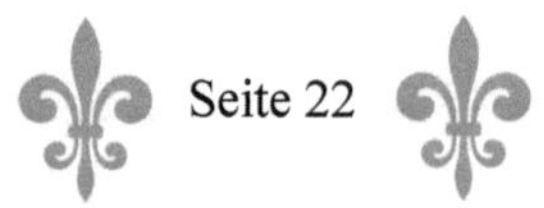

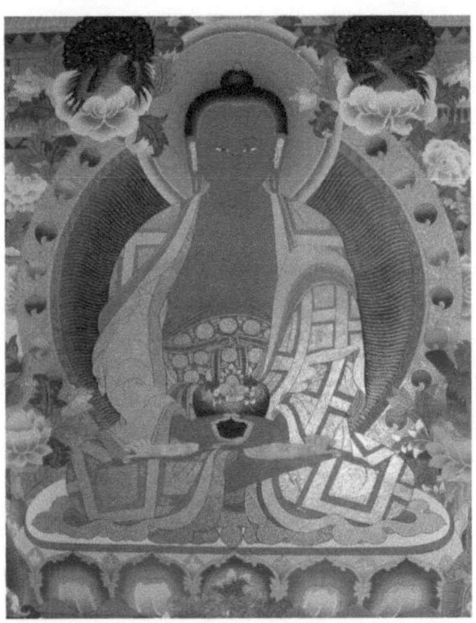

unbeschreiblichen Duft, der sich von aromatischen Bäumen und Blumen durch sanfte Winde ausbreitet. Wie auch in den Paradiesvorstellung der Perser, in das die Gerechten nach dem Tode voller Freude eingehen, duftend und wonnevoll, wohlriechender als alles auf Erden. Die Verehrung kennt auch in Indien keine Grenzen. Form, Farbe und Wohlgeruch besitzen oft hohe Symbolkraft. Blumen und Düfte spielen im Hinduismus eine bedeutende Rolle. Hermann Hesse berichtet über den Besuch eines Tempels: „Ein süßer heftiger Blumenduft überfiel mich betäubend." (12)

In tibetisch-buddhistischer Sichtweise lassen sich paradiesische Anklänge erkennen im reinen Land „Dewachen". Aus großem Mitgefühl für die im Kreislauf der Existenzen gefangenen Wesen (Samsara) hat der rote Buddha Amitabha (Bild oben) ein Land entstehen lassen, in das man nach dem Sterben geboren werden kann; in einer Lotusblüte aufwachend. Interessant finde ich, dass man bei Beschreibungen dieses reinen Landes „Dewachen" von Tibetern hört, dass es sich dort um eine sanfte Hügellandschaft handeln würde. Psychologisch gesehen mag man dies als ein „geschicktes Mittel" deuten. Denn fern jeder Romantik bedeutete ein Leben in den hohen Bergen des Himalaya ein ständiger Überlebenskampf.

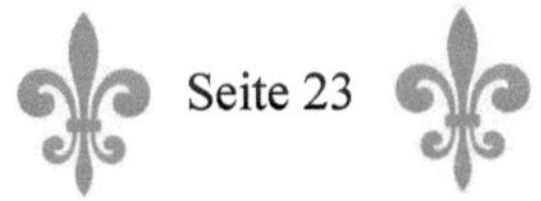

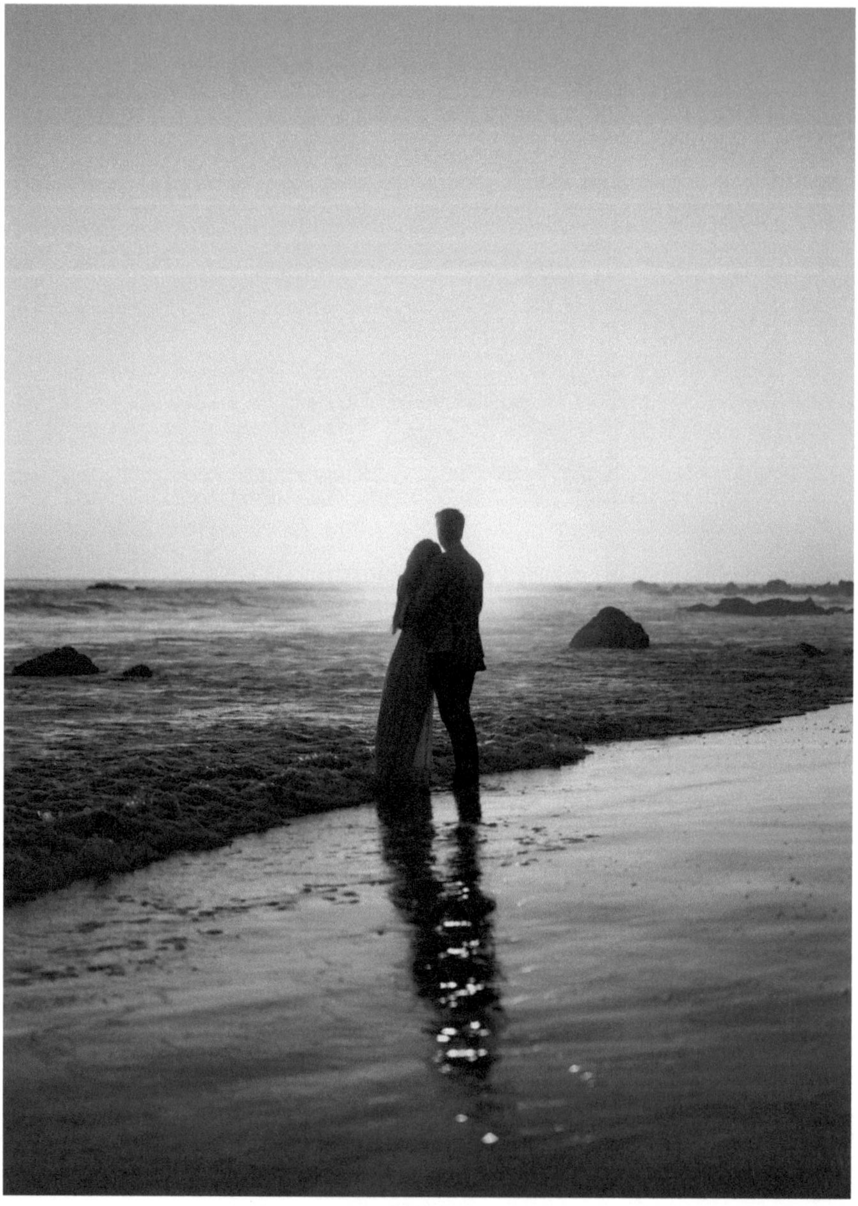

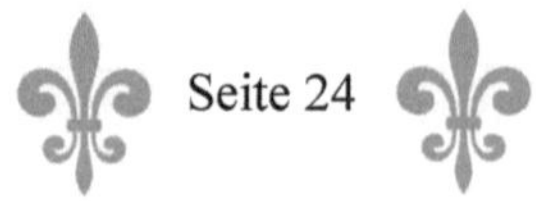

IM SINNLICHEN DUFT OFFENBART SICH DIE NÄHE ZUM „ÜBER-SINNLICHEN"

Im Wohlgeruch sahen fast alle Religionen ein Zeichen göttlicher Nähe oder eines „Über-Sinnlichem". Das Räuchern von wohlduftenden Harzen und Kräutern diente seit Urzeiten als Kommunikationsmittel zwischen Mensch und Gott, den Göttern. Im römisch christlichen Kontext nahm und nimmt man vor allem Weihrauch, während im orthodoxen Christentum interessanterweise auch Styrax/Amber zum Einsatz kommt.

Während der Weihrauch die Glaubenskräfte stärkt, vermag das Räuchern von Styrax wohl auch die Erkenntnisfähigkeit zu fördern. In der Hinwendung zum Gebet, dem Eintauchen in weitreichende Buddha-Welten wird im asiatischen Raum noch heute mit dem tief balsamisch duftenden Sandelholz geräuchert, würzigen Räucherstäbchen oder das ungewöhnlich duftende Harz Guggul, eine indische Myrrhenart (siehe Duftportrait Myrrhe).

Von indianischen Stämmen Nordamerikas wissen wir, dass ihre Schamanen fähig waren und wohl auch noch sind mittels geräucherter Pflanzenbotschaften wie etwa mit *Prairie sage* mit dem großen Geist zu kommunizieren. Es handelt sich hierbei um eine Beifuß-Art (Gattung *Artemisia*) und nicht um einen Salbei, wie manchmal fälschlich zu lesen ist.

Das Parfüm, das du immer bei dir trägst,
oh Aphrodite,
ist nicht nur das sinnlichste und
verheißungsvollste für die Liebe,
es verwandelt auch in Schönheit
was wir sehen, so als ob es alle Dinge
und alle Lebewesen zu glücklicher Schönheit machte. (13)

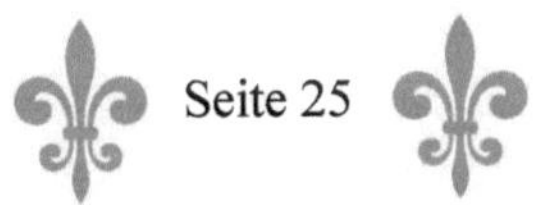

Aphrodite - die Göttin der Liebe und Schönheit - es verwundert nicht, gilt sie doch auch als Schirmherrin des Parfüms. Werden wir von ihr berührt, von Amors Pfeil getroffen und sind verliebt, so hängt der „Himmel voller Geigen" und verwandelt sich „jede Krähe in eine Nachtigall". Es ist uns, als wollten wir in unserem Glück „die ganze Welt umarmen". Die Liebe verwandelt dann alles um uns herum in eine Schönheit, die immer auch das Gute enthält. Es heißt, wir hätten „eine rosarote Brille" an und sähen nicht, wie die Dinge wirklich sind. Man kann es aber auch andersherum sehen und diese Sichtweise – mit einem Augenzwinkern – als einen Vorgeschmack auf ein „Paradies auf Erden" empfinden.

Dass heilige Menschen einen besonderen Wohlgeruch verströmen, ist ein verbreiteter Topos in Heiligenlegenden. Solche Menschen stehen „im Ruch der Heiligkeit". Thomas von Aquin fasste den Wohlgeruch als Zeichen des göttlichen Gnadenwirkens und folgerte: *Da Christus von Wohlgeruch erfüllt sei, dufteten auch die wahren Gläubigen Christi.*

Mandorla (ital. für „Mandel") - ein Fachbegriff aus der Kunstgeschichte - bezeichnet eine Glorie, eine Aura rund um eine ganze Figur und unterscheidet sich damit von einem Heiligenschein, der nur das Haupt umgibt. Der Mensch, der sich geistig erhebt, ist jemand, der sich in die Welt der Liebe und der Schönheit hineinbegibt, was ursprünglich mit einem honigartigen Mandelduft assoziiert wurde. Christus, in einer Mandorla dargestellt, beruht auf diesem alten Wissen.

Interessant finde ich, dass diese Synchronizität von „heilig sein" und „rechter Ethik" - verbunden mit einer angenehmen körperlichen Ausdünstung - auch in anderen Kulturräumen zu finden ist.

Im Jahr 1987 war ich auf einer Pilgerreise im Königreich Bhutan, angrenzend u.a. an Sikkim / Indien, Tibet / China. Die Vegetation unterschiedlichster Klimazonen dort ist einfach fantastisch. Als westlich buddhistische Pilgergruppe erhielten wir eine Lehrstunde vom Oberhaupt der Drukpa-Kagyü Schule und wurden überraschend zum Tee von einem Mitglied der bhutanesischen Königsfamilie eingeladen. Hierzu

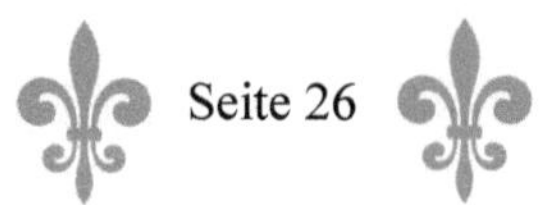

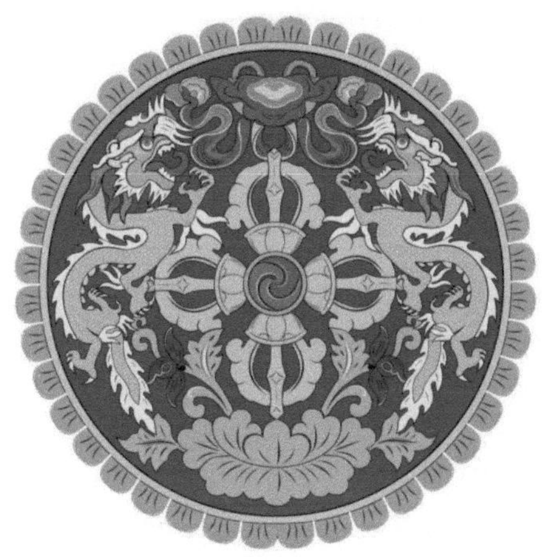

Das Wappen Bhutans, „*Druk Yul* - dem Land des Donnerdrachens"

sollten wir etwas eleganter westlich gekleidet erscheinen; nicht so einfach als junge Rucksackreisende. In der Hauptstadt Timphu fand ich in einem Geschäft „New Ideas" zum Glück Seidenstrümpfe und in einem kleinen Laden an der Hauptstraße ein Parfüm, dessen sagenhafter Duft noch heute tief in meinem Geruchsgedächtnis verankert ist. *Diese Dufterfahrung fließt in mein* Kunstprojekt EAST-WEST *olfaktorisch ein.*

Der Meditationslehrer Paul Waibl (14) machte mich vor kurzem auf einen tibetischen Gesang aufmerksam, bei dem es auch um das Wahrnehmen eines Duftes geht. Es handelt sich hierbei um eines der „Lieder des Samten Palle" (15). Dieser Lehrer der Drukpa-Kagyü Tradition (16) (Hauptverbreitung im Königreich Bhutan) macht sich zusammen mit Geshe Shönrin auf den Weg, um den buddhistischen Meister Yeshe Shönu in Lepa zu treffen. Als sie dort ankommen und er zum ersten Mal diesen Meister trifft, singt Samten Palle ein langes Lied der Begrüßung. Nach der traditionellen Ehrerbietung „Namo Gurave" (Auszug):

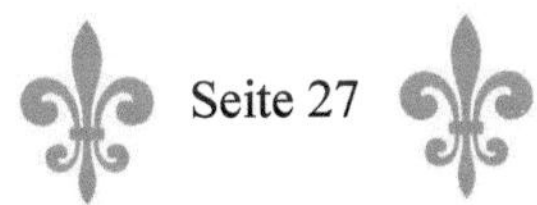

Ich will an dieser Stelle etwas ausführlicher die im tibetischen Buddhismus gepflegten „Acht Opferungen" erläutern. So erhalten wir eine Idee davon, was dieses seit Jahrhunderten praktizierte Ritual und seine Gaben in einem tieferen Sinn bedeuten kann. In den frühen 2000er Jahren führte ich diese Praxis über eine längere Zeit selbst aus. Die „Acht Opferungen" werden Buddha, der erleuchteten Zuflucht – deren Buddhanatur (17), die jedem von uns innewohnt – dargebracht. Sie erfolgen in der Art und Weise, in der man in der indischen Tradition einen hohen Gast willkommen hieß. Dieses praktische, rituelle Tun wird mit entsprechender Geisteshaltung vorgenommen.

In die *erste Schale* gibt man reines Wasser zum Trinken, zum Ausspülen des Mundes. Dies symbolisiert die Reinheit des Geistes und das Hervorbringen positiver Ursachen und Bedingungen. Damit verbunden ist der Wunsch, dass alle Wesen vom rechten Durst erfüllt sein mögen.

In die *zweite Schale* füllt man Wasser zur Fußreinigung. Damit wird die Reinheit des Körpers ausgedrückt, ein Reinigen des Geistes von Verdunkelungen, das Freisein von einengenden Vorstellungen und Konzepten.

Dritte Schale. Das Opfern von Blumen drückt die Schönheit des Sehens aus. Blüten symbolisieren eine Vollkommenheit des Gebens und ein offenes Herz.

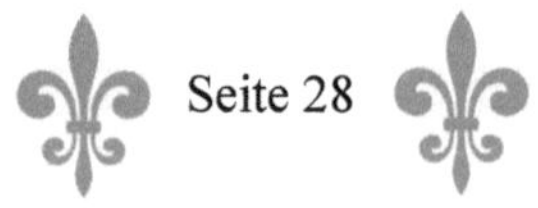

In der *vierten Schale* brennt Räucherwerk oder ein Räucherstäbchen, etwas Angenehmes für die Nase. *Damit verbunden ist die Vorstellung der Entwicklung einer rechten Ethik.*

In der *fünften Schale* befindet sich eine Butterlampe oder Teelicht als Symbol für alle Lichter des Universums wie Sonne, Mond, die Sterne; Licht, das jegliche Dunkelheit zu beseitigen vermag. Man wünscht, dass die Wesen das Licht der Erkenntnis erfahren mögen, ein ungeborenes Licht.

In die *sechste Schale* gibt man parfümiertes Wasser. Sie dient als Gefäß für Rosenwasser oder andere duftenden Essenzen, mit denen man das Gesicht und den Oberkörper erfrischt. Diese Opferung symbolisiert die Reinigung des Körpers, die Vollkommenheit der freudigen Anstrengung. Damit ist der Wunsch verbunden, dass die Wesen frei sein mögen von subtilen Schleiern, die letztlich in Anhaftung und Ablehnung begründet liegen.

Die *siebte Schale* ist angefüllt mit köstlichen Speisen, Reis, Früchten oder Süßigkeiten als ein Ausdruck von Dankbarkeit. Sie symbolisieren die Nahrung des Samadhi, die Quelle aller Siddhis (Wunderkräfte) und stehen für die Vollkommenheit der Konzentration.

Mit der letzten, der *achten Schale* werden kostbare Klänge, Musik geopfert; dargestellt in der Schale auf einem Reishäufchen durch eine Schneckenmuschel oder eine Handtrommel. Diese Opferung symbolisiert die Vollkommenheit der Weisheit. Musik geht durch und durch und genauso durchdringt der wahre Dharma („die Lehre von der Wahrheit") den Raum – ohne jemals aufzuhören.

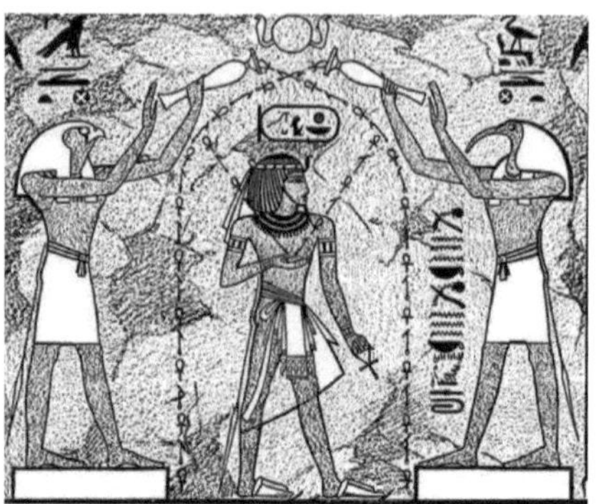

Salbung im alten Ägypten

KÖNIGSWÜRDE –
DAS RITUAL EINER SALBUNG

Gehen wir wieder zurück in den jüdisch-christlich-arabischen Kulturkreis. Die Salbung ist ein seit der Zeit der altorientalischen Reiche belegtes, religiöses Ritual der Heilung, der Heiligung sowie der Übertragung und Legitimation politischer Macht. Schon in den altorientalischen Kulturen Mesopotamiens und Ägyptens war der Gebrauch von duftenden Salbölen oder Balsamen zu Pflege- und Heilzwecken bekannt. Es stand in der Regel nur den Wohlhabenden zur Verfügung, da es kostbar war und – wie archäologische Funde aus Ägypten und Babylon zeigen – in edlen Gefäßen wie etwa aus Alabaster aufbewahrt wurde. Die Hochkulturen im Zweistromland und am Nil kannten bereits Salbungsriten, die über den heilenden und pflegenden Gebrauch des Öls hinausgingen. In Sumer, Akkad und Babylon wurden sie als Rechtsakte bei der Einsetzung von Priestern und Beamten praktiziert. Der ägyptische Pharao salbte seinen höchsten Minister als Zeichen der Machtübertragung. Die im Alten Testament erwähnte Salbung der Könige Israels geht wahrscheinlich auf dieses Vorbild zurück.

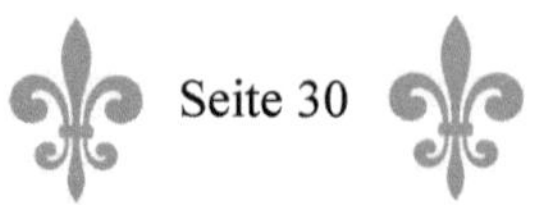

Als Salbengrundlage diente seit dem 3. Jahrtausend v. Chr. Sesamöl oder Olivenöl, wie beides auch zur Zubereitung von Speisen Verwendung fand. Duftstoffe aus aromatischen Pflanzen wurden durch Enfleurage oder Mazeration gewonnen. Im ersten Fall durchdringt das fette Öl das Pflanzenmaterial und extrahiert gleichzeitig die Duftstoffe. In einer anderen weniger aufwändigen Art der Gewinnung wurde das Pflanzenmaterial ausgepresst. Tierische Fette mit ihrem wesentlich höheren Schmelzpunkt lieferten die damals beliebten Pomaden.

Im Alten Testament gibt „Jahwe", der Gott der Israeliten, Moses genaue Rezepturanweisungen für ein heiliges Salböl (18): (22) *Ferner sprach Jahwe zu Mose: „Nimm Spezereien von bester Sorte, fünfhundert Schekel feinste Myrrhe und halb so viel, also zweihundertfünfzig Schekel wohlriechenden Zimt. Ferner zweihundertfünfzig Schekel wohlriechenden Kalmus, (24) und fünfhundert Schekel Kassia nach dem Gewicht des Heiligtums, dazu ein Hin Olivenöl, (25) und stelle daraus ein heiliges Salböl her, eine würzige Salbe, wie sie der Salbenmischer macht.*

Eine Salbung des Körpers war in der Antike für königliche Geblüter selbstverständlich. In einem aufwändigen sich über 12 Monate hinziehenden Prozess wurden die schönsten Mädchen des Landes für einen König „vorbereitet"; für ihre Rolle als Haupt- oder Nebenfrauen. Im Alten Testament, Ester 2,12, eine hierzu aufschlussreiche Stelle: „Wenn nun die Reihe an ein jedes der Mädchen kam, zum König Ahasveros hineinzugehen, nachdem es gemäß der Vorschrift für Frauen zwölf Monate lang behandelt worden war - denn so wurden die Tage ihrer Schönheitspflege voll, nämlich sechs Monate mit Myrrhenöl und sechs Monate mit Balsamölen und mit anderen Schönheitsmitteln für Frauen -, dann ging das Mädchen unter folgenden Umständen zum König hinein: Alles, was es nannte, wurde ihm gegeben und durfte mit ihm aus dem Frauenhaus ins Haus des Königs mitkommen." *Auf dieses „königliche Auswahlverfahren" möchte man heute als moderne Frau sicherlich gern verzichten. Aber was ich dennoch empfehle, ist dieses Salben des Körpers mit duftenden Ölen; siehe Duftportrait Myrrhe oder auch bei meiner Beschreibung der Rose (19).*

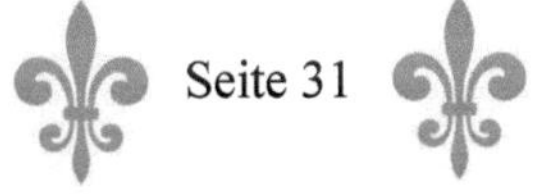

Eine Salbung mit edelsten Duftstoffen zur Königsweihe verlieh den Herrschern einen bewusst sakralen Charakter. Die Tradition der „Königssalbung" lässt sich zurück verfolgen im Judentum bis zu König David, der um 1000 v. Chr. lebte. Bereits als Knabe salbte ihn der Prophet Samuel zum künftigen König von Juda. „Salbe dich mit duftendem Öl und genieße das Leben mit der Frau, die du liebst", heißt es in der Bibel. König Davids Gewänder rochen nach Myrrhe, Labdanum und Kassia. Noch bis zum ausgehenden Mittelalter empfingen Könige den Segen Gottes durch Salbung. Dies wurde nicht nur als ein Ritual bei der Krönungszeremonie verstanden, sondern auch als Treuegelöbnis des frisch Gesalbten gegenüber den Werten seines Glaubens.

JESUS CHRISTUS

Jesus Christus, der Mensch gewordene Sohn Gottes, wurde als Nachfahre aus dem Stamme Davids geboren. Er wurde der „Messias" genannt, dem hebräischen Ausdruck für „Christus", was beides „der Gesalbte" heißt. Die Salbung des Hauptes mit kostbarem Salböl durch einen Propheten deutete in Israel die göttliche Berufung eines neuen Königs an (1 Sam 10 EU).

Gut duftendes Nardenöl galt zu Jesu Zeiten als eine ungeheure Kostbarkeit. Es war die Hl. Maria aus Magdala, die diese Salbung Christi mit der Narde (siehe Duftportrait) vornahm. Von ihrem Vater Syrius hatte Maria drei Alabastergefäße mit „Salböl für die Könige" geerbt, die damals einen außergewöhnlich hohen Wert darstellten. Syrius hatte zu Lebzeiten einen Großhandel mit Sandelholz, Myrrhe, Balsam und parfümiertem Olivenöl betrieben. Außerdem besaß er einen Balsamwald und scheint auch das biblische „Salböl für die Könige" in eigener Manufaktur hergestellt zu haben.

Da nahm Maria ein Pfund kostbaren echten Nardenöles, salbte die Füße Jesu und trocknete seine Füße mit ihren Haaren. Das Haus aber wurde erfüllt vom Duft des Salböles. (Johannes 12,3).

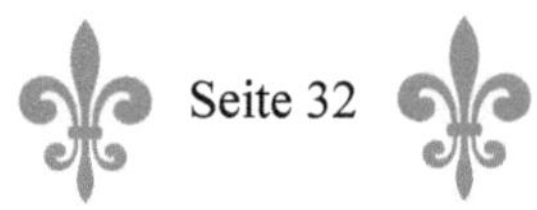

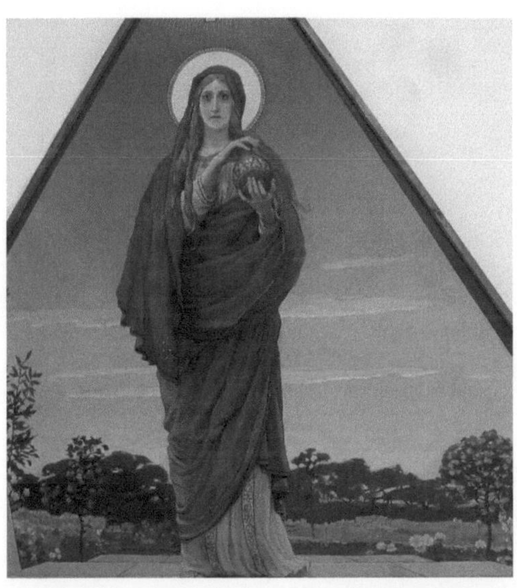

Die heilige Maria Magdalena, ein Gefäß mit Myrrhe tragend.

Auf traditionellen Gemälden wird Maria Magdalena mit einem Salbgefäß, das Myrrhe enthält, dargestellt. Seit dem Mittelalter gilt sie als Heilige aller wohlriechenden Stoffe und als die Schirmherrin der Parfümeure.

Erst in unseren Tagen, im Jahr 2016, hat Papst Franziskus die heilige Maria Magdalena den Aposteln Christi (20) gleich gestellt und damit gewürdigt - endlich möchte man sagen.

Empfehlenswert: DVD „Maria Magdalena": „Unter der Regie von Garth Davis wird der Lebensweg von Maria Magdalena auf moderne Weise interpretiert und ihre Rolle als zentrale Figur der Bibelgeschichte in ein neues Licht gerückt."

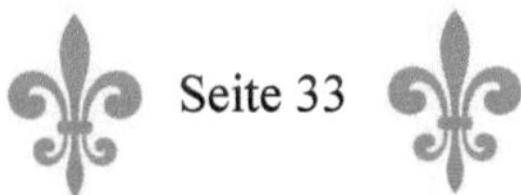

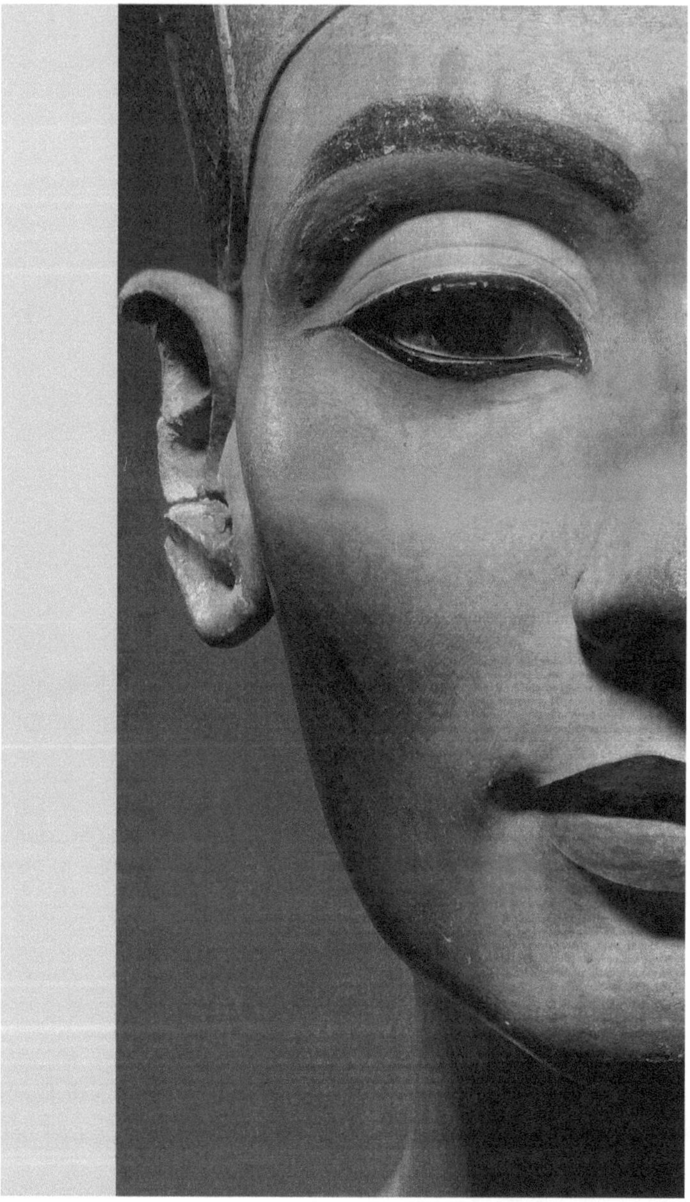

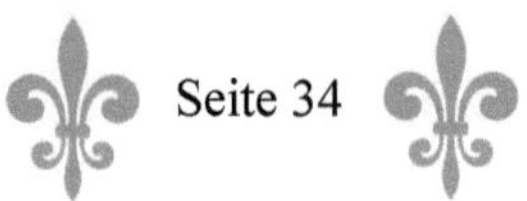

DIE MAGISCHEN DÜFTE ÄGYPTENS UND PUNTS

Schon im alten Ägypten erkannte man am Duft des Weihrauchs die Gegenwart Gottes, noch bevor er sich in seiner Gottesgestalt zeigte. Duftgefäße und Inschriften zeugen von seiner Bedeutung zum Beispiel beim Geburtszyklus von Ramses II. (1279 v. Chr.): „Dein Geruch erfreut mich, dein Duft ist der des Gotteslandes, dein Wohlgeruch ist der von Weihrauch." Es sei hier auf eine im altägyptischen Tempel zu Deir ēl-Baharī aufgefundene Darstellung einer himmlischen Szene zwischen Gott Amon und Königin Ahmose (1550 v. Chr.) verwiesen.

In der Inschrift heißt es u.a.: „Amon verwandelte sich in die Gestalt der Majestät ihres Gemahls, des Königs von Ober- und Unterägypten; sie (Amon und Thot) fanden sie, wie sie ruhte in der Schönheit ihres Palastes. – Sie erwachte von den Gerüchen des Gottes; sie lächelte seiner Majestät zu... Sie freute sich, seine Schönheit zu sehen, seine Liebe ging in ihren Leib, (der Palast) war überflutet von dem Geruche des Gottes, alle seine Düfte waren (Düfte) von Punt."

Bei Festen war es in Ägypten Sitte, den Gästen aromatisierte Kegel oder Hutstumpen auf den Kopf zu setzen, die dann den Gästen unter dem Einfluss von Wärme allmählich die Haare und Kleider mit wohlriechendem Öl tränkten. Ein Brauch, den offenbar auch die Hebräer kannten; so heißt es in Psalm 132: „Siehe, wie fein und lieblich ist's, wenn Brüder einträchtig beieinander wohnen! Es ist wie das feine Salböl auf dem Haupte Aarons, das herabfließt in seinen Bart, der herabfließt zum Saum seines Kleides, wie der Tau, der vom Hermon herabfällt auf die Berge Zions."

Der erste antike Schriftsteller, der die tatsächliche Heimat des Olibanumharzes (Weihrauch) nannte, war der Grieche Herodot (um 484 - 425 v. Chr.), der Arabien, das „äußerste Land der Erde im Süden" anführte. Später finden sich dann weitere und exaktere Angaben. Immer wieder wird dabei das Königreich von Saba bzw.

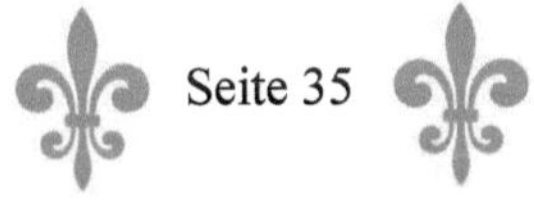

das Sabäerreich hervorgehoben, das wichtigste im alten Südarabien. Es bestand im ersten Jahrtausend vor Christus. Der Geschichtsschreiber Diodorus aus Sizilien, genannt Siculus, der zur Zeit des Gaius Julius Cäsars (100 - 44 v. Chr.) und Augustus (63 - 14 v. Chr.) in 40 Büchern die bis dahin reichende Geschichte aller damals bekannten Völker niederschrieb, führte aus: „Die Sabäer wohnen im Glücklichen Arabien („Arabia Felix"), sie... haben so viel Balsam, Kassia, Zimt, Kalmus, Weihrauch, Myrrhe, Palmen u.a. wohlriechende Gewächse, dass das ganze Land vor einem wahrhaft göttlichen Wohlgeruch durchzogen ist." (21)

Sehr frühzeitig fuhren ägyptische Handelsflotten vermutlich regelmäßig nach dem sagenhaften Punt, um unter anderen Weihrauch und Myrrhe nach Ägypten zu holen. „Dies dokumentieren gut erhaltende Abbildungen in ägyptischen Grabkammern. Von den ersten Expeditionen nach Punt erfahren wir aus der Zeit des Sahurē (5. Dynastie, etwa 2455 - 2443 v. Chr.) und bereits im „Alten Reich" wurden diese Handelsfahrten zu einer ständigen Einrichtung. Bekannt ist in diesem Zusammenhang die Königin Hatschepsut (18. Dynastie, um 1500 v. Chr) durch die Darstellungen im westlich von Theben gelegenen Terrassentempel zu Der ēl-Baharī. Die Reliefs zeigen u.a. 31 aus Punt importierte, grünende Weihrauchbäume in Kübeln und Wandgemälde enthalten folgende Inschrift: „Das Belasten der Transportschiffe mit einer großen Menge von herrlichen Produkten Arabiens, mit allerlei kostbaren Hölzern des heiligen Landes... Niemals ist gemacht worden ein Transport gleich diesem von irgendeiner Königin seit Erschaffung des Weltalls."
(22)
„Die Ägypter verbrannten in Räuchergefäßen Harze und Essenzen und rieben die Statuen ihrer Gottheiten mit Duftölen, Balsam und Duftwässern ein. Als Königin Hatschepsut eine Schiffsexpedition in das sagenumwobene Land Punt anordnete - hinter dem sich das „Arabien der Wohlgerüche" verbarg, um sich den für Kulthandlungen notwendigen Weihrauch zu beschaffen - kehrten ihre Abgesandten mit Harzen und Weihrauchbäumen zurück, die man in Ägypten im Garten des Amuntempels anpflanzte." (23)

Interessant ist, dass die Versuche, Weihrauchbäume am Nil in Ägypten anzupflanzen, fehl schlugen. *Der Weihrauchbaum ist ein Gewächs der Höhe; er braucht zur Bildung seines Harzes dieses Licht einer höheren Lage.* Neue Untersuchungen zeigen, dass vergleichbare Landstriche in Australien für eine Anpflanzung von Weihrauchbäumen geeignet wären.

Kleopatra VII. (69 - 30 v. Chr.), die schöne, sinnliche wie auch kluge letzte Herrscherin des Ptolemäerreiches, steht für die Verkörperung einer tausendjährigen ägyptischen Parfümtradition. Man denke nur an das Schiff, mit dem sie den römischen Herrscher Antonius empfing: die Segel dufteten, die prachtvoll gekleidete Besatzung war parfümiert, Räucherpfannen um den Thron der Königin verströmten verheißungsvolle Düfte und sie selbst hatte ihren Körper in betörendste Wohlgerüche gesalbt. Man kann sicher annehmen, dass die Wohlgerüche Ägyptens auch ihren Teil beitrugen zur Verführung und Verzauberung des römischen Eroberers und damit wiederum Weltpolitik mitgestalteten. Ob Etrusker oder Sumerer, Ägypter, Griechen, Chinesen, Inder, Perser und Hebräer, sie alle verwendeten duftende Substanzen aus der Natur, die sie in Tiegeln und Töpfen aufbewahrten, wie wir noch heute auf Fresken und Wandtafeln bewundern können.

KYPHI - CHRISAM

Die Kunst ägyptischer Parfümeure gipfelte wohl in „Kyphi", einer Zusammenstellung verschiedener Ingredienzien, die als Arzneimittel diente, jedoch auch als Rauchopfer den Göttern gewidmet ward. Die Herstellung eines Pfunds dieser kostbaren Duftsubstanz konnte das ganze Jahr dauern – so etwa für die Salbung der Statue von Horus. Im Papyrus Ebers ist eine Rezeptur aus der 18. Dynastie, etwa 1500 Jahre v. Chr., dokumentiert. Dreimal täglich brachten die Ägypter der Sonne ein Räucheropfer dar. Der griechische Geschichtsschreiber Plutarch (um 46 - 199 n. Chr.) schrieb über Kyphi: „Man atmet den Duft dieses Parfüms durch die Nase ein, und er durchdringt den ganzen Körper. Man fühlt sich wohl und entspannt, der Geist beginnt zu schweben, und man befindet sich in einem traumähnlichen Zustand des Glücks, so als würde man schöne Musik hören". Im Tempel wurde der Isis täglich dreimal geräuchert: morgens vermutlich mit Olibanum, mittags mit Myrrhe und abends mit den beruhigenden Düften von „Kyphi". Dieses legendäre Kyphi gilt als Vorläufer des Tempelparfüms und des noch heute verwendeten Chrisam oder Chrisma (griechisch Chríein = salben) des geweihten Salböls der katholischen Kirche; im Einsatz für eine Taufe, Firmung, Priesterweihe oder zur letzten Ölung Sterbender. (Ein heutiges Rezept zu Kyphi, siehe Duftportrait „Weihrauch".)

Das Bild gegenüber: „Smoke of Ambergries", Ausschnitt des Gemäldes von John Singer Sargent, - stellt das Räuchern, Reinigen und Parfümieren der Kleidung mittels Räucherung dar, wie dies im arabischen Kulturraum auch heute noch gepflegt wird. Interessanterweise kenne ich diesen Brauch auch von Tibetern.

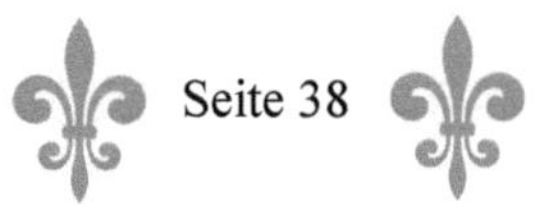

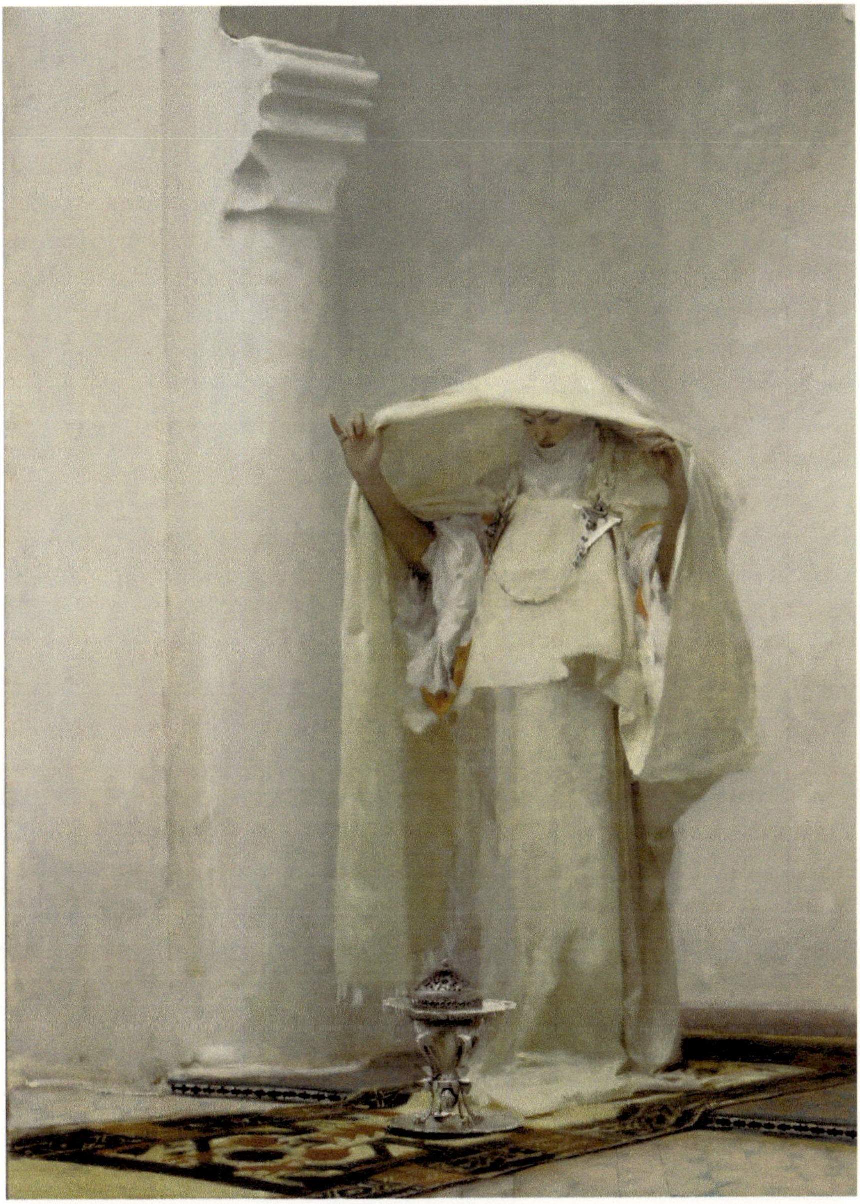

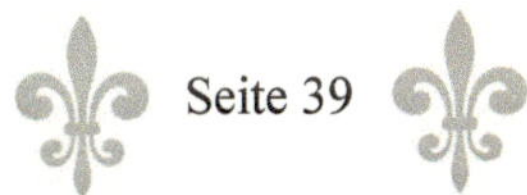

PAPYRUS EBERS

Das weiter oben bereits erwähnte älteste Dokument, welches Weihrauch und Myrrhe als Arzneimittel verzeichnet, ist der Papyrus Ebers. Hier seine interessante Geschichte der Entdeckung: „1873 erstand der Leipziger Ägyptologieprofessor Georg Moritz Ebers (1837 - 1898) in der Stadt Luxor am Nil nahe dem Ruinenfeld von Theben von einem arabischen Händler einen über 20 Meter langen Papyrus, den dieser 11 Jahre zuvor zwischen den Beinen einer Mumie gefunden hatte. Das Studium des Materials erbrachte, dass es sich um ein ursprünglich im Besitz König Amenophis (16. Jh v. Chr.) befindliches Handbuch für praktische Ärzte mit Hinweisen für die Erkennung und Behandlung der damals bekannten inneren Krankheitsbilder und rund 900 Rezepturen handelte. Der Forscher übergab den Papyrus der Leipziger Universitätsbibliothek." (24)

Die Verwendung von zerstampftem Weihrauch mit Honig – wie im Papyrus Ebers erwähnt - hat sich bei ägyptischen Frauen bis ins 21. Jahrhundert als Kaumittel für frischen Atem erhalten.

Das Räuchern wird in der arabischen Welt noch heute gepflegt, im religiösen Kontext wie zur Raumreinigung. Allerdings wird auch ein Räuchern der Kleidung, des Körpers auf diese Weise vorgenommen: Man bereitet eine Mischung aus Aloeholz, weißem oder schwarzem Moschus, grauem Ambra oder Weihrauch und Gummiarabikum, entfacht in der Räucherpfanne eine Glut, wartet, bis diese nur noch schwach glimmt, um ihr sodann die Duftmischung beizugeben. Anschließend breitet man das Kleidungsstück über den aufsteigenden, aromatischen Rauch, damit dieses ihn aufnimmt. Es wird von einer jungen Frau berichtet, „die sich über eine Räucherpfanne mit Aloeholz, Ambra und Gummi arabicum stellt und diese uralte Tradition so fortsetzt. Sie räuchert ihre Kleidung und parfümiert ihren Körper, insbesondere den Intimbereich," (25) als eine Vorbereitung zum Beischlaf.

DIE PARFÜMKUNST EUROPAS NIMMT IHREN ANFANG

Die erste Hochkultur des Abendlandes geht von dem minoisch-mykenischen Kulturkreis aus, der sich auf der Insel Kreta als Bindeglied zwischen Griechenland, Kleinasien und dem Norden Afrikas um etwa 2500 v. Chr. entwickelte. Archäologische Funde im Palast von Knossos erweisen sich als aufschlussreich: Es handelt sich um Tontäfelchen, die der Palastverwaltung zur Buchführung dienten. Sie lassen Rückschlüsse auf eine hochstehende Parfümkunst der vorhomerischen Zeit zu. Wir erfahren von Räucherungen auf glühender Holzkohle mit Mastix, Labdanumharz, unter Zusätzen von Wacholder, Koriander, Majoran und Anis. Die parfümierten Öle der Kreter waren hoch begehrt und wurden nicht nur von den Phöniziern, sondern auch durch die eigene Handelsflotte nach Syrien, Zypern und Ägypten exportiert. Als wichtigste Salbengrundlage diente das Fruchtöl des Olivenbaumes, dessen Schutzgöttin, die auf Kreta geborene Tochter des Zeus, Athene, war.

Prof. Paolo Rovesti (26) schreibt: „Im Museum von Heraklion wird man nicht müde, die Zeugnisse jener Kultur zu bestaunen: Behälter für Parfüms, Tiegel, Gefäße, Amphoren, kleine Truhen für Parfümöle, Schachteln für duftende Puder. Und da in diesem Museum auch Fresken mit kretischen Frauen zu besichtigen sind, fragt man sich unwillkürlich, welche Toilettengegenstände und welche der ausgestellten Parfüms sie wohl benützten... Und womit haben sich die drei „Frauen in Blau" eingerieben? Und diese wundervollen Tänzerinnen mit bloßen Brüsten in goldenem Mieder, womit haben sie sich die Brustwarzen gesalbt, für die es, dem griechischen Schriftsteller Pausanias zufolge, eine besondere Salbe gab mit dem „betörenden Duft nach Jasmin, Labdanum und Lilie?" Waren das die gleichen Jasminblüten, das gleiche Labdanum und die gleichen Lilien wie in den Fresken der Villa von Amnissos aus dem Jahre 1600 v. Chr.? Aus der Nekropolis (Gräberstadt) von Festos stammen viele kunstvoll gearbeitete Parfümfläschchen aus bemaltem Ton, mit

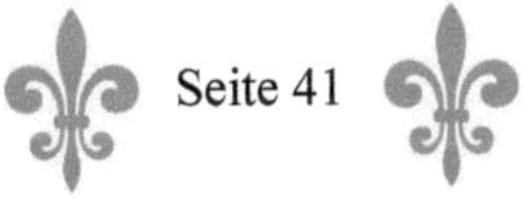

Wasservögeln und Fischen verziert." Die Kreter brachten völlig neue Duftnoten ins Spiel, die von der Hautevolée der antiken Welt begeistert aufgenommen wurden, so etwa ein schweres honigartiges Parfüm mit balsamisch duftendem Labdanum und feiner Ginsterblüten-Essenz (siehe Duftportrait Ginster).

ALEXANDER DER GROSSE

Wie in der ägyptischen Mythologie nahmen Weihrauch und Myrrhe im kultischen Leben der Griechen einen bevorzugten Platz ein. Der von Harzen ausgehende Wohlgeruch war praktisch identisch mit dem Duft von Göttern. Alexander der Große (Alexander III. von Makedonien, 356 – 323 v. Chr.) hatte den Griechen durch seine Feldzüge die fernöstlichen Handelswege erschlossen und hierdurch auch den Zugang zu neuen Aromastoffen ermöglicht. Der junge Feldherr schickte Samen und Stecklinge persischer Pflanzen nach Athen, wo sein Freund Theophrastos den ersten botanischen Garten anlegte. Auf dem kriegerischen Wege fiel ihm 333 v. Chr. südlich der kilikischen Stadt Issos das gesamte Lager mit dem Harem des Perserkönigs Dareios III. in die Hände. Von den prunkhaften Kostbarkeiten an Gold, Wannen, Salbgefäßen und dem herrlichen Duft edelster Spezereien überwältigt, soll er ausgerufen haben: „Das ist wohl das Königsein!" Plinius weist darauf hin, dass die erste geschichtlich erwähnte Schatulle mit Parfüms wohl jene gewesen sei, die Alexander unter den Beutestücken des von ihm besiegten persischen Königs Dareios fand.

Dass die Herrschenden den Wohlgerüchen zugeneigt waren, wissen wir aus vielen geschichtlichen Quellen. Historiker berichten, dass Alexander der Große Arabien vor allem wegen des dort herrschenden Wohlstands erobert habe, damit verbunden auch einem reichen Bestand an Weihrauch- und Myrrhebäumen. So überliefert Plutarch uns folgende Geschichte von Alexander:
In seiner Jugend sei er einmal von seinem Erzieher, Leonides von Tarent, scharf getadelt worden, da er anlässlich einer Opferfeier zu großzügig mit Weihrauch umgegangen sei. Dies sollte er erst tun, wenn er die Weihrauch produzierenden

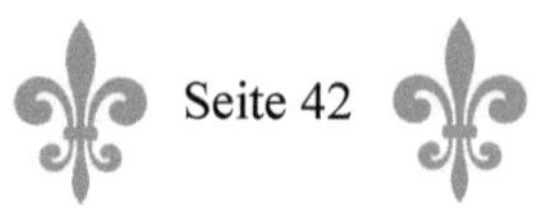

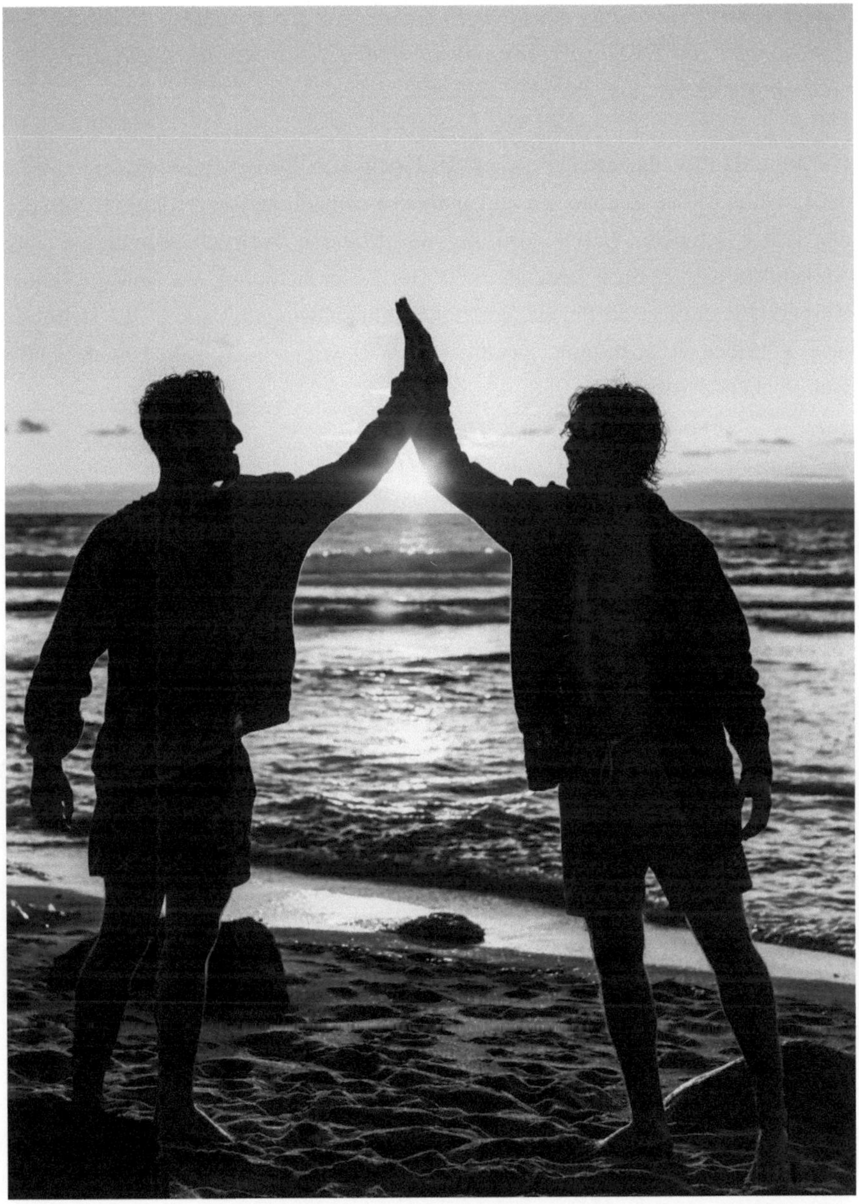

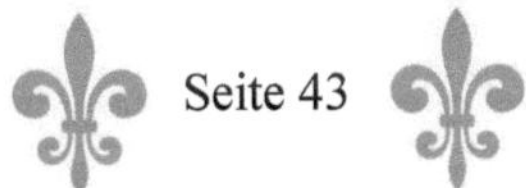

Giovanni da Procida berichtete, dass der König von Tyros Alexander dem Großen neben Gold, Silber, Edelsteinen und anderen Kostbarkeiten auch hundert Duftäpfel als Tribut schickte. Unter Berufung auf Plutarch berichtet Montaigne, dass Alexanders Körper nach Veilchen roch. Bei dieser Betonung des wohlriechenden Körpers Alexanders dürfte die Vorstellung mitschwingen, dass er für sich auch eine göttliche Abstammung postulierte. Wie wir wissen, verströmen Götter wohlriechende Substanzen.

Der attische Dichter Pherekrates (440 - 415 n. Chr.) nimmt sich des Duftthemas auf eine besondere Weise in seiner Komödie „Tyrannis" an. So unterstellt er darin den Göttern, dass sie derart begierig auf Wohlgerüche seien, dass Zeus den Himmel nur erschaffen habe, um zu verhindern, dass die Götter nicht ständig um die wohlriechenden Altäre der Erde streunten.
Gegen den übertriebenen Gebrauch von Riechstoffen gab es in Griechenland auch kritische Stimmen. Auf die Frage: „Welchen Duft sollen wir ausströmen", antwortete der Philosoph Sokrates (469 – 399 v. Chr.): „Den Duft der Tugend." Das sittenstrenge Sparta löste das Problem ganz einfach, indem es seine Salbenköche des Landes verwies. Der griechische Gelehrte Aristoteles (384 - 322 v. Chr.) — auch ein Lehrer Alexander des Großen - jedoch hob den ästhetischen Aspekt des Geruchssinns hervor: „Angenehme Düfte tragen zum Wohlbefinden des Menschen bei." Tatsächlich wurden im Altertum Geruchsstoffe in großer Mannigfaltigkeit auch für Heilzwecke benutzt. Das von Alexander dem Großen gegründete Alexandria 333 v. Chr. entwickelte sich zum Mittelpunkt des antiken Handels mit Gewürzen, Heilkräutern wie auch der Erzeugnisse der damaligen Parfümkunst.

DAS RÖMISCHE REICH

Die ersten Einflüsse auf die Römer stammen vermutlich von den Etruskern, welche über eine gediegene Duftkultur verfügten und bereits Myrte, Labdanum, Ginster, Pinusharze (*Pinus – Gattung der Kiefern)* und gar arabischen Weihrauch kannten. Die Römer übernahmen die reichhaltige Götterwelt der Griechen und damit gleich auch deren Duftsymbolik. „Nach Licinius Crassus (95 n. Chr.) weihte man Kostus dem Saturn, Aloe dem Kriegsgott Mars, Safran dem Sonnengott Phoebus, Mastix der Sonnengöttin Phoeba, Zimt dem Merkur, Kassia und Benzoe dem Gott des Himmels Jupiter, Moschus der Juno und Ambra einer blonden Venus." (27)

Im ersten nachchristlichen Jahrhundert lieferten Wissenschaftler wie der Grieche Dioskorides, der als Vater der medizinischen Botanik betrachtet wird, und der römische Historiker und Schriftsteller „Plinius der Ältere" (23/24 - 78 n. Chr.) den theoretischen Unterbau für eine frühe Heilkunde. Während der republikanischen Zeit der Römer hielten sich die Kosten für den Riechstoffverbrauch noch in Grenzen. Das änderte sich drastisch zur Kaiserzeit. „Von Plinius wissen wir, dass die Kosten für jährliche Parfümimporte allein aus Arabien und Indien 100 Millionen Sesterzen (2,5 Millionen Dollar, Stand: 1992) überstiegen. Indien lieferte zur Salbenbereitung die Gewürze Kardamom, Muskatnuss, Ingwer, Zimt und Pfeffer sowie Kostus-Wurzeln, Spikenarde, Aloe und Sandelholz, Moschus, Patchouli und Narde." (28) Außerdem schöpfte die römische Parfümerie das bedeutende Arsenal einheimischer aromatischer Pflanzen voll aus: Rosenblüten, Iris, Quitte, Narzisse, Jasmin, Kalmuswurzeln und eine große Anzahl Kräuter. Plinius führt allein 85 verschiedene Pflanzenarten zu Parfümbereitung auf.
Die Schönheitspflege, von den Griechen übernommen, erreichte bei den reichen Römerinnen ihren Höhepunkt. Spezialisierte Sklavinnen, die *cosmetae*, wurden zu ihrer Verrichtung von den *ornatrices* nicht nur in der Behandlung mit Duftsalben, sondern auch in allen kosmetischen Dingen einschließlich einer raffinierten Haarpflege angewiesen. *Interessant finde ich die Bedeutung des Ausdrucks „Kosmetik", dem das Wort „Kosmos" im Sinne von Ordnung zugrunde liegt; vom altgriechischen Adjektiv „kosmetikós", aus dem Verb „kosméo" - „ich ordne".*

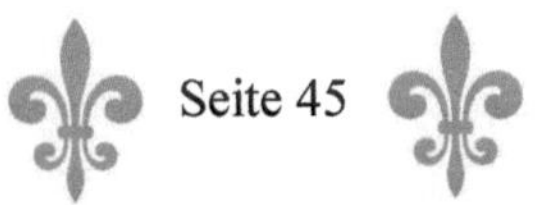

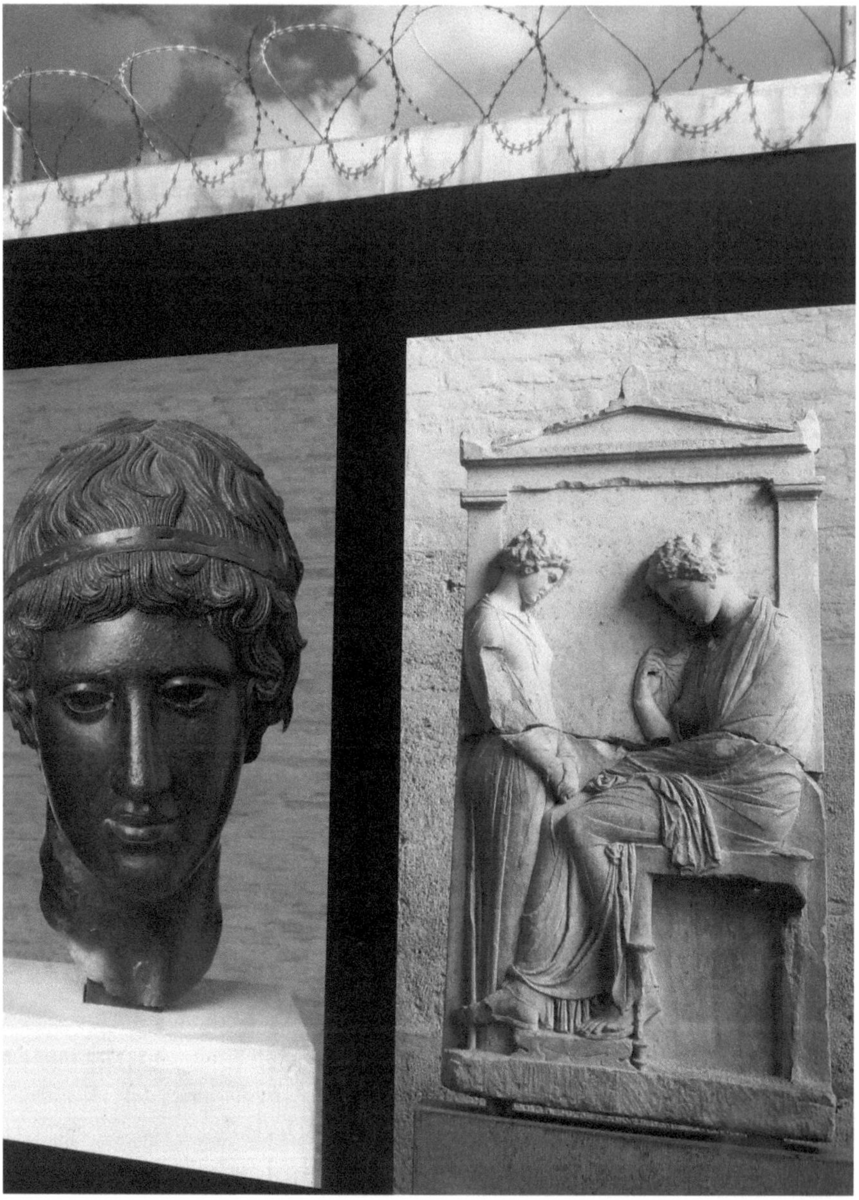

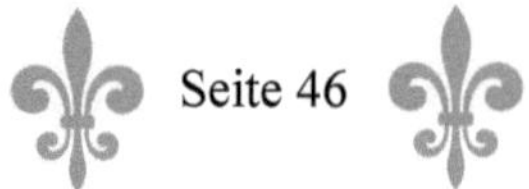

Sein ausgeprägtes Bedürfnis nach Hygiene konnte der Römer in den öffentlichen Bädern befriedigen. Zu den Badegewohnheiten in den Thermen gehörte unter anderem auch das Salben im *unctarium*. Der relaxierende Duft von Safranessenzen wurde in Bankettsälen und Amphitheatern über den Gästen zerstäubt. *Neben Safran gehörte die Rose zu den populärsten Duftnuancen im alten Rom.* (29) Es handelte sich dabei um die köstlich riechende *Rosa gallica*, die nach Plinius auch in Persien hoch verehrt wurde.

„Cura dabit faciem" schrieb der römische Dichter Publius Ovidius Naso, uns besser bekannt unter dem Namen Ovid. In seinem dritten Buch über die Liebeskunst - *ars amatoria* - erfahren wir von ihm, wie die Schönheitspflege der römischen Frau in der Antike ausgesehen hat. Verschiedene Rezepte für die Herstellung von Salben und Hautcremes sind in seinem Gedicht „Die Mittel der weiblichen Gesichtspflege" (*Medicamina faciei feminae*) überliefert.

Insgesamt wurde auf Körperpflege sehr viel Wert gelegt und Kosmetika spielten für das Auftreten der Frau eine große Rolle, wie uns nicht nur Ovid, sondern auch die zahlreichen Spiegel, die leeren und in seltenen Fällen noch gefüllten Cremetöpfe, die Parfümfläschchen aus Glas, die Haarnadeln, Pinzetten und Kämme in den Museen erahnen lassen.

DAS MITTELALTER

Der Verfall des weströmischen Reiches um 450 n. Chr. brachte eine Zäsur in die Duftkultur der damaligen Welt. Das Abendland versank in einen kulturellen Dämmerschlaf bezüglich dem bisher gekannten Einsatz von Düften, aus dem es erst während des Mittelalters langsam erwachte. Aus dem ost-römischen Reich entwickelte sich das byzantinische Reich (ca. 330 – 1453) und seine Hochkultur erfuhr durch den Islam weitere Impulse. Von allen Blütendüften Arabiens wird der Rose in der islamischen Welt einen Ehrenplatz eingeräumt. Sie war in allen Zeiten eine mächtige Quelle der Inspiration für Poeten, Philosophen und Mystiker. „Der Duft einer Rose macht dich sprachlos und weiht dich in alles ein." (30)

In der Medizin der Araber spielten Rosenzubereitungen (31) eine bedeutende Rolle, was wir unter anderem von Avicenna, arabisch *Ali Ibn-Sina* (980 - 1037) wissen. Dessen Werk *Canon medicinae* wurde für ein halbes Jahrhundert das führende Lehrbuch der Medizin in Europa. Darin finden wir Empfehlungen einer großen Anzahl von Naturheilmitteln von Rosenöl und Rosenwasser, aromatische Harze wie Weihrauch, Myrrhe, Story, Galbanum und Wacholder, Kümmel, Minze, Kamille, wilder Majoran und Zimt.
Übrigens dürften Sie Avicenna, dem weit über Isfahan (Persien) berühmten Arzt, Philosophen und Mathematiker vielleicht sogar schon einmal „begegnet" sein, denn er diente dem Autor Noah Gordon als Vorbild für seinem Roman „Der Medicus".

Von *Karl dem Großen* haben wir das erste Zeugnis über die transalpine Kultivierung einer Rose. In seiner Anordnung, dem *Capitulare de villis* (Capitulare de villis vel curtis imperii), das vermutlich 812 n. Chr. verfasst ward, wurde detailliert festlegt, wie die kaiserlichen Höfe und Güter zu bestellen wären und welche Vorschriften dabei zu beachten seien. Aus botanischer Sicht interessant ist dabei eine Aufstellung von rund 90 Pflanzen, die die Verwalter der kaiserlichen Güter auf ihren Ländereien anpflanzen sollten (soweit klimatisch möglich). Darunter auch Duftpflanzen wie Iris - die deutsche Schwertlilie, Hundsrose, indische

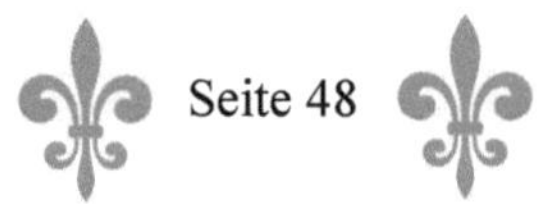

Kostuswurzel, Salbei, Minzen, Kreuzkümmel, Rosmarin, Kümmel, Estragon, Anis, Engelwurz, Fenchel, Muskatellersalbei.

Vorreiter für Europa bildete auch die *Schule von Palermo* auf Sizilien (12. Jh.), der wir die Erfindung des heute noch gebräuchlichen Rosensirups verdanken. Jenseits der Alpen wurden Rosenpräparate in breiter Palette von der heiligen Hildegard von Bingen (12. Jh.) und Emilius Macer empfohlen. Mit dem Untergang der Hochkulturen rund um das Mittelmeer war ein Großteil angesammeltem Wissen rund um die Verwendung von Duftpflanzen verloren gegangen. So schrieb Michel Eyquem de Montaigne im 16. Jahrhundert (Essais I., Kapitel 55): (32)
„Die Ärzte könnten mehr Nutzen ziehen aus Gerüchen, als sie es derzeit tun. Denn ich habe oft bemerkt, dass sie mich verändern und meine geistige Verfassung beeinflussen (…) auch in der Kirche ist es ein bei Nationen und Religionen weit verbreiteter Brauch, Düfte zu benützen – in der Absicht, uns zu erfreuen, die Sinne zu wecken und zu reinigen, damit wir offener sind für die Andacht.“

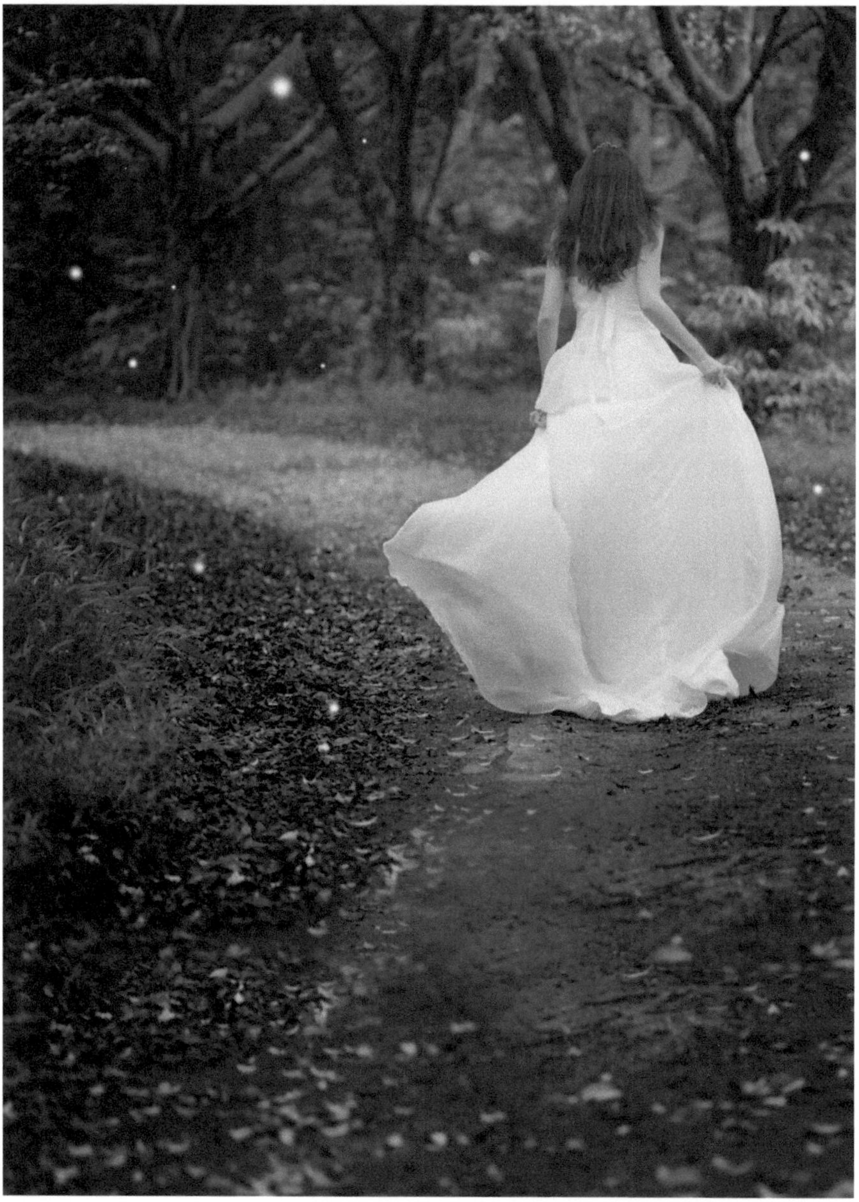

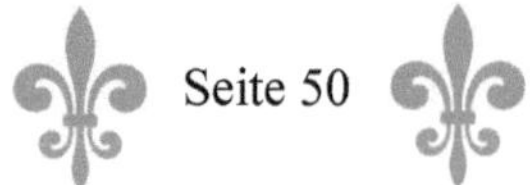

EINE EUROPÄISCHE PARFÜMKUNST BILDET SICH

Mittelalterliche Alchimisten und Mediziner der Spätrenaissance beschäftigten sich intensiv mit dem enormen medizinischen und pharmazeutischen Wissen der Antike, das vor allem von den Arabern aufbewahrt worden war. Dank Gutenbergs junger Kunst des Buchdrucks erschien im Jahr 1500 in Straßburg das erste europäische Handbuch der Destillation. Venedig galt nun als wichtigster Umschlagplatz für Gewürze und Aromastoffe. Von hier aus wurden die Königshäuser und die reichen Kaufleute in Italien und den umliegenden Staaten mit den aktuellen Parfümerieprodukten versorgt. Dort veröffentlichte 1555 Rosetti die erste europäische Abhandlung über die Parfümeurskunst: *Notandissimi Secreti del` Arte Profumatoria. Dies war ein Buch wie ein Paukenschlag und wurde zum Klassiker und Vorbild sämtlicher Lehrbücher, die in den nächsten zwei Jahrhunderten entstanden.* Es mag seltsam klingen, aber dieses Mitte des 16. Jahrhunderts entstandene Standardwerk listete ziemlich genau jene Produkte auf, die die großen Parfümeriehäuser auch des 19. Jahrhunderts in ihren Katalogen führten: Duftwässer, Parfümkompositionen, Zahnpasten, Mundwässer, Puder, Toilettenessig, Seifenkugeln in allen Farben und verschiedensten Duftnoten, flüssige Seifen und Kosmetika.

Es heißt, erst durch Katharina von Medici sei die in Italien bereits gepflegte hohe Kunst der Parfümfertigung nach Frankreich gelangt. Sie hatte auf ihrer Brautfahrt 1533 in der südfranzösischen Stadt Grasse Station gemacht. Tatsache ist, dass das französische Städtchen Grasse, schön gelegen im Osten der Provence, in dem ursprünglich Handschuhe gefertigt und Leder gegerbt wurden, zur angesagten Duftmetropole des 17. Jahrhunderts aufstieg.

Um 1912 machte man eine erstaunliche Entdeckung in der alten Bibliothek eines Loire-Schlosses. Dort waren die Eigentümer während Renovierungsarbeiten auf ein Manuskript aus der Zeit der Renaissance gestoßen, in dem sich ein Rezept befand – angeblich die Formel des verlorengegangenen „Wunderparfüms" der Katharina von Medici. Ein Elixier, von dem es hieß, es bewahre alternde Schönheit vor den

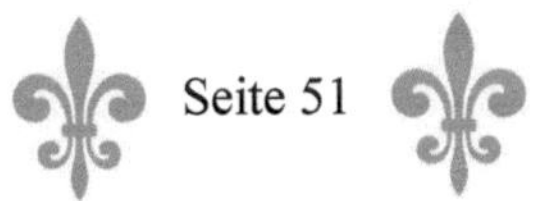

Spuren der Zeit. Katharina wurde nach Frankreich gesandt, um den französischen König Heinrich II. zu ehelichen. In ihrem Gefolge befand sich ein gewisser Renato Bianco, auch bekannt als *René der Florentiner*, der als erster Parfümeur in der Parfümtradition Frankreichs gilt. In seinem Geschäft im Paris des 16. Jahrhunderts bot er wohlriechende Liebestränke und Düfte für die Kunst der Verführung feil.

Königin Katharina ließ in Grasse ein Laboratorium bauen, in dem die Kunst der Parfümherstellung erforscht werden konnte. Man wollte den damals angesagten italienischen und arabischen Parfüms Paroli bieten. Düfte und Aromen – und insbesondere ihre geheimen Schönheitswirkungen – waren da von Hauptinteresse. Im Alter von über sechzig Jahren galt die Königin noch immer als auffallend schön. So zweifelte niemand daran, dass sie wohl im Besitz eines Zaubermittels war. Es soll sich um ein leicht sinnliches Duftwasser mit deutlicher Bergamottenote gehandelt haben.

Die berühmte Pariser Brücke *Pont-au-Change* wurde zur Zeit Königin Katharinas zu einem Eldorado der Parfümeure und mithin als eine der feinsten Adressen. *Eugene Rimmel* hat dem ersten Kapitel seines Klassikers der Parfüm- und Toilette-Geschichte, dem 1864 erschienenen *Buch des Parfüms* (33), eine charakteristische Abbildung vorangestellt: Der düstere zeitgenössische Stich einer engen Pariser Gasse zeigt den Laden des Parfümeurs René (der Florentiner) auf der Pont-au-Change (siehe Bild rechts, Darstellung aus dem Jahr 1756).

Die italienische Mode, Lederpartien der Kleidung und Accessoires besonders stark zu parfümieren, führte zur Durchsetzung stark duftendender Essenzen. Fächer und Spitzentaschentücher wurden als aromageschwängerte Accessoires der letzte Schrei. Selbst Briefpapier verströmte „eine besondere Note". Starke Düfte waren auch nötig, denn sie bildeten ein hilfreiches Mittel gegen den allgegenwärtigen Gestank der Städte dieser Zeit. So wurde Paris von Zeitgenossen auch mal als „Amphitheater der Latrinen" bezeichnet. Für uns kaum vorstellbar: Innerhalb prachtvoller Gebäude stank es bestialisch. In Versailles befand sich die Kloake gleich neben dem Palast. Die mangelnde Hygiene beruhte auf einem Missverständnis:

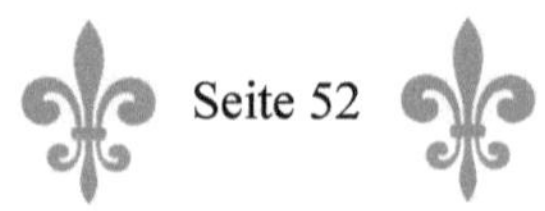

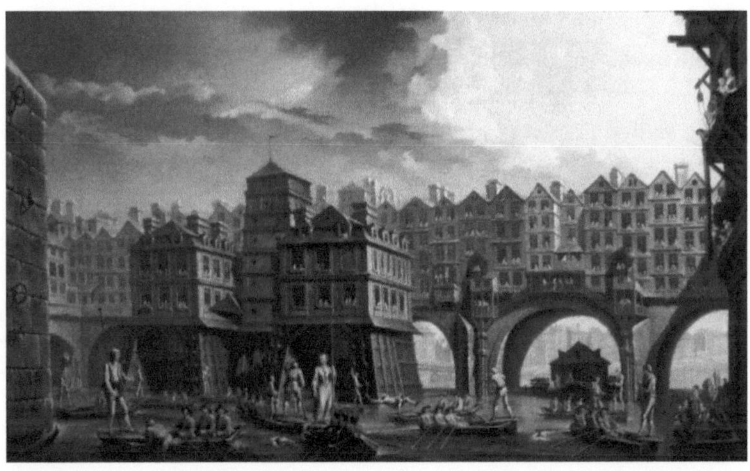

Patrick Süskind lässt genau hier Teile seines Bestsellers „Das Parfüm" spielen; auf der berühmten Brücke, „welche das rechte Ufer der Seine mit der Ile de la Cité verband".

Seit der Antike hatten die Ärzte die gute Wirkung von Wohlgerüchen gepriesen. Nun aber galt eine andere Devise: Man glaubte je heftiger jemand roch, umso eher sei er gegen Pest, Typhus und Cholera gewappnet. Dabei galt Wasser als möglicher Krankheitserreger und wurde tunlichst vermieden.

Am Ende des 18. Jahrhunderts brachte eine neue Körperhygiene in oberen gesellschaftlichen Kreisen eine Kehrtwende. Die Königsmaitresse *Madame Dubarry* verhalf einem dezenteren Stil im Umgang mit frühen Parfüms zum Durchbruch. So besprühte sie sich mit *Kölnisch Wasser,* das französische Soldaten aus dem Siebenjährigen Krieg (1756 – 1763) aus Deutschland mitgebracht hatten. In England frönte ausgerechnet die sittenstrenge *Königin Elisabeth I.* dem Luxus kostbarer Duftstoffe und Kosmetika. Sie schwärmte wie die *Pompadour* für parfümierte Handschuhe, trug verzierte Gefäße um den Hals mit den anregenden

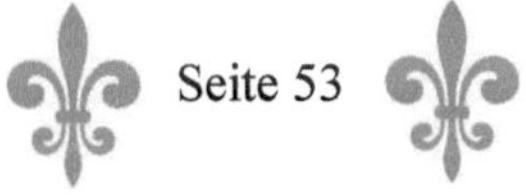

Aromen von Zimt und Nelken und ließ den gesamten Palast samt Tapeten und Mobiliar mit intensiven Gerüchen imprägnieren. Natürlich reagierte der herrschende Protestantismus auf solcherlei Exzesse „not amused". In viktorianischer Zeit durften anständige Frauen sich mit keinerlei schweren, allzu sinnlichen Parfüms umgeben, das war „anrüchig" und der Halbwelt vorbehalten.

DAS 19. JAHRHUNDERT - GOLDENES ZEITALTER DER PARFÜMERIE

Die ersten Parfümhäuser wurden Ende des 18. Jahrhunderts gegründet: *L.T. Piver, Houbigant, Lubin.* Sie waren anfangs durchaus bescheidene Niederlassungen. *Jean-Francois Houbigant* zum Beispiel, der Sohn eines Haushofmeisters in Paris, war 23 Jahre alt, als er 1775 in der Rue Saint-Honoré Nr. 19 seinen kleinen Laden aufmachte, in dem er Parfüms und duftende Handschuhe feilbot. Hier eine seltene klassische Parfümformulierung aus dem Hause Lubin mit den eingesetzten noch rein natürlichen Rohstoffen der damaligen Zeit:

L'Eau de Lubin (1798) (34)
Infusion d'Orange premiere 75 gr
Infusion d'Orange deuxieme 150 gr
Infusion d'Ambrette premiere 100 gr
Infusion de poche de Muse premiere 150 gr
Infusion de Tonka 50 gr
Infusion de Storax premiere 20 gr
Infusion de Tuberose premiere 50 gr
Infusion de Benzoin 20 gr
Infusion de Vanille 10 gr
Essence de Bergamotte 5 gr

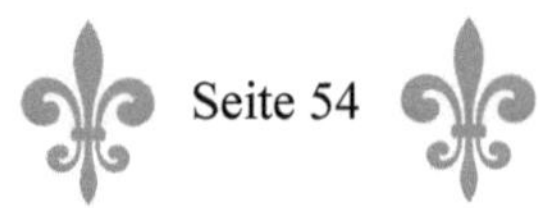

Essence de Portugal 2 gr
Essence de Neroli 1 gr
Infusion de Musc premiere 1 gr
Infusion de Civette 1 gr
Infusion de Castoreum premiere 1 gr - Alcool 1 lt.

1828 eröffnete ein junger Mann namens *Pierre-Francois Pascal Guerlain* einen Laden in der Rue de Rivolie, wo er Pommaden, Zahnpasten, Seifen und Parfüms verkaufte. Er war aus dem kleinen Ort Abbéville nach England aufgebrochen, um dort Medizin und Chemie zu studieren. Für seinen Laden importierte er von dort „*Wales`Bouquet*" und „*Royal Extract of Flowers*". Guerlain begann mit der Entwicklung eigener Duftbouquets zu experimentieren. Dafür besaß er ein winziges Labor, wo er eigenhändig Kräuter und Pflanzen destillierte. *Er arbeitete nach Auftrag und seine Spezialität war die strikt individuelle Duftkomposition.* So erhielt er häufig Aufträge, sich ein Parfüm für eine bestimmte Frau oder einen einzigen Abend auszudenken. 1842 wurde Guerlain zum Lieferanten der Herzogin von Baden-Württemberg und Ihrer Majestät, der Königin von Belgien. Sein Ruhm wuchs stetig, die Mundpropaganda unter höchsten Häuptern tat ein übriges. Vom Prince of Wales bis zu Zar Ferdinand von Bulgarien suchte man die Rue de la Pais auf, wo der Parfümeur neuerdings residierte, und erstand *Parfüm impérial, Bouquet de Napoléon* oder *Bouquet du Prince Impérial*.

So ausufernd sich der wirtschaftliche Erfolg einstellte, so beengt war der Maitre-Parfümeur in seiner Kreativität. Moral und Konvention legten seiner Phantasie eiserne Fesseln an. „Starke Düfte wie Moschus, Ambra, Tuberose und andere sind absolut verboten" Gerade noch erlaubt seien ein paar Tropfen Eau de Cologne, die sich das tugendhafte Fräulein Mitte des 19. Jahrhunderts auf die Haut auftragen durfte. Allerdings war ein konzentriertes Parfüm noch auf Taschentüchern, Jackentaschen oder auf der um ein Ballbouquet gewickelten Spitze tolerabel. Der in Frankreich geborene jedoch dann in England zur Berühmtheit gelangte Parfümeur *Eugene Rimmel* (1820 - 1887) empfahl zwar größtmögliche Schlichtheit bei der Auswahl der Duftkomponenten – Rose, Jasmin, Orangenblüten, Veilchen

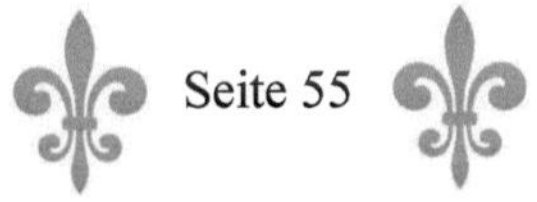

und Tuberose – gab aber seinen Produkten klangvolle Namen wie *The King of Siam, Isiris de Rimmel* oder *Kanangawater.* Die Faustregel lautete: *Je diskreter ein Parfüm, umso wertvoller ist es:* Pflanzliche Düfte verschwinden schneller als animalische, deshalb sind leichte Parfüms teurer, sie illustrieren den Reichtum und das Ansehen einer Person!

Die Frau war unschuldig wie eine Rose, die Reinheit in Person. In den Gärten blühten üppige Rosensorten, das bescheidene Veilchen und schlanke himmelwärts strebende Lilien. Ein Umschwung kam zuerst in Frankreich um 1850 über Kaiserin Eugénie. Sie machte aus ihrer Vorliebe für Parfüms keinen Hehl. *Eau de Cologne Impériale*, eine Mischung aus Orangenblüten, Zitrone, Bergamotte, Lavendel und Rosmarin wurde eigens für sie kreiert. Das Parfüm errang als Signum von Noblesse und Reichtum seinen Rang zurück.
Die Dame von Welt wandte damals enorm viel Zeit für ihre aufwändige Garderobe auf, deren i-Tüpfelchen aus ein dem Anlass genau entsprechendem Parfüm bestand. Das Parfüm galt als Kleinod – und war ein Privileg. Denn es konnte sich nur eine verschwindend geringe Minderheit diesen Luxus leisten.

„Außer den Philosophen rochen alle gut“, vermerkte Alexandre Dumas 1868 über die erlauchte Gesellschaft des Ancien Régime.

EAU DE COLOGNE –
KÖLNISCH WASSER EROBERT DIE WELT

Was wir uns kaum vorstellen können, die uns heute so gewohnten Parfüms zum Sprühen in einem Flakon – sie beruhen auf Alkoholbasis – gibt es noch gar nicht so lange. *Erst durch die Verbreitung der Alkoholdestillation im 18. Jahrhundert war es überhaupt möglich,* Blütenessenzen in Weingeist zu lösen. Ein Parfüm wird zum Synonym für eine ganze Gattung: *Eau de Cologne – Kölnisch Wasser,* kurz als *Cologne* bezeichnet. An Hals, Schläfen und Dekolleté getupft, wirkt es

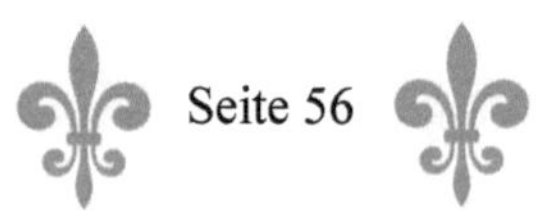

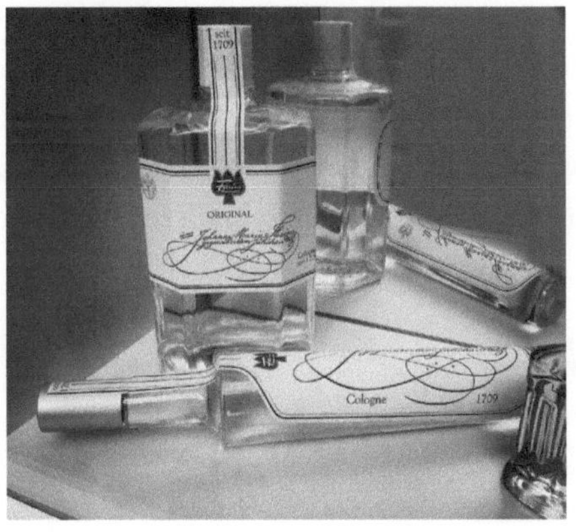

Historische Parfümflakons „Eau de Cologne" aus dem Jahr 1709,
Ausstellung 2012 im Botanischen Garten München

herrlich erfrischend. Dass auch Köln, die Stadt am Rhein, eine Parfümgeschichte aufzuweisen hat, soll mit einem jungen Italiener namens *Gian Paolo Feminis*, von Beruf Handelsvertreter, im 17. Jahrhundert seinen Anfang gefunden haben. Er verkaufte leichte Duftwässer, die man wegen der ihr zugeschriebenen therapeutischen Wirkungen auch „Aqua mirabilis" (Wunderwasser) nannte. Es hieß, sie linderten Kopfschmerzen und Herzbeschwerden, wenn man sie mehrmals täglich inhaliere. Erfolgreich seien sie vor allem wegen ihrer kräftigenden Wirkung. Sechzig Tropfen „Aqua mirabilis" in einem Glas Wein sollten Gesundheit und ein langes Leben garantieren. Im Jahr 1693 ließ sich *Gian Paolo Feminis* in Köln nieder und verkaufte dort dieses Wunderwasser, das er angeblich selbst gemischt hatte. Es wurde ein grandioser Erfolg.

Doch war der Mann wirklich der Erfinder? Mehrere Versionen der Geschichte existieren. Jedenfalls vermachte Gian Feminis kurz vor seinem Tod die Rezeptur seinem Neffen *Gian Maria Farina*, unter dessen Leitung das Unternehmen prosperierte. „Mein Duft ist wie ein italienischer Frühlingsmorgen nach dem

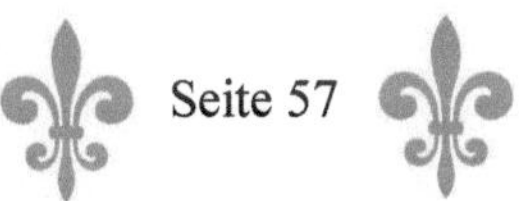

Regen, er gemahnt an Orangen, Zitronen, Pampelmusen, Bergamotte, Cedrat und die Blüten und Kräuter meiner Heimat. Er erfrischt mich, beflügelt meine Sinne und die Fantasie", schrieb Johannes Maria Farina 1708 an seinen Bruder. 1714 hatte er diesem Duft den Namen Kölnisch Wasser – nach seiner Wahlheimat Köln - gegeben. Hier eine aussagekräftige Formulierung „Eau de Cologne" aus der damaligen Zeit:

Eau de Cologne Farina (35)
Essence de Rose de Bulgarie 2 gr
Essence de Jasmin 40 gr
Essence de Geranium d'Espagne 40 gr
Essence de Neroli 120 gr
Essence de Lavande 40 gr
Essence de Rosmarin 10 gr
Essence de Petitgrain de France 120 gr
Essence de Bergamotte 240 gr
Auf 36 Liter Alkohol und 4 Liter Eau de Fleur d'Oranger werden 16 Gramm dieser Mischung zugefügt.

Von *Napoleon Bonaparte* (1769 - 1821) wird berichtet, dass es ihm am Anfang seiner Laufbahn schwer fiel - wegen seines korsischen Dialektes - in der vornehmen Pariser Gesellschaft, Reden zu halten. Seine Nervosität soll er mit einem ordentlichen Schwung *Eau de Cologne* in den Griff bekommen haben, mit dem darin zu dieser Zeit rein natürlich erzeugten Blütenduft von Bitterorangen, genannt: Neroli (*Citrus aurantium ssp. amara*). *Wissenschaftlich ist heute erwiesen, dass Neroli eines der ätherischen Öle mit stark angstlösenden Komponenten ist.* Siehe eine Formulierung – hilfreich in Prüfungssituationen. (36)
Einige Jahre später ließ sich Napoleon gleich kistenweise „Eau de Cologne" liefern. Nach dem überheißen Bad, in dem er eine gute Stunde verweilte, in der Hoffnung, seine Schmerzen zu lindern, ließ er sich Kölnisch Wasser aus der französischen Filiale Farinas (gegründet 1806 in Paris) über Arme, Brust und Rücken gießen und dabei fest einmassieren. „Eine Sitte, die er aus dem Orient mitgebracht hatte.

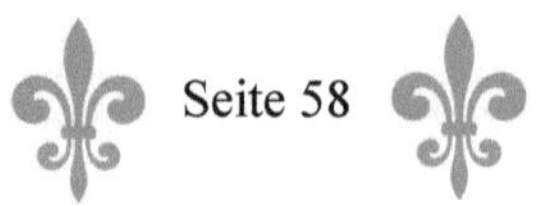

Zwischen 40 und 120 Liter Eau de Cologne Originelle verbrauchte er wohl im Monat. Auch auf Feldzügen behielt er möglichst sein Ritual mit dem Duftwasser bei. Farina entwarf für ihn die extra schlanken, hohen Rouleau-Flakons, die in jeden Schaft eines Reitstiefels passten." (37)

Er trank auch einen kräftigen Schluck von dem nach Zitrusnoten duftenden Cologne. (38) Denn dieses Wässerchen war ja ursprünglich nicht als duftende Erfrischung entwickelt worden, sondern ward als Heilmittel angepriesen: „Es ist ein wunderbares Gegengift gegen allerhand Gift." (39) Etwas was man mit den heutigen Duftwässern mit ihren Anteilen synthetischer Riechstoffe tunlichst vermeiden sollte.

300 JAHRE PARFÜM-RECHTSSTREIT

Der Kölner Parfümeur Johann Maria Farina führt die Marke Farina, heute im Jahr 2018, bereits in der achten Generation. Alle seine Vorfahren hießen genau wie er, zu unterscheiden jeweils nur durch den dritten Vornamen. Mehr als 2000 Prozesse haben Generationen von Farinas in den vergangenen drei Jahrhunderten geführt gegen verschiedene Plagiate. Am längsten dauerte der beispiellose Rechtsstreit mit Firma Mülhens: *Erst im Jahr 2006 konnte diese über 300 Jahre sich hinziehende Auseinandersetzung beendet werden.*

Dass statt seines Eau de Cologne alle den Duft von 4711 für das Original halten, ficht den Geschäftsführer Farina nicht an. „So etwas passiert uns nur in Deutschland", sagt er. (40) In Paris zum Beispiel würde niemand auf die Idee kommen, Eau de Cologne mit 4711 gleichzusetzen. 85 Prozent seines Umsatzes macht Farina heute im Ausland, wohl auch deshalb kommt er mit dem Namensirrtum in Deutschland inzwischen gut zurecht. Um die Tradition zu wahren, sollte Farina weiterhin ein Familienunternehmen bleiben, findet J.M. Farina. Das hat der ewige Rivale Mülhens nicht geschafft: 2003 wurde der 4711-Hersteller an den US-Großkonzern Procter & Gamble verkauft, der wusste aber anscheinend nicht so recht, was er mit der leicht angestaubten Marke anfangen sollte." So veräußerte der Konzern das Duftwässerchen im Jahr 2006 weiter an den Dufthersteller Mäurer & Wirtz.

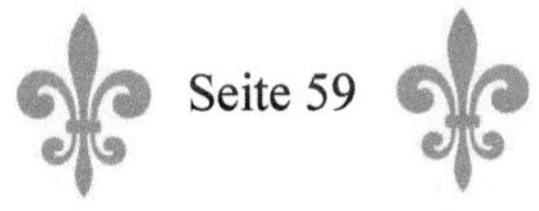

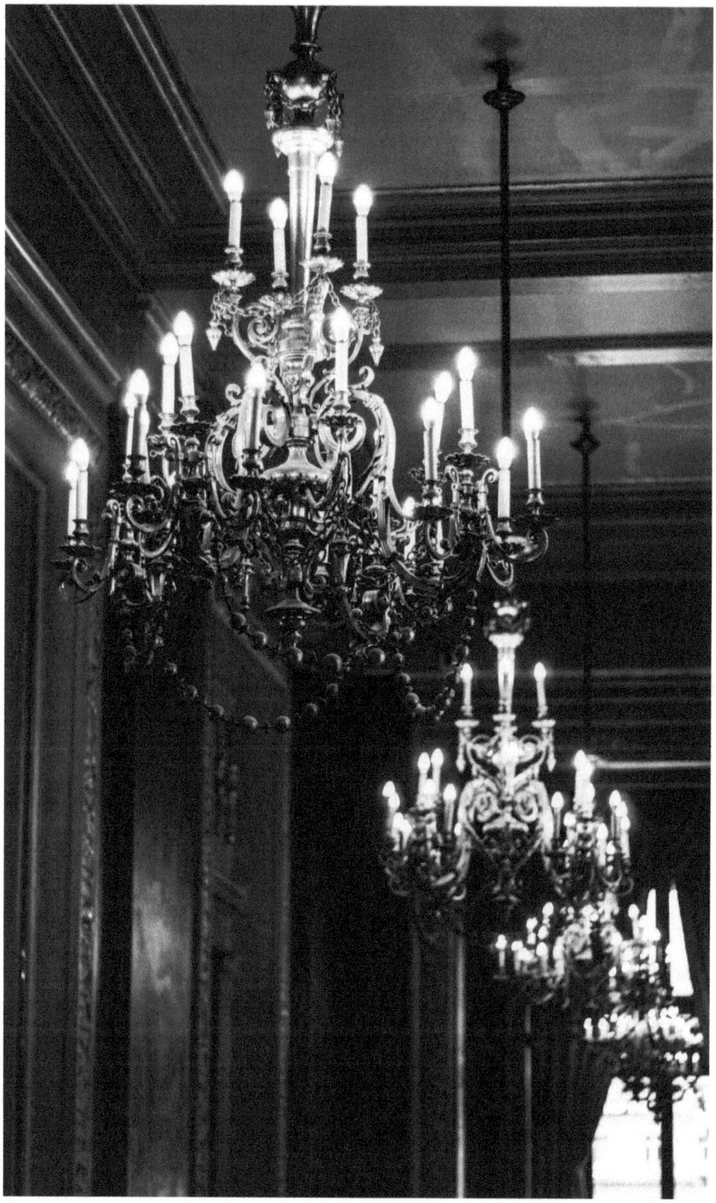

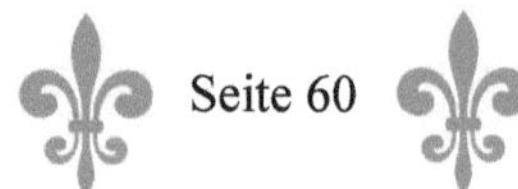

EXTRAVAGANTE PARFÜMS
BIS ANFANG 1900

Ab etwa 1830 begann man verstärkt mit dem Einsatz von leichtflüchtigen Lösungsmitteln zu arbeiten. So war es möglich, stark duftende Absolues in größeren Mengen zu gewinnen als dies mit der bisher sehr aufwendigen Enfleurage-Methode möglich war. Parallel dazu konnte auch die Glasindustrie auf die neuen Belange des Marktes mit einer größeren Stückzahl an Flakons aufwarten. Die eingesetzten hochwertigen Natur-Rohstoffe der damaligen Zeit lassen sich an den beiden Formulierungsbeispielen deutlich erkennen: *L'Eau de Lubin* und *Eau de Cologne Farina* im vorherigen Kapitel.

In der zweiten Hälfte des 18. Jahrhunderts schießen in Paris Parfümhäuser zwischen den Tuilerien und dem Palais Royal, den Hochburgen der eleganten und galanten Welt, wie Pilze aus dem Boden. Alle möglichen Sorten Essig und Riechsalz, Gesichtswasser, parfümierte Puder und zarte Blütenwässer werden angeboten. Die üppigen Duftnoten, die die Kurtisanen des Sonnenkönigs noch so sehr zu schätzen wussten, die stark animalischen Gerüche, welche die schlechten Gerüche mangelnder Hygiene überdecken sollten, waren aus der Mode gekommen.

Am Hof von Marie Antoniette ist man nun ganz versessen auf Rosen- und Veilchenessenzen; man ist ohne die blumigen Buketts, die unter Ludwig XV. erstmals lanciert worden sind, nicht mehr gesellschaftsfähig. Königin Marie Antoniette geht sogar noch am Vorabend ihrer Flucht nach Varennes zu Parfümeur Houbigant, um ihre Flakons nachfüllen zu lassen.

Eine spezielle Komposition namens *Violetta die Parma* (1870), einst das Signaturparfüm von Kaiserin Marie Louise Bonaparte, Napoléons zweiter Frau, war im 19. Jahrhundert der Verkaufsschlager. Echter Veilchenduft zählt damals wie heute zu den teuersten Ingredienzien in der Erstellung eines Parfüms, verwandte man doch schon zu dieser Zeit den Trick, dieses überaus feine kostbar pudrige

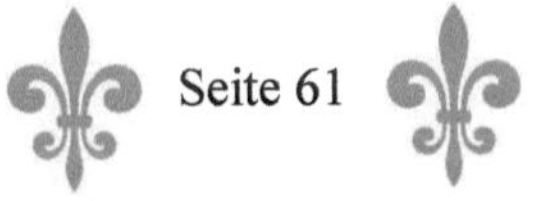

Veilchenaroma aufwendig über die Iriswurzel zu erzeugen. *Der Grund: Es lässt sich kein Veilchenblütenduft zur Parfümherstellung natürlich gewinnen.*

Der typische Veilchenduft wird heute in Parfüms und Kosmetika ersetzt durch synthetische Jonone. Eine echte, nach Veilchenblüten duftende Iris-Essenz, die von der Schwertlilienart *Iris pallida* aufwändig gewonnen wird, kann man jedoch auch heute noch erwerben. Der Duft ist kostbar, 1 ml - das sind etwa 20 Tropfen - kosten um die 200 Euro, siehe die beiden Duftportraits Iris und Veilchen.

Es sind nun im 19. Jahrhundert dezente Parfüms en vogue. Die Damen parfümieren ihre Wäsche, Handschuhe, Fächer, Spitzen, Pantoffeln und natürlich vor allen Dingen ihre Taschentücher. Für uns heute erstaunlich: Nur Kurtisanen parfümieren sich die Haut.

EINE WELT VOLLER CHIFFREN

Die vornehme Gesellschaft war vor der Jahrhundertwende von 1900 eine Welt voller Chiffren und Rituale. Dabei konnte der Geruch recht verräterisch sein. Es gab in diesen eher von Prüderie gezeichneten Jahren einen schmalen Grat zwischen Ehrbarkeit und *demi-mode*, der Halbwelt. Parfüm war ein wesentliches Kriterium anhand dessen sich diese Unterscheidung treffen ließ. So wurden die Amouren der um 1900 eleganten Kurtisane *Èmilienne d'Alençon*, einst die Mätresse des belgischen Königs, von dem französischen Schriftsteller Marcel Proust in seinem epischen, von Düften durchzogenen Werk, *Auf der Suche nach der verlorenen Zeit,* verewigt. Èmilienne war eine der ersten Frauen, die es wagte, die ungeschriebene Regel zu brechen, die für die erotische Ausstrahlung einer Frau und noch mehr für das Parfüm einer Kurtisane galten. Wenn Èmilienne zu einem Wochenende auf dem Land in Royallieu bei ihrem Geliebten eintraf, zog sie keine schwülstige Duftwolke hinter sich her.

Die uns heute eher modern anmutende Èmilienne bevorzugte elegante blumige Düfte, die jedoch zurückhaltend komponiert waren. (41) Dazu gehörten sinnlich „weißblütige" Ingredienzien wie der aphrodisisch duftende Jasmin, noble Tuberosen oder die exotischen Blüten des YlangYlang. Erst langsam kamen diese edlen Aromen, die über eine unvergleichlich hohe Strahlkraft verfügen, wieder in Mode.

Bis circa 1915 gab es blumige Parfüms ausschließlich als sogenannte *Soliflore*. So nennt man Parfüms, die nur das Aroma einer einzigen Blume einfangen und betont zur Geltung bringen. Bei diesen Düften fügte man zwar durchaus verschiedene andere auch blumige Essenzen hinzu, doch eine Duftnote – charakteristisch wie die einer echten Blume – sollte hervorstechen. Um die Jahrhundertwende erschuf Francois Coty mit *La Rose Jacqueminot* (1903) einen solchen Soliflore Kassenschlager, dass er praktisch über Nacht zum Millionär wurde. Das Parfüm basierte auf dem speziellen Duft der alten Kulturrosensorte *Rosa centifolia Jacqueminot*.

ERSTE PARFÜMS MIT KÜNSTLICHEN RIECHSTOFFEN

Bis ins frühe 20. Jahrhundert trug niemand blumige Parfüms, die - heute als *multifloral* bezeichnet - mehrere Blumendüfte zu einem Bukett vereinen. Das hatte einen einfachen Grund: Was in früheren Jahrhunderten durchaus beliebt war und somit kreiert wurde, war in dieser Zeit verpönt und nicht zu erwerben. Erst im Jahr 1912 brachte das Parfümhaus Houbigant den ersten multifloralen Duft unter dem Namen *Quelques Fleurs* (deutsch „Einige Blumen") auf den Markt. Allerdings war dies auch der Anfang, der die Parfümerie weg von den reinen natürlichen Ingredienzien bewegte, hin zu synthetischen Parfüms. Der Parfümeur Robert Bienaimé, der „Quelques Fleurs" entwickelt hatte, integrierte noch vor Ernest Beaux und seiner Kreation Chanel N°5 die noch weitgehend unbekannten chemischen *Aldehyde* in seiner Formulierung.

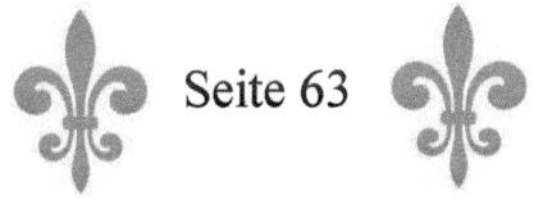

EINES DER LETZTEN GROSSEN PARFÜMS UM 1900

Der Beginn der ausschweifenden Dekade, die oft nur *les années folles*, „die verrückten Zwanziger Jahre" genannt werden. Sommer 1920 in Südfrankreich. Perlenkettentragende Frauen nahmen Sonnenbäder an den Stränden, die reichen Bohemiens torkelten von einem extravaganten Fest zum nächsten. Es war eine beschwingte Zeit, man hatte überlebt und feierte das Ende des Weltkrieges.

Zu den Glücklichsten, doch Verarmtesten zählten adlige Kellner, die in diesen südfranzösischen Sommervillen an der Küste die Champagnercocktails kredenzten. Sie waren sogenannte „weiße Emigranten", russische Großfürsten und Großfürstinnen, Herzoge und Herzoginnen, denen die Flucht nach der Oktoberrevolution 1917 geglückt war.

In den Folgejahren verdingten sich überall in Frankreich adlige russische Damen als Näherinnen und die wenigen männlichen blaublütigen Flüchtlinge, die das Glück gehabt hatten, den historischen Augenblick weit genug von St. Petersburg entfernt zu überleben, arbeiteten jetzt als Kaufleute.

Einer dieser illustren Herrschaften, die noch rechtzeitig aus dem von der Revolution gebeutelten Russland zu fliehen vermochten, war der russische *Großfürst Dimitri Pawlowitsch*, ein Cousin des letzten *Zaren Nikolaus II.*, der wie seine Frau und seine Kinder während der Revolution ermordet worden war. (42) Großfürst Dimitri Pawlowitsch eilte der Ruf voraus, einer der „Rasputin-Mörder" zu sein. Er und sein Cousin Prinz Felix Jussupow waren in den letzten Tagen des Zarenreiches entsetzt darüber, welche Macht der in ihren Augen „verrückte Mönch" Grigori Rasputin gegenüber der Zarin vor der Revolution ausübte. Ein am Zarenhof lebender englischer Aristokrat erläuterte später ihre Beweggründe: „Im trunkenen Zustand" soll Rasputin den beiden jungen Adeligen erzählt haben, die Zarin sei „fest entschlossen, Anfang Januar 1917 den Zar und sich selbst in einem Staatsstreich zu entmachten, danach beabsichtigte sie, als Prinzregentin im Namen ihres Sohnes die Regierungsgeschäfte zu führen." Das wollten Dimitri und Prinz Jussupow nicht tatenlos hinnehmen; sie vergifteten Rasputin mit Wein.

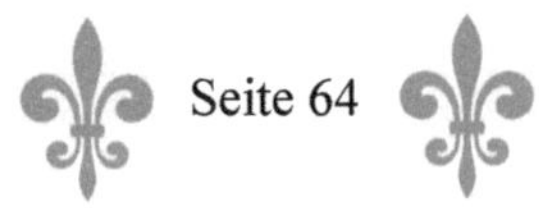

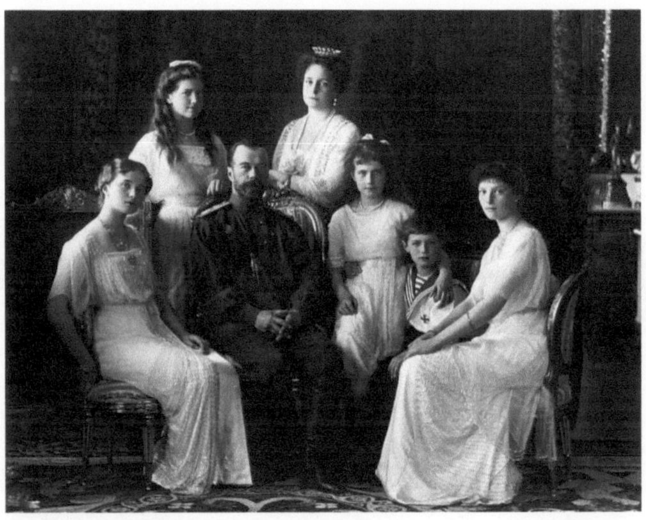

Zar Nikolaus II. mit seiner Gattin Alexandra Fjodorowna und den gemeinsamen Töchtern, die Großfürstinnen Olga, Tatjana, Maria und Anastasia, sowie dem Zarewitsch Alexei (1913)

Wäre Großfürst Dimitri Pawlowitsch in St. Petersburg geblieben, wäre es mit ziemlicher Sicherheit um ihn geschehen gewesen. Stattdessen pendelte er 1920 als mittelloser Flüchtling zwischen Paris und London hin und her, wo er erfuhr, dass sich seine Schwester Marija nach einer qualvollen Flucht über Rumänien ebenfalls vor den Revolutionären in Sicherheit hatte bringen können. In ihren Memoiren schrieb Marija (43): „Die Vergangenheit, unsere Vergangenheit, barg noch immer den wichtigsten Teil unseres Lebens: Es war, als wären wir jäh aus einem schönen Traum gerissen worden und warteten auf den Augenblick, in dem wir wieder einschlafen und dort anknüpfen könnten, wo das Traumgespinnst zerrissen worden war."

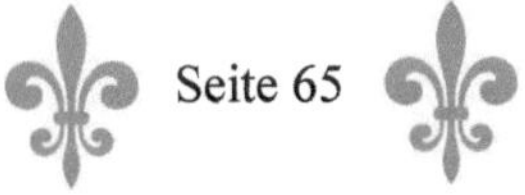

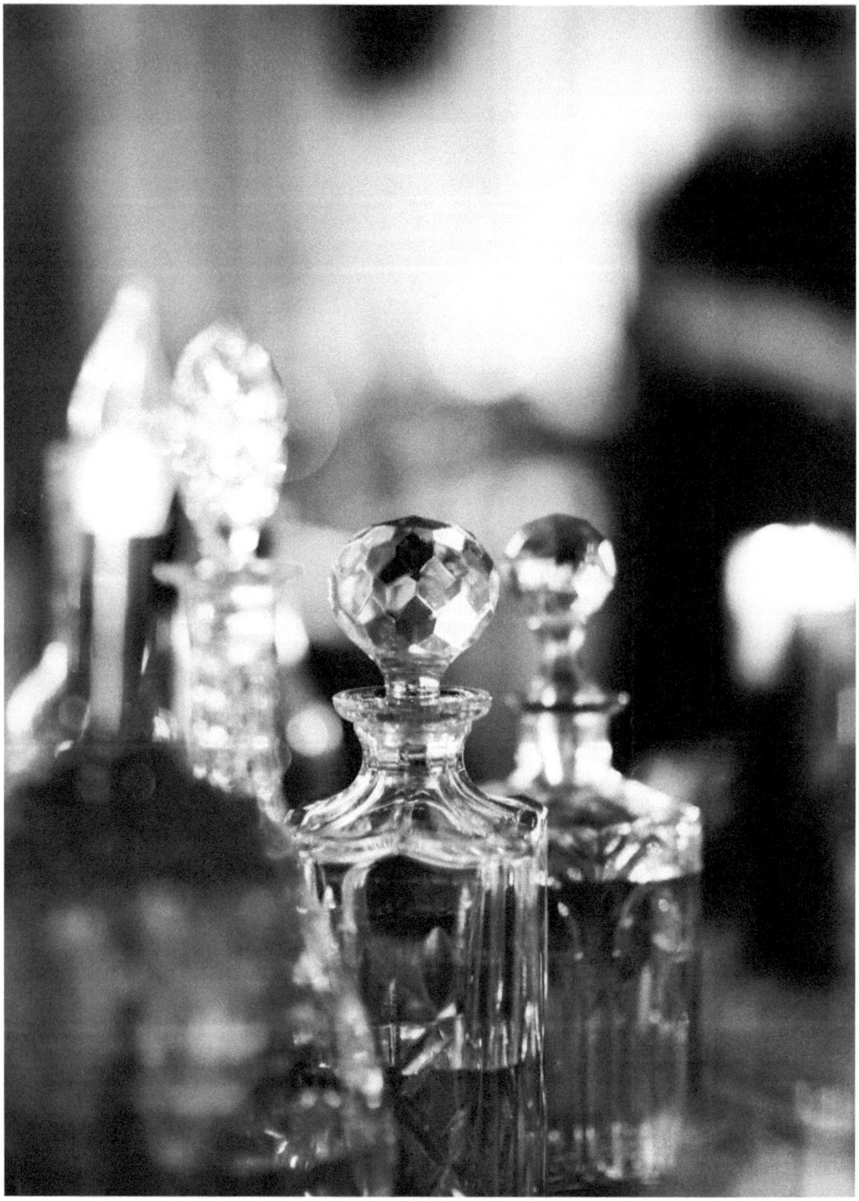

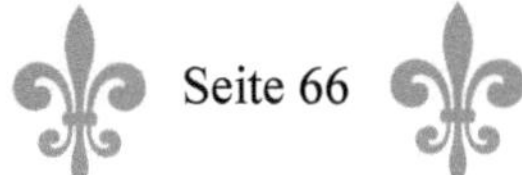

Die Vergangenheit, von der Dimitri und Marija träumten, hatte ihnen jeden erdenklichen Luxus geboten und dazu zählten stets auch die erlesensten Düfte. Für die beiden Adelssprösslinge bedeuteten Parfüms eine große Leidenschaft. Am St. Petersburger Hof gehörten feine Duftwässer zum guten Ton, und wenn Dimitris adlige Tanten und Cousinen dort in Pelz und raschelnder Seide erschienen waren, dann stets auch wohl parfümiert.

Das Schicksal knüpfte seine neuen Fäden in den frühen Jahren des Zwanzigsten Jahrhunderts und so fanden der Großfürst Dimitri Pawlowitsch und die zu dieser Zeit bereits für ihre edle, wie extravagante Haute Couture berühmte Gabrielle (Coco) Chanel als Liebespaar zusammen. Man vermutet, dass es Dimitri war, der seiner Coco einen der berühmtesten damaligen Parfümeure vorstellte: *Ernest Beaux.*

1917 waren nicht nur Aristokraten aus Russland geflohen. Wer in den Jahren nach der bolschewistischen Revolution in der Luxusgüterbranche arbeitete, merkte schon bald, dass eine Verlagerung des Geschäfts ins Ausland ratsam war. Beispielsweise wurde Fabergé verstaatlicht, das russisch-französische Schmuckunternehmen, das für seine Juwelen-Ostereier berühmt ist; die Firmengründer flüchteten ins schweizerische Exil. Aus diesem Grund kehrte auch der französisch-russische Parfümeur Ernest Beaux, als er nach dem Ersten Weltkrieg aus dem Militärdienst entlassen wurde, nicht nach Moskau zurück, wo seine emigrierte Familie im russischen Luxuswarenhandel tätig gewesen war, sondern zog nach Südfrankreich. Seine Familie stammte ursprünglich von dort und unterhielt eine langjährige Beziehung zum Haus A. Rallet & Co., das 1898 von der prominenten französischen Parfümhändlerfamilie Chiris aufgekauft worden war. Diese leitete 1919 einen der größten Parfümkonzerne der Welt mit riesigen Fabriken in Grasse. Sie besaßen eigene Forschungslabors, in denen aufstrebende junge Parfümeure wie François Coty gelernt hatten.

Unmittelbar nach der Übernahme durch Chiris hatte ein junger Mann namens Ernest Beaux bei Rallet in Moskau angefangen. Damit trat er in die Fußstapfen seines älteren Bruders, der in der Firma eine leitende Position bekleidete. Zunächst

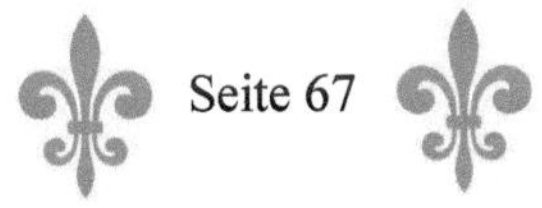

arbeitete er in der Luxusseifenherstellung, übernahm aber bald eine prestigeträchtige Aufgabe: die Kreation innovativer Parfüms für das berühmteste und einflussreichste französische Parfümhaus im zaristischen Russland.

Das Unternehmen hatte Beaux gedrängt, rechtzeitig zur Dreihundertjahrfeier der Romanow-Dynastie 1913 einen neuen Frauenduft zu kreieren. Das nach Katharina der Großen benannte Parfüm *Le Bouquet de Catherine* (44), entwickelt im Jahr 1912, wurde seine exquisiteste Parfümkomposition mit kräftiger Rosen- und Jasminnote. Umso enttäuschender für ihn und Rallet war, dass sich diese großartige Leistung als ein kommerzieller Flop entpuppte. Das lag nicht am Parfüm selbst, sondern an seinem Namen. Ein Parfüm, das den Namen einer deutschstämmigen russischen Kaiserin trug, war ab den Kriegsjahren 1914 zum Scheitern verurteilt. *Überdies war das Parfüm sagenhaft, ja geradezu irrwitzig teuer.* In der kaiserlichen Familie war es recht beliebt, insbesondere die Zarin Alexandra – für die es als edles Präsent entwickelt worden war – schätzte es sehr. Möglicherweise zählte dieses Parfüm sogar zu den letzten schönen Dingen, an denen sie sich und ihre Töchter erfreuen durften. Denn unter den persönlichen Besitzgegenständen, die aus den Gefängniszellen der Zarenfamilie Romanow geraubt worden waren, befanden sich Parfümflakons.

Bei der Recherche zu dieser Geschichte bin ich auf interessante Quellen rund um dieses sagenhafte Parfüm „Le Bouquet de Catherine" gestoßen. So habe ich angefangen zu experimentieren. Wer weiß, was sich hieraus noch entwickeln wird?

UND HEUTE...
ZURÜCK IN DIE ZUKUNFT

Die Parfümhistoire von etwa 1920 bis heute findet sich in zahlreichen Büchern wieder, so dass ich hier auf eine detaillierte Beschreibung verzichte. Lieber machen wir einen Sprung direkt in unsere Zeit, in das Jahr 2018.

Vor kurzem las ich in einer Zeitung: „Reiche Leute plagt ein – zugegeben – kleines Problem. Die heutigen synthetischen Parfüms kann sich inzwischen jeder leisten, symbolisieren sie durch ihre massenhafte Verbreitung doch keinen Luxus mehr. So lautet denn der aktuelle Trend der „oberen Zehntausend": Qualität statt Quantität. *Es werden wieder kostbarste Parfüms – wie zuletzt Ende des 19. Jahrhunderts – vermehrt oder gänzlich aus reinen, echten Pflanzen-Ingredienzien für dieses Luxussegment entwickelt.*" Auch ich spiele als Parfümeurin in dieser Liga mit; im Segment der sogenannten „Nischenparfüms". Es ist, als spiele in zarten Anfängen eine ganz neue Musik in der Welt der Parfüms.

„Aus Opposition, oder aus Widerstand, kommen neue Marken auf... Diese Nischenparfüms, die ohne Werbung und Marktstudien auskommen, tragen zur Aufwertung des Parfüms als Luxusprodukt bei und bieten der Phantasie neue Sehnsüchte," schreibt Jean-Claude Ellena, Chefparfümeur bei Hermès. (44) Allerdings arbeitet er nach eigenen Angaben noch zur Hälfte mit synthetischen Riechstoffen. „Wie oft habe ich gehört: Ihre Parfüms enthalten doch nur Blumen, natürliche Produkte und nichts Künstliches? Eine Frage, auf die ich stets antworte, dass ich genauso viele künstliche wie natürliche Produkte verwende." (45)

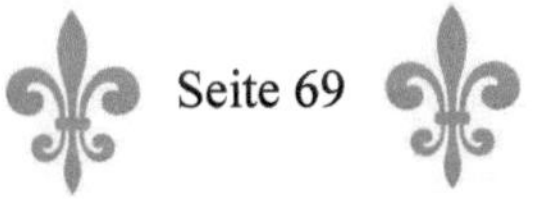

PARFÜMINDUSTRIE IM GOLDRAUSCH

Machen wir uns die Situation Anfang 1900 einmal klar: Die ersten synthetisch gewonnenen Duftstoffe versetzten die damaligen Parfümproduzenten in Goldgräberstimmung. Welche Gewinnspannen waren da auf einmal möglich!

Die aus der Erdöl- und Terpenchemie hervorgegangenen Syntheseerzeugnisse sind häufig einfache Verbindungen, die sehr grob an natürliche Gerüche erinnern. 1874 kam erstmals Vanillin (statt Vanille) auf den Markt, 1893 Ionone (erinnert entfernt an Veilchenduft). Zwischen einem echten Jasmin Absolue und seinem chemischen „Ersatz" Jasmon (1933) liegen ganze Welten, auch preislich. 8 Millionen einzelne kleine Jasminblüten werden von feinmotorischen Frauenhänden früh morgens ab 2 Uhr gepflückt; die etwa 1 kg Jasmin Absolue ergeben. Im Jahr 2018 wird diese Menge Absolue für etwa 30.000 Euro gehandelt, während sein synthetischer Ersatz für ein paar läppische Euro zu haben ist. Nicht alle damaligen Parfümeure sind der industriellen Vorgabe, vermehrt synthetische Stoffe in ihre Formulierungen einzubauen, gern gefolgt. „Aus Sicht der zu Beginn des 20. Jahrhunderts tätigen Parfümeure weisen die synthetischen Produkte nicht die Komplexität der natürlichen Erzeugnisse auf, an die sie sonst gewöhnt sind. Sie werden zwar als interessant, aber als derb und mitunter unangenehm wahrgenommen." (46)

Jetzt, 100 Jahre später, haben wir eine gänzlich andere Situation als Anfang 1900 in der Euphorie der ersten synthetischen Duft- und Aromastoffe. Inzwischen wissen wir um die Risiken für unsere Gesundheit wie auch um die ökologischen Folgen. Als Beispiel: der massenhafte Einsatz umstrittener Moschusduftverbindungen verpestet unser Wasser, unsere Erde und damit uns alle. (47)

„Die Natur produziert bekanntlich alles pflanzliche Material aus den drei Stoffen Wasser, Kohlendioxid und der Energie des Lichtes - und einigen Spurenstoffen des Bodens. Die Chemie versucht, dies seit ihrem Anfang nachzuvollziehen. Aber bisher müssen wir die chlororganischen Verbindungen zu Hilfe nehmen, um die natürlichen Stoffe nachzubauen. Damit synthetisieren wir zusätzlich noch über eine

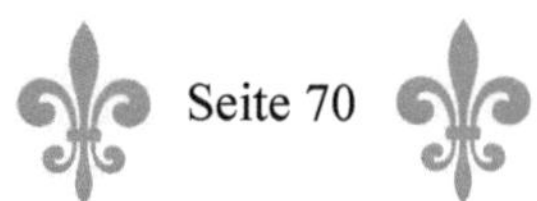

Million in der Natur nicht vorkommende Substanzen." *Chlorierte und vor allem hochchlorierte Verbindungen produziert die chemische Industrie erst seit 120 Jahren.* (48)

Von der Aromaexpertin und Dozentin Eliane Zimmermann stammt folgende einleuchtende Erläuterung, auch für „Nicht-Chemiker" gut nachvollziehbar: „Der Chemiker sagt stolz: Ach, dieses eine Prozent („im Aromaöl") kann man wirklich vernachlässigen, es hat mit dem tollen von mir geschaffenen Duftmolekül eigentlich nichts zu tun, es dient lediglich als Trägersubstanz. Je billiger so ein „Parfümöl" oder „Aromaöl", desto größer ist dieses „Trägernetz" und desto wahrscheinlicher ist es, dass es aus chlorierten Substanzen besteht. *Wer jemals im Schwimmbad, in der Sauna, in öffentlichen Toiletten penetranten Chlorgeruch wahrgenommen hat, weiß was ich meine.* Diese ach so minimalen Anteile an chlorierten Substanzen scheinen insbesondere für ungewollte Reaktionen wie Kopfschmerzen, Unverträglichkeiten und sogar Allergie verantwortlich zu sein. Eigentlich muss man entsprechenden Immunsystemen nun geradezu gratulieren, dass sie auf sowas überhaupt noch reagieren, und dankbar sein, dass sie Alarm schlagen. So degeneriert und dumm ist der menschliche Körper auch heute nicht, dass er nicht bemerkt: Da stimmt etwas nicht, da muss ich mich wehren, da ist Gift mit im Spiel."

„Der menschliche Organismus konnte in dieser kurzen Spanne des Aufkommens chemischer Stoffe noch keine brauchbare Methode entwickeln, um diese Substanzen abzubauen, das heißt zu entgiften. Galle und Leber sind aus diesem Grund häufig überlastet. Diese Stoffe vagabundieren im Körper herum. Sie sind nämlich lipophil (fettlöslich) … und lagern sich sehr leicht in Fett- und Nervengewebe ab; eine Akkumulation ist möglich. Das Gleiche gilt für die sogenannten „naturidentischen Stoffe"; auch diese sind nämlich rein synthetisch produziert (Kraus und Kleissler 1998)." (49)

Diese billigen Riechstoffe haben inzwischen längst zu einer Entartung des Begriffs eines edlen Parfüms geführt. Den Geruch preisgünstiger Null-Acht-Fünfzehn Parfüms empfinden immer mehr Menschen als eine Belästigung.

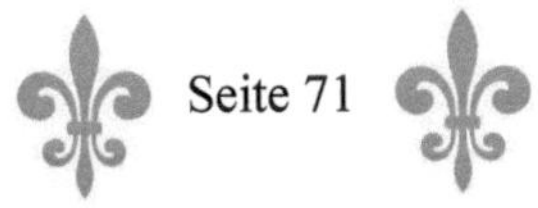

Dazu ein Erlebnis, das ich vor kurzem in einem schön gelegenen Hotel hatte: Morgens öffne ich meine Tür zum Hotelflur und mir kommt ein penetranter Männer Eau de Toilette Geruch entgegen. Dieser Herr war leider – oder wohl besser Gott sei Dank – bereits verschwunden; in Form seiner Duftwolke jedoch noch unangenehm präsent. Gerade bei Herrendüften wird mit besonders stark haftenden bis hin zu aggressiven künstlichen Fixativen gearbeitet; eine Zumutung für die, die unfreiwillig hier „mitriechen" müssen.

„Zu Beginn des 21. Jahrhunderts haben Frankreich und die Vereinigten Staaten den Weltmarkt für Parfümeriewaren unter sich aufgeteilt. Zehn Gesellschaften halten 60% des Marktes. Die Parfüms setzen sich durch, in ihrer Gestaltung sind sie einander ähnlich, das Einzigartige ist selten. Es gibt ein Überangebot an Neueinführungen, der Lebenszyklus der Produkte wird immer kürzer, die Aufmachung ist mitunter gimmickhaft, eine Verbreitung durch die Medien unerlässlich. Der Geschmack globalisiert und vereinfacht sich," (50) notiert Jean-Claude Ellena.

Was ich erlebe: Auch sogenannte kleinere Parfümmarken schwimmen mittlerweile auf der „Natur-Welle"; geben ihre Parfüms als reine Natur aus. Bärtige junge Männer sorgen fürs entsprechende Image. Hier ist viel „Fake" unterwegs. Die Verbraucher werden hinters Licht geführt, ohne einen wirksamen „Verbraucherschutz" in Sichtweite. Diese Täuschung ist zu vergleichen mit Aussagen von Textilherstellern, die vermeintlich ausschließlich mit Pflanzenauszügen gearbeitet hätten. Dabei ist allerdings das Färben mit Pflanzenfarbe nicht die eigentliche Herausforderung, sondern deren Fixierung und damit Farbechtheit. Was einige Hersteller gern verschweigen, ist, dass sie zum Fixieren der pflanzlichen Farbe chemische Substanzen nehmen. Ähnlich ist es bei Parfüms, bei denen oft starke synthetische Fixative genommen werden, um den gängigen „Kundengeschmack" zu bedienen und Kosten zu sparen, aber das wird „natürlich" nirgends erwähnt.

EIN BEWUSSTES TRAINING

Wenn man synthetische Parfüms seit vielen Jahren verwendet, ist der erste Eindruck von Parfüms mit echten Ingredienzien manchmal enttäuschend. Selbst wenn die legendäre Pharaonin Kleopatra persönlich zum Dîner geladen wäre, mit ihrem Parfüm könnten Sie sich vielleicht gar nicht so leicht anfreunden. Warum? Geschmäcker sind natürlich verschieden und der Zeitgeschmack heute vielleicht ein anderer. Was aber darüber hinaus unsere Duftwahrnehmung über so viele Jahrzehnte massiv verschleiert hat, ist, *dass wir heute fast nur noch synthetische Geruchsstoffe kennen; nur deren Geruch gewöhnt sind.*

Verständlich wird dies über einen Vergleich: Tests haben gezeigt, wenn Kinder - gewöhnt an die mit künstlichen Aromastoffen zubereiteten Fertig-Fruchtjoghurts - normal gesüßten Joghurt mit echten Früchten zum Kosten bekommen - , so mögen sie diese nicht. Sie bevorzugen künstliches Kirscharoma selbst gegenüber echten gut gereiften Süßkirschen direkt vom Baum. Es heißt von den Kindern, diese würden ihnen nicht genug nach Kirschen schmecken. Der Verband der unabhängigen Gesundheitsberatung schreibt: „Da die Geschmacksgewohnheiten von vielen Kindern und Jugendlichen durch künstliche Aromen, Geschmacksstabilisatoren, Zusatzmitteln und viel zu viel Zucker und Salz geprägt sind, muss es zunächst zu ungewohnten Geschmackseindrücken kommen.“ (51) Der Verband wie auch einige Spitzenköche versuchen Kinder und Jugendliche zu einem neuen Geschmackserlebnis zu animieren.

Ähnlich geht es uns heute mit Geruchsstoffen.
Wenn wir von Jugend an nur den Umgang mit künstlichen Parfüms kennen, geht es uns – bezüglich der Geruchswahrnehmung – leider nicht anders; und ich spreche hier aus eigener Erfahrung. Auch bei mir gab es einen Prozess des „Umgewöhnens“, der sich über längere Zeit hinzog. Damit verbunden war eine Auseinandersetzung auf intellektueller Ebene, dann jedoch auch immer wieder ein Sich-Schulen mit den echten Parfüm-Ingredienzien. Das in diesem Buch vermittelte Wissen mag Ihnen hierbei behilflich sein und ein Training geschieht am besten ganz spielerisch

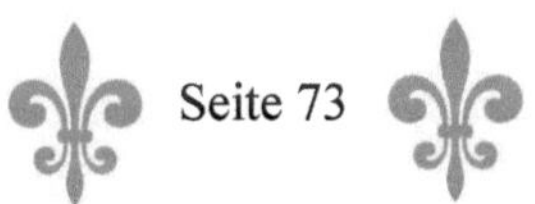

durch das Ausprobieren der Rezepte bei den einzelnen Duftportraits. *Tipp*: Echte Parfüms sollten möglichst auf der Haut getestet werden; hier kommt es zu einem Zusammenspiel mit unserem individuellen Hautgeruch, so dass sich das Parfüm auf eine völlig andere Weise zu entfalten vermag. Ein Riechen am Papierstreifen würde diese Korrepondenz mit dem Eigenen nie zeigen können. Synthetische Parfüms hingegen riechen an jeder Person gleich, sie wirken auf den Menschen sogar regelrecht uniformierend.

Inzwischen wurde mir mein eigenes Körperbewusstsein zu einem guten Seismograph, der mir recht zuverlässig zeigt, ob mithilfe von Chemie gearbeitet wurde oder nicht.

Ein Beispiel hierzu: Eine Bekannte zeigte mir ein neues Parfüm, verpackt in einer edlen, schön gestalteten Schachtel. Der erste Angeruch war durchaus angenehm, auch wenn ich deutlich eine künstliche Maiglöckchen Nuance herausroch („Maiglöckchen-Duft" lässt sich nicht natürlich gewinnen, daher handelt es sich hier immer um künstliche Riechstoffe). Ich nahm das Parfüm auf einem Riechstreifen mit. Legte ihn am Notebook ab, weil ich später noch weiter dazu recherchieren wollte. Als ich nach zwei Stunden wieder an meinen Arbeitsplatz kam, musste ich den Riechstreifen sofort nach draußen bringen und in der Mülltonne entsorgen. Die inzwischen starken künstlichen Fixative rochen so intensiv, führten fast zu einer Übelkeit, so dass ich lange lüften musste, um diesen „Gestank" aus meinem Arbeitsraum zu bekommen.

Ein weiteres Beispiel: Nach der Einladung zum Brunch wurde mir vom Gastgeber seine neueste Errungenschaft gezeigt, ein Parfüm aus den frühen 2000er Jahren, dass dem Geruch von Regen nachempfunden war. Was ich denn davon hielte, war seine Frage. Bei dem mir gezeigten Flakon war der Sprühmechanismus ein paar Tage zuvor kaputt gegangen, so dass auch so der Geruch bereits heraus diffundierte. Es wurde also noch nicht einmal gesprüht und ich muss sagen, der Dufteindruck hatte mir auch so „gereicht". Erstaunt war ich allerdings, dass ich diesen mir üblen Geruch noch die ganze Stunde während der Heimfahrt „in meiner Nase" hatte.

Und das, obwohl ich den Duft ja nicht etwa „physisch" auf einem Riechstreifen mitnahm. Allein das Haften der Geruchspartikel in meiner Nase reichte wohl aus. Erst zuhause nach einer Stunde Fahrzeit war ich von diesem penetranten Geruch befreit.

NASENTÄUSCHUNG

Was glauben Sie, wie viele Seiten würde ich wohl hierüber schreiben können: *2,4-Dihydroxy-3,6-dimethylbenzoesäuremethylester?*
Oder gefällt Ihnen dieses hier besser? *(R)-(−)-3-Methylcyclopentadecanon und (S)-(+)-3-Methylcyclopentadecanon* (künstlicher Moschusduft, siehe Duftprotrait Moschus). Bei der ersten Formel handelt es sich um ein sogenanntes „Substitut" für Eichenmoos, das früher in *Fougère*-Parfüms häufig zum Einsatz kam. Substitut, Ersatz? Als ob ein von echten Pflanzen gewonnener Duft in all seiner Komplexität chemisch nachgebaut, ersetzt werden könnte!

„Vielleicht überrascht es Sie, dass es bei Chemikalien keinen wesentlichen Unterschied zwischen den Duftstoffen in diversen Alltagsprodukten und denen in teuren Parfüms gibt," schreibt wahrheitsgemäß John Emsly gleich im ersten Kapitel seines Buches „Parfüm, Portwein, PVC…. Chemie im Alltag" (52) „Die Duftstoffe in einem Fläschchen Parfüm sind nichts weiter als (mehr oder weniger) gut riechende Chemikalien. Ursprünglich verwendete man extrahierte Naturstoffe, doch heute haben fast alle eine ganz profane Herkunft: Sie entstammen chemischen Laboratorien und sind meist vollsynthetisch."

Wenn wir sehen, dass allein ein echter Rosenduft aus um die 550 bekannten Einzelkomponenten besteht, *so beinhaltet ein Parfüm mit reinen Pflanzen-Ingredienzien die schier unglaubliche Zahl von mehr als 10.000 Einzel-Substanzen.*

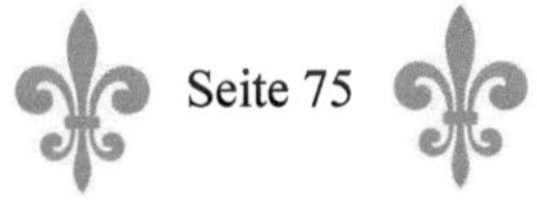

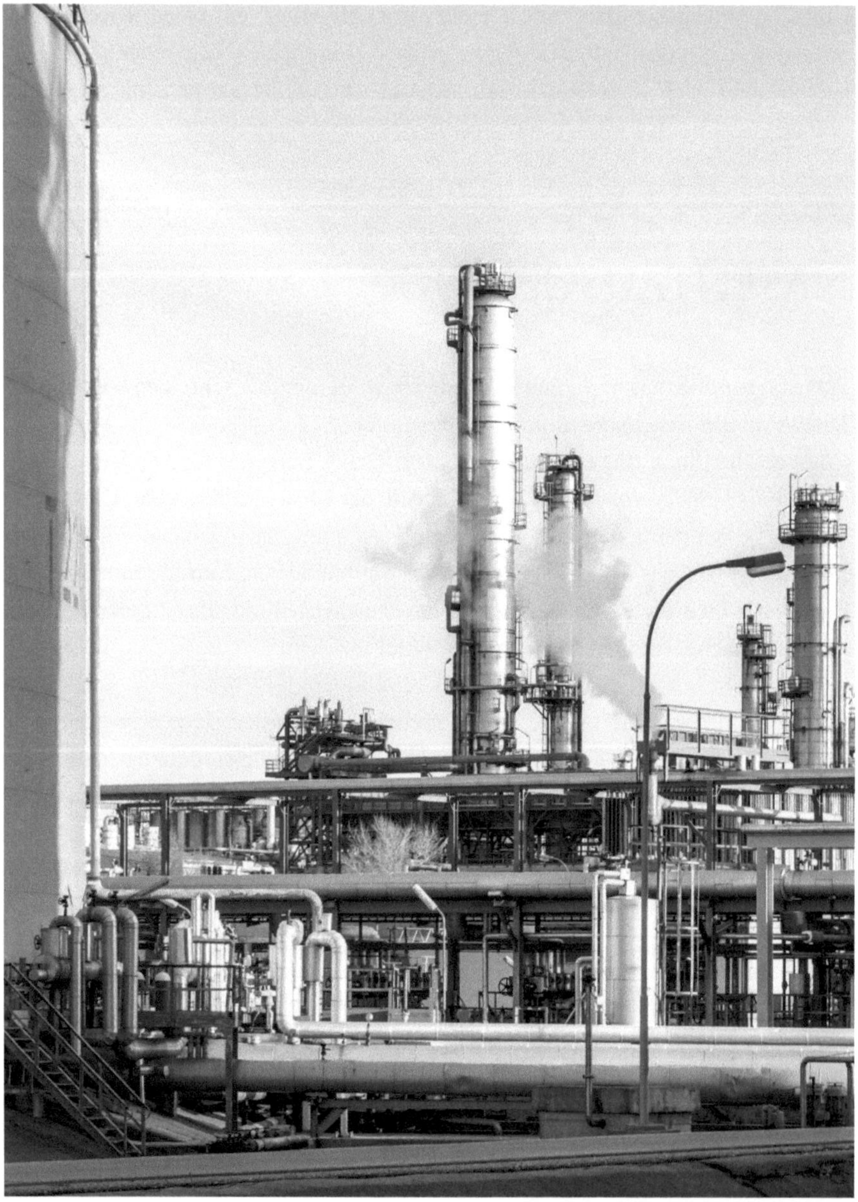

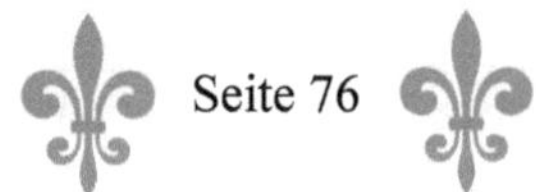

Der international anerkannte Geruchsforscher Prof. Dr. Dr. Dr. Hanns Hatt (53) führt aus: „Die meisten Gerüche im Alltag und in der Natur sind komplexe Mischungen. Das Aroma einer echten Vanilleschote setzt sich aus mehr als 100 verschiedenen Duftstoffen zusammen; das chemisch isolierte Vanillin ist dagegen nur ein einziger davon. Kaffeearoma ist ein Mix aus 300 Duftstoffen. Der echte Blütenduft von Narzissen bringt es auf nahezu 900 Einzelkomponenten…. Hat das Gehirn einmal gelernt, wie eine Rose riecht, kann es den Duft sogar erkennen, wenn die Informationen gar nicht vollständig sind. Viele künstliche Aromen, die nur einen ganz geringen Teil des echten natürlichen Lebensmittels oder der Blüte enthalten, erzeugen damit auch nur einen Teil der Musterkombination. *Das Gehirn ergänzt den Rest und wir glauben, Trüffel, Steinpilze, echte Rosen zu riechen. Wir erliegen hier einer Nasentäuschung durch preisgünstige Genussersatzstoffe!"*

WAS HALTEN SIE VON DIESEN GESCHICHTEN?
Teure Essenzen wie die von Rosen, Jasmin und Tuberose oder Holzduftnoten der Arven (Zirbelkiefern) und kostbarstes Oud (Adlerholz) werden nur allzu gern gefälscht. Rosenöl wurde mit Palmarosa- oder Geranienöl gestreckt. „Inzwischen ist man dazu übergangen, den Ölen synthetische Komponenten zuzusetzen. Beim Lavendelöl ist das Problem durch Brunke (DRAGOCO) bekannt geworden (Brunke 1994). Ihm war aufgefallen, dass sich auf den Höfen französischer Destillateure Fässer aus Leverkusen oder Ludwigshafen (von Chemiekonzernen) mit der Aufschrift „Linalylacetat" bzw. „Linalool" stapelten. Diese zwei wichtigsten Inhaltsstoffe des Lavendelöls wurden offensichtlich schwachem Produkt beigemischt, um den sogenannten Esterwert für hochwertiges und teures Lavendelöl zu erreichen." (54) Die Güte des echten, wertvollen Lavendelöls wird in der Parfümerie am Esteranteil bemessen; hier ist das Linalylacetat vor allem prägend (bis zu 70%).
Da das Hinzufügen von Linalylacetat und Linalool durch gute Analysetechniken bereits in den achtziger Jahren aufzudecken war, ging man dazu über, **mit kleinen Flugzeugen kurz vor der Ernte Linalylacetat über die Lavendelfelder zu versprühen.** Die lebenden Pflanzen resorbierten diesen künstlichen Zusatz, eine Fälschung die so nach der Ernte nicht mehr festzustellen ist!

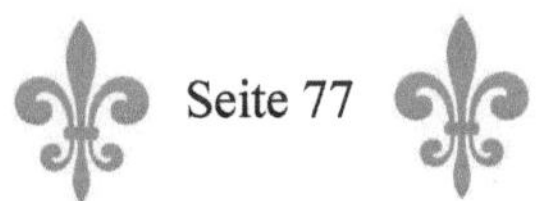

GLOBAL WELLNESS

Die Geschichte einer Fälschung, die leider kein Einzelfall ist. Sie zeigt, zuverlässige geprüfte Quellen sind das A & O für eine Parfümherstellung. Zum Glück verfüge ich über ein seit 30 Jahren gewachsenes gutes Netzwerk an besten Verbindungen. Das Feld für hochwertige Nischenparfüms wächst zusehens. Der heutige Internethandel setzt der - bisher durch hohe Gewinnmargen verwöhnten - Parfümindustrie immer stärker zu. Zahlreiche mehr oder weniger gelungene Kopien werden dort häufig illegal gehandelt.

Was des einen Krise ist, ist des anderen Chance. Durch die starken Umweltvergiftungen sensibilisiert, werden es immer mehr Menschen leid, sich künstlich zu beduften. Besonders junge Menschen – sportliche und ökologisch bewusste Männer und Frauen – lehnen synthetische Parfüms heute gänzlich ab. So wächst ein neuer Markt heran, der wieder offen ist für die echten Parfüms und Kosmetika.

Das hat gute Folgen, denn so wird über den Kauf ein weltweiter Anbau gestärkt. Das sind Bauern, die gut mit der Erde umgehen, die sie mit ihren Familien ernährt. Faire Verträge sorgen für ein angemessenes Einkommen. So können diese Menschen von ihrer Arbeit auf dem Land leben und müssen nicht einem fragwürdigen Glück in den Megastädten dieser Welt hinterher rennen oder als Flüchtlinge sich in die Gefahren von Schlepperbanden begeben. Ich nenne diesen Bogen, der uns über so ein kleines Fläschchen Parfüm miteinander verbindet, „Global Wellness"; so hat jeder in der Kette der Herstellung etwas vom „guten Kuchen".

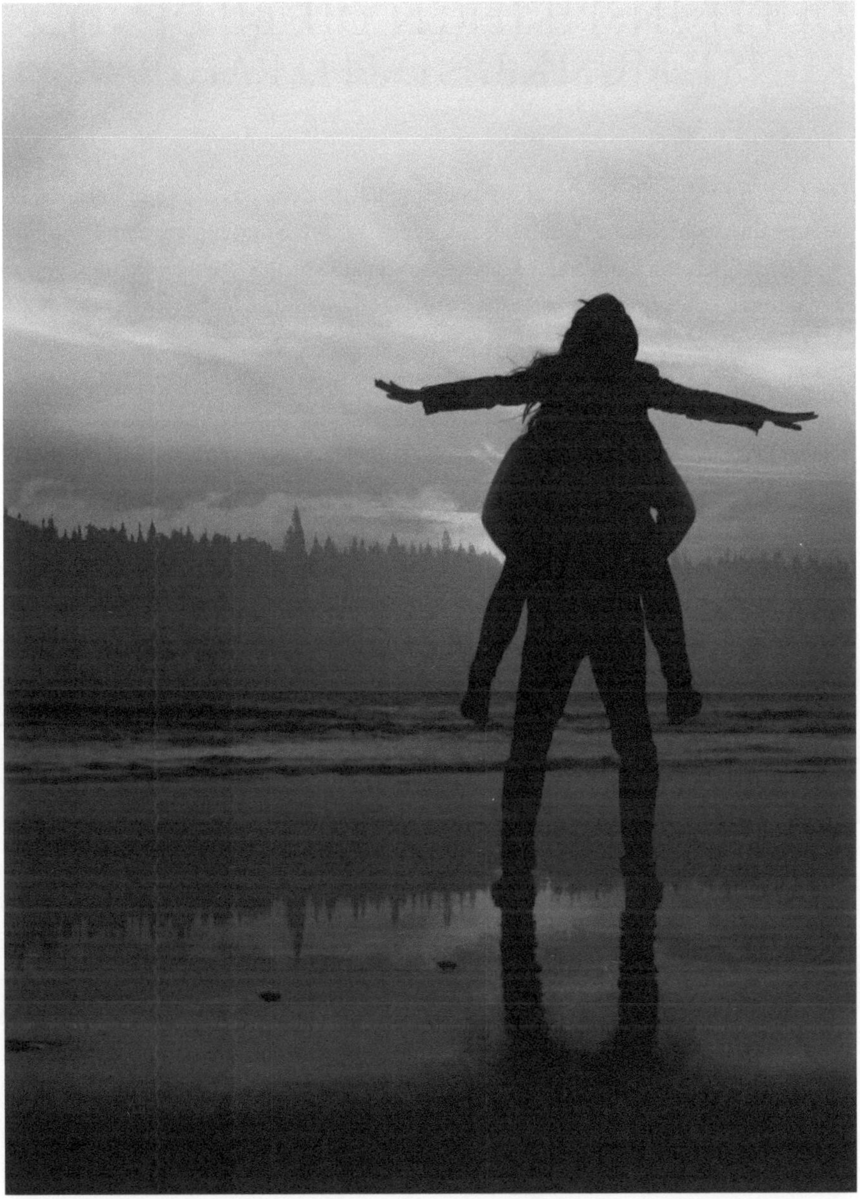

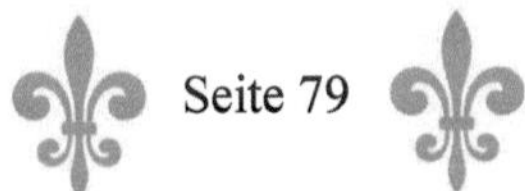

DÜFTE INSPIRIEREN DIE BILDENDE KUNST, MUSIK UND LITERATUR

Die Chinesen sind die Schöpfer der ersten Synästhesien, also der gemeinsamen Erfassung unterschiedlicher Eindrücke - visuelle, auditive und literarische -, wodurch ein Parfüm Ausdruck mehrerer künstlerischer und spiritueller Wahrnehmungen zu sein vermag.

„Wenn ich aus einem Duft Genuss erfahre", so schreibt *Tu Fu* (712 - 770), einer der wichtigsten Dichter der chinesischen Tang-Dynastie, „möchte ich, dass alle meine Sinne damit beschäftigt sind, damit ich ihn umso mehr genieße, keines meiner Sinnesorgane bleibt unberührt davon, denn die Einheit ist das Kunstwerk."

Diese Auffassung von der Vollkommenheit der Sinne setzt nicht nur eine umfassende Geruchskultur voraus, sondern auch eine große Liebe zur Kunst. Heute neigt man dazu beim Parfüm die sinnliche Wahrnehmung allein auf das Riechen zu beschränken; deshalb werden Synästhesien als Ablenkung vom Eigentlichen empfunden. Die großen Kenner der Vergangenheit betrachteten Harmonisierung und Koordinierung der Eindrücke - was *Charles Baudelaire* (1821 - 1867) *correspondances* nannte - als außerordentlich wichtig. Sie vermerkten aber auch, dass man dies leider viel zu wenig berücksichtige. (55)

Nun angetan in Abendrobe und aufgelegtem Parfüm wagen wir den Sprung mitten ins Konzert und Theater, das ja durchaus mit Duft-Assoziationen zu spielen weiß. So der englische Dramatiker *William Shakespeare* (17. Jh.), der Romeo seine Julia anschmachten lässt: „Wenn nichts als einzig der Geruch mir bliebe, die Liebe zu dir würde doch nicht kleiner. Denn von den Dünsten deines Angesichts steigt Atemdunst, der Lieb` erzeugt durch Riechen." Komponisten wussten die Symbolik von Düften für ihre Werke zu nutzen; so *Georges Bizet* (1838 - 1875) in Carmen, Opéra comique: Das französische „Original-Libretto spricht von einer Blume, die

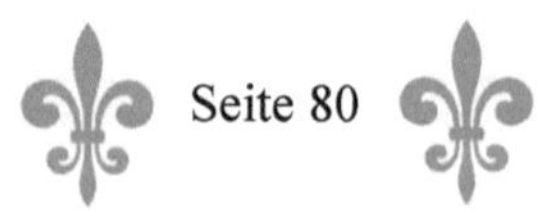

deutsche Übersetzung fast immer von einer Rose. In der literarischen Vorlage, einer Novelle von Prosper Merimée, ist die Blume eine Akazienblüte (siehe Duftportrait Mimose / Silber-Akazie) mit ihrem geradezu berauschenden Duft." (56)

Duftend geht es auch in der musikalischen Komödie *Der Rosenkavalier* von *Richard Strauss* (1864 - 1949) zu. Hier wird bei der zeremoniellen Rosenüberreichung ein Tropfen persisches Rosenöl in die silberne Rose gegeben. „Ist wie ein Gruß vom Himmel", stellt die blutjunge Sophie fest, „Ist bereits zu stark, als dass man´s ertragen könnt. Zieht einen an, als lägen Stricke um das Herz." Gebeugt über die Rose, fasziniert von deren Duft, begegnen sich die Blicke der jungen Menschen Sophie und Octavian.

Die Rose spielte auch beim Komponisten *Richard Wagner* (1813 - 1883) eine tragende Rolle; inspirierten ihn zu seinen Opern. Wer weiß, ob „Lohengrin" oder „Der Ring des Nibelungen" so entstanden wären, ohne seine duftenden Inspirationen. So komponierte er nur, wenn Rosenduft durch die Räume zog. Diese Blütenessenz war sein erklärter Lieblingsduft und erfüllte seine verschiedenen Niederlassungen in Bayreuth und Italien. In einem Brief an die französische Schriftstellerin Judith Gaultier bittet er um Zusendung von einigen Utensilien für seine persönliche Toilette, unter anderem um sein über alles geliebtes Rosenöl.

Riechen und Berühren zu integrieren, davon träumte der russische Komponist *Alexander Skrjabin* (1871 - 1915). Doch dieses multimediale „Mysterium" blieb Theorie; die Sinnesverschmelzung drang nur bis zum „Farbklavier" vor.

IN EINER PARFÜMKOMPOSITION
SPIELT DIE MUSIK

Wir können jeden einzelnen Pflanzenduft als eine Duft-Persönlichkeit sehen bzw. erschnuppern; ein Parfüm wird so zu einem Orchester. In ihrem Aufbau spricht man bei Parfüms von einem Dreiklang. Es tönen im orchestralen Spiel zusammen: Basisduftnoten (Fond), Herz- (Coeur) und Kopfduftnoten (Tête). Kopfnoten schwingen leicht und sich verflüchtigend in die Lüfte wie die hellen Töne einer Piccoloflöte. Die Anteile von Fond, Coeur und Tête verschieben sich je nachdem ob etwa ein Parfüm oder ein Eau de Cologne entwickelt werden soll. So ergibt sich bei einem erfrischenden Eau de Toilette ein höherer Anteil an Kopfnoten. Bei floralen, femininen Parfüms überwiegen die blütenreichen Herznoten wie etwa von Jasmin, Rose, Tuberose oder Mimosen. Hier erklingen musikalisch übertragen geradezu „herz-schmelzende" Melodien von Violinen. Am längten haften die Düfte des Fonds; sie sind wie tief schwingende Töne eines Kontrabasses oder Saxophons. *Schnuppern Sie mal am indischen Sandelholz und Sie wissen, was ich meine; allein schon dessen Konsistenz!*

„Der Geruchssinn ist der Sinn der zärtlichen Erinnerungen", stand 1819 im Dictionnaire des sciences médicales, und *Charles Baudelaire* beschrieb die Frau „als Riechkissen" und „Duftmeer des Waldes". *Honoré de Balzac* ließ sich ein spezielles Toilettenwasser mischen, bevor er sich an die Niederschrift seines Parfümeur-Romans „Geschichte der Größe und des Verfalls von César Birotteau" machte. Mit diesem 1838 erschienenem, 300 Seiten starken und in nur 17 Tagen niedergeschriebenen Werk setzt Balzac dem Parfüm ein literarisches Denkmal.

Eine recht ausgefallene Duftvorliebe pflegte unser verehrter Dichter *Friedrich Schiller* (1759 - 1805). Der Literat bewahrte reife, halb verfaulte Äpfel in seiner Schreibtischschublade auf. Wann immer er sich dorthin setzte um zu dichten, öffnete er die Schublade mit den alten Äpfeln, roch daran und ließ sich von ihrem Geruch betören. Seltsam oder? Heute glaubt man eine Erklärung für diese

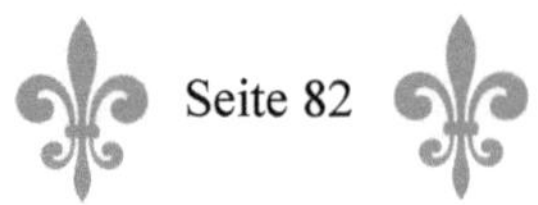

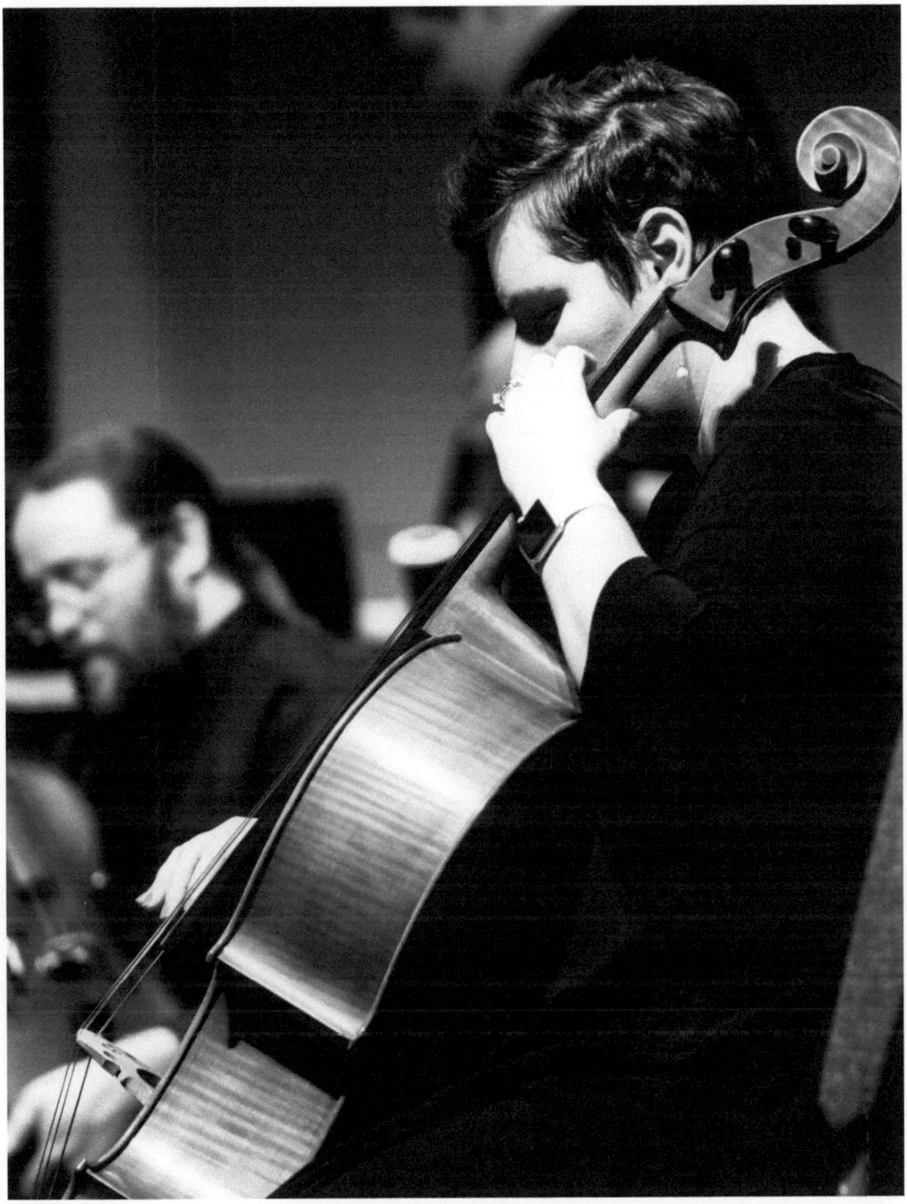

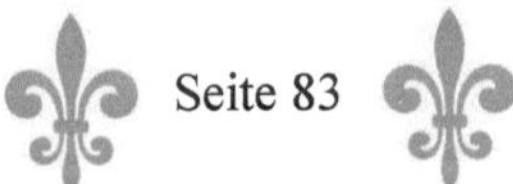

merkwürdige Duftvorliebe Schillers gefunden zu haben. Chemiker haben folgendes herausgefunden: Die Äpfel könnten des Dichters Denken durch die Ausdünstung von Ethylen angeregt haben, einer Vorstufe des Trinkalkohols. Berauscht durch das Schnüffeln flog die Feder übers Papier. Eine andere Theorie besagt, dass Schiller das Atmen nach einer nie richtig auskurierten Schwindsucht schwerfiel und er die malträtierte Lunge mit dem süßlich-sauren Geruch betäuben wollte. Tatsächlich nutzte man Ethylen später wegen seiner narkotischen und muskelentspannenden Wirkung als Inhalationsanästhetikum. (57)

Der französische Maler *Paul Cézanne* (1839 - 1906) sah in der Farbe „das Samtene, das Harte, das Weiche und selbst den Geruch der Objekte". *Paul Klees* „Tropische Blüte" (1920) ruft geradezu nach einem Duft. Als ein Fantasiegeschöpf imitiert diese exotische Blüte keine tatsächlich existierende Pflanze, sondern symbolisiert das Prinzip des natürlichen Wachstums und der Fruchtbarkeit. Die Formen laufen zusammen, gehen ineinander über, bleiben undefinierbar. Der exotisch bunte, mitunter fleischige Farbton des Geschöpfs und seine hybride Gestalt zwischen Mensch, Insekt und Pflanze formen eine fantastische biomorphe Erscheinung. Wie agile Spermien bahnen sich Keime den Weg aus dem Inneren der Pflanze. Das Blühen schildert Klee hier nicht als Momentaufnahme, sondern als ein Prozess. (58)

LUCE DI SEGANTINI

Der Maler *Giovanni Segantini* wurde in Arco nördlich des Gardasees geboren (1858 – 1899). Viele seiner bekanntesten Bilder entstanden in der Schweiz, wo er fast ausschließlich im Freien malte. Im einzigartigen Licht der Schweizer Bergwelt zerlegte er das Licht in kleine feine Pinselstriche und schuf so seinen unnachahmlichen Divisionismus. Für die Weltausstellung in Paris 1900 hatte er ein riesiges Panorama geplant, das dann doch nicht gebaut wurde.

Aber im Zuge der Vorbereitungen hielt er eine Rede, die Gioconda Segantini, seine Enkelin, erst vor kurzem in seinen Unterlagen fand. „Eine flammende Rede! Darin spricht er von dem Duft der Alpenrosen, vom Geruch der Ställe und vom Heu", sagt sie. „Ich habe auch einen Brief gefunden, in dem er ausdrücklich von den Düften schreibt: *Doch dann, Signora, ist diese wilde Natur schön, schön in ihrer Jugend, die nach Veilchen und Heckenrosen duftet und nach dem starken Aroma der Nadelwälder.* Das ergibt doch einfach ein Ganzes! Zwischen dem Licht, der Landschaft und dem Duft, da musste doch ein Parfüm entstehen," meinte Gioconda Segantini. Dass es „Luce" heißen würde, war klar, bevor der Duft geschaffen war. Weil es vom Licht hier oben inspiriert ist und davon, wie ihr Großvater davon geschrieben und wie er gemalt hat. (59) Gioconda Segantini: „So wurde aus *Luce di Segantini* ein kleines Gesamtkunstwerk, das Giovanni seiner geliebten Bice sicher gerne geschenkt hätte." (60)

Eine ganze Kette von „Zu-Fällen" - wie etwa eine simple Online-Buchbestellung - hatten mich Anfang 2014 zu einer besonderen Beauftragung geführt: Der olfaktorischen Umsetzung des Gemäldes AVE MARIA BEI DER ÜBERFAHRT (siehe Bild nächste Seite), des Hauptthemas „Licht" - im Direktauftrag der Enkelin des Malers, Gioconda Segantini. (Worterläuterung „olfaktorisch", siehe Allgemeine Parfum Hinweise).

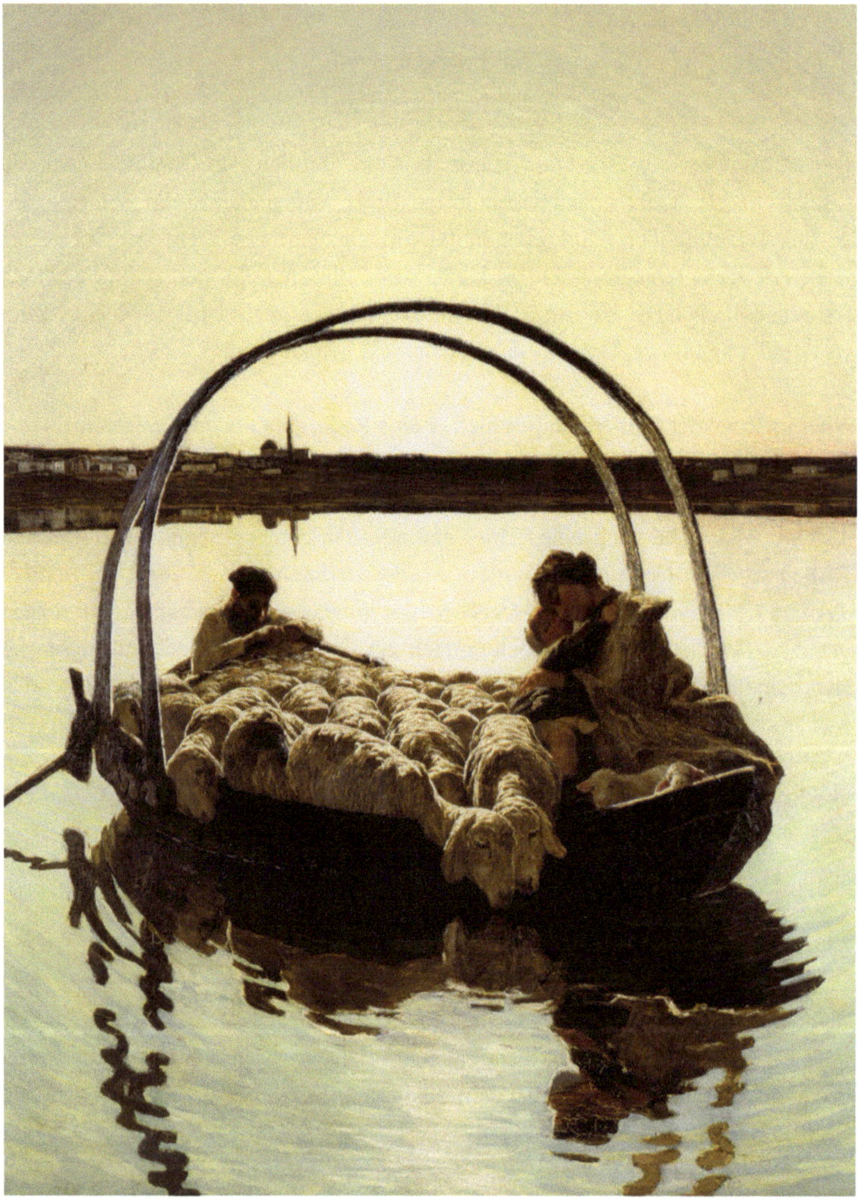

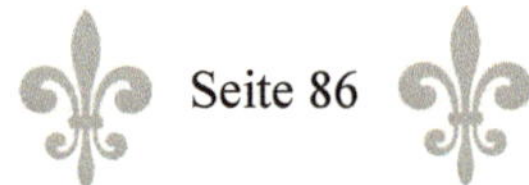

Im Folgenden will ich den Prozess dieser Parfümentwicklung etwas ausführlicher darstellen. So erhält der Leser eine Idee der Komplexität, mit der man es als Parfümeurin hier zu tun hat.

Der so glücklichen Beauftragung folgte die praktische Umsetzung, was mit vielen Hürden verbunden war; eine für Laien kaum vorstellbare Detailarbeit bei der Parfümentwicklung. Schritt für Schritt - wie das Gehen am hohen Berg - war zu bewältigen. Ob es sich um die aufwendige bürokratische EU-Zertifizierung handelte, die sich über eine längere Zeit hinzog oder auch einfach die Tatsache, dass Naturessenzen eine gewisse Farbigkeit haben. Bei „Luce di Segantini" änderte sich die Parfümfarbe besonders durch die Zugabe der so hautpflegenden Schafgarbenessenz („Achillea millefolium", siehe Duftportrait Schafgarbe). Sie enthält mit Chamazulen einen tiefblauen, stark färbenden Stoff. In der kleinen Tester-Abfüllmenge wirkte die Parfümfarbe dann anders, als wenn ich sie in einer größeren Menge abfüllte. Ein Parfüm mit den Namen Luce, also „Licht", darf natürlich nicht in einem trüben Grünton enden. (62)

Ein weiterer kritischer Punkt war die optimale Intensität des Parfüms zu erreichen. Die meisten Menschen sind heute synthetische Parfüms mit ihren starken Fixativen im Fond gewohnt, was unsere Erwartungen an ein Parfüm stark beeinflusst hat. Um ein reines, nur mit echten Ingredienzien entwickeltes Parfüm zu kreieren - so wie es zu Zeiten von Giovanni Segantini Ende des 19. Jahrhunderts der Fall war - stärkte ich das Parfüm im Fond mit edlen, natürlichen Fixativen. Mit einem „Extrait de Parfüm organique" besitzt die erste limitierte Auflage von „Luce di Segantini" den höchst möglichen reinen Duftanteil in einem Parfüm.

Foto links: Gemälde „Ave Maria a trasbordo" (Ave Maria bei der Überfahrt) von Giovanni Segantini 1886 in der 2. Fassung, Öl auf Leinwand, Depositum der Otto Fischbacher Giovanni Segantini Stiftung, St. Gallen, Segantini Museum, St. Moritz.

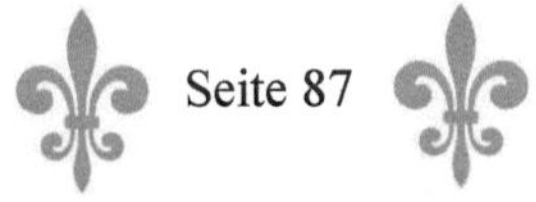

Die Entwicklung der Formulierung benötigte ganze 9 Monate (das Parfüm insgesamt 17 Monate), im ständigen Austausch mit der Auftraggeberin. Das Besondere bei der Gesamtentwicklung: Gioconda Segantini gab mir völlig freie Hand, was die Auswahl der Inhaltsstoffe anging; bei rein biologischen Ingredienzien ist das durchaus ein Kostenfaktor. Die meisten Parfümeure träumen nur von solchen Bedingungen, die ich zur Entwicklung dieses Segantini Parfüms hatte.

PARFÜMFLAKON UND VERPACKUNG.

Sehr aufwändig gestaltete sich die Suche nach einem geeigneten Flakon, die einer Suche nach einer Nadel im Heuhaufen glich. Meine Fahrt im Mai 2015 durch den Bayerischen Wald und nach Tschechien direkt zu Glasbläsern blieb ohne jeden Erfolg. Ich habe ja keinen Konzern hinter mir, sondern habe als Manufaktur - zumal mit den teuersten Essenzen der Welt und keiner billigen Chemie - keine Hunderttausende, sondern nur kleinere Stückzahlen zum Kauf anzubieten.

Gioconda Segantini recherchierte ebenfalls parallel zu mir nach einem formschönen Flakon und schreibt: „Eine wahre Odyssee. Ich dachte an meinen Cousin Ettore Bugatti mit seinen genialen Automotoren in formvollendeter Eleganz. Bugatti entwarf jedoch leider keine Flakons. Zahllose Reisen und Internetrecherchen führten mich dann über Colani, einen Meister der Linie, zu meinem Flakon für den ganz großen Duft – Luce di Segantini. Jetzt fehlte nur noch die Verpackung, die den Duft kleiden und würdig bergen würde. Ich wählte einen kleinen Betrieb in unberührter Landschaft und entwickelte mit dem Chef die krönende Hülle des Duftes, den die lebenslange Prägung durch den Großvater so maßgeblich inspiriert hat." (63)

Wie habe ich nun die olfaktorische Umsetzung gestartet?
Zuerst einmal mir das Original im Segantini Museum in St. Moritz nochmals in aller Ruhe angesehen. Kein Druck vermag auch nur ansatzweise diese Lichtfülle wiederzugeben. „Luce", Licht; Segantini war ein Meister des „Licht-malens":

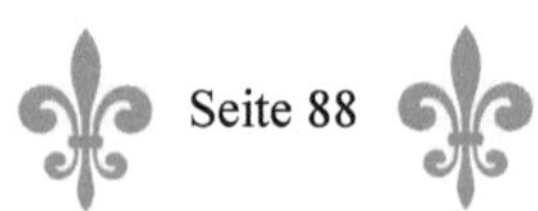

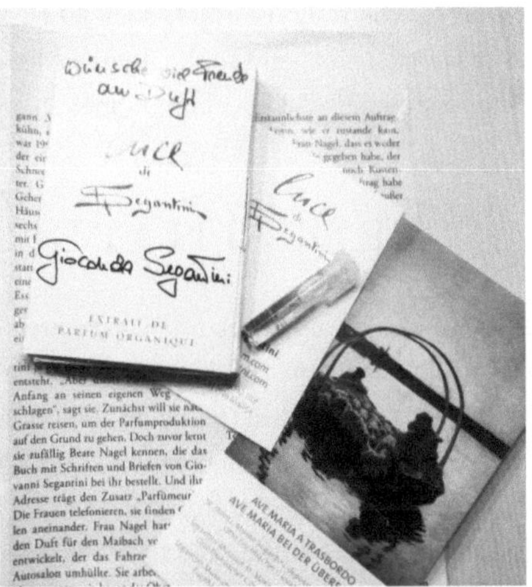

Tester von LUCE DI SEGANTINI; mit einem persönlichen Gruß von Gioconda Segantini

Dabei setzte er dichte Pinselstriche nebeneinander in reinen, ungemischten Farben, die erst aus der Distanz ihre Wirkung entfalten, zumal zwischen die sorgfältig angeordneten Striche Komplementärfarben einflossen.

Auf mich wirkt die Szenerie so: Man begegnet in dem Gemälde *Ave Maria a trasbordo* einer Stille, einem kurzen „lichten" Moment des Innehaltens mitten im Alltag. Die Glocken läuten – von der Kirche in der Ferne am Ufer des Lago di Pusiano. Mitten in der Überfahrt mit diesen quick lebendigen Schafen halten der Mann und die Mutter des Kindes, das sie so liebevoll in den Armen hält, in der Barke inne - zum Gebet des Ave Maria. Gioconda Segantini erzählte mir, dass ihr Großvater beim zweiten Malen dieses Motivs ganz bewusst die Segel weggelassen hätte, um diesen Ausdruck der Stille noch zu vertiefen. *Dieser Ausdruck der Stille ist für mich eine Botschaft für uns heute.* Unsere Zeit ist so geprägt von Hektik, Schnelligkeit, dem ständigen ins Handy nach Nachrichten schauen. In früheren Zeiten wurde von der Kirche eine religiöse Struktur, Ordnung vorgegeben. Die

Menschen heute leben freier von religiösen Vorgaben. Die Szenerie des Gemäldes lässt uns vielleicht bewusst nach eigenen Möglichkeiten Ausschau halten, wie auch wir heute in kurzen Momenten des Alltags einmal innehalten können.

LICHT TRÄGT DIE QUALITÄT DES „LICHTEN"

Diese „lichte Stille" olfaktorisch umzusetzen wurde meine Ausgangsbasis für das Parfüm, die ich mit arabischem Weihrauch („Boswellia sacra"), Myrrhe („Commiphora molmol") (64) im Fond startete. Die Geborgenheit, in der das Kind im Gemälde von der Mutter so liebevoll gehalten wird, habe ich übertragen mit der echten Bourbon-Vanille (65) („Vanilla planifolia"). Säuglinge riechen im Nacken und an der Fontanelle leicht nach Vanille. Für das Gebet des „Ave Maria" fügte ich den Duft der „Rosa Damascena" als Herzduftnote hinzu. Die Rose gilt als die „Königin der Blüten", daher symbolisieren Rosengewächse in der christlichen Ikonographie Maria, die Mutter Jesu, als Himmelskönigin.

Als zentrale „Licht-Essenz" wurde die Herzduftnote Iris („Iris pallida", siehe Duftportrait Iris), der Duft der Göttin des Regenbogens, gewählt. Mit dieser unvergleichlichen weich-pudrigen veilchenähnlichen Duftnote ist sie eine der weltweit kostbarsten Ingredienzien. Als zweite wesentliche „Licht-Essenz" ergänzte ich den Parfümakkord der Kopfduftnoten mit der Arve / Zirbelkiefer („Pinus cembra"). In den Hochalpen, in einer Höhe von 1800 bis 2700 Metern Höhe, begegnet man einem der zähesten, trotzigsten Bäume der Berge: die Zirbelkiefer oder Arve, wie sie die Schweizer nennen. Die Arve ist ein lichthungriger Baum, sie liebt die freien Höhen und fängt dieses Licht in ihrem ätherischen Öl ein.

Wie riecht es denn nun, dieses „Luce"? Kommt darauf an, wer es trägt. Als ein Parfüm aus reinen, echten Ingredienzien vermag es eine Verbindung mit unserem persönlichen Hautduft einzugehen, umhüllt uns dann elegant wie ein Hauch allerfeinster Seide. „Was tragen Sie?" Auf die Frage darf man gefasst sein, wenn man es auflegt. (66)

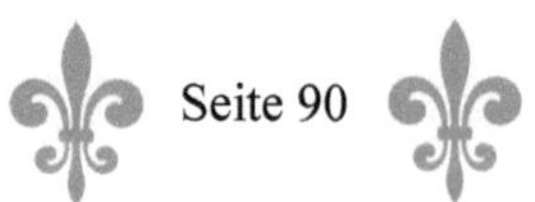

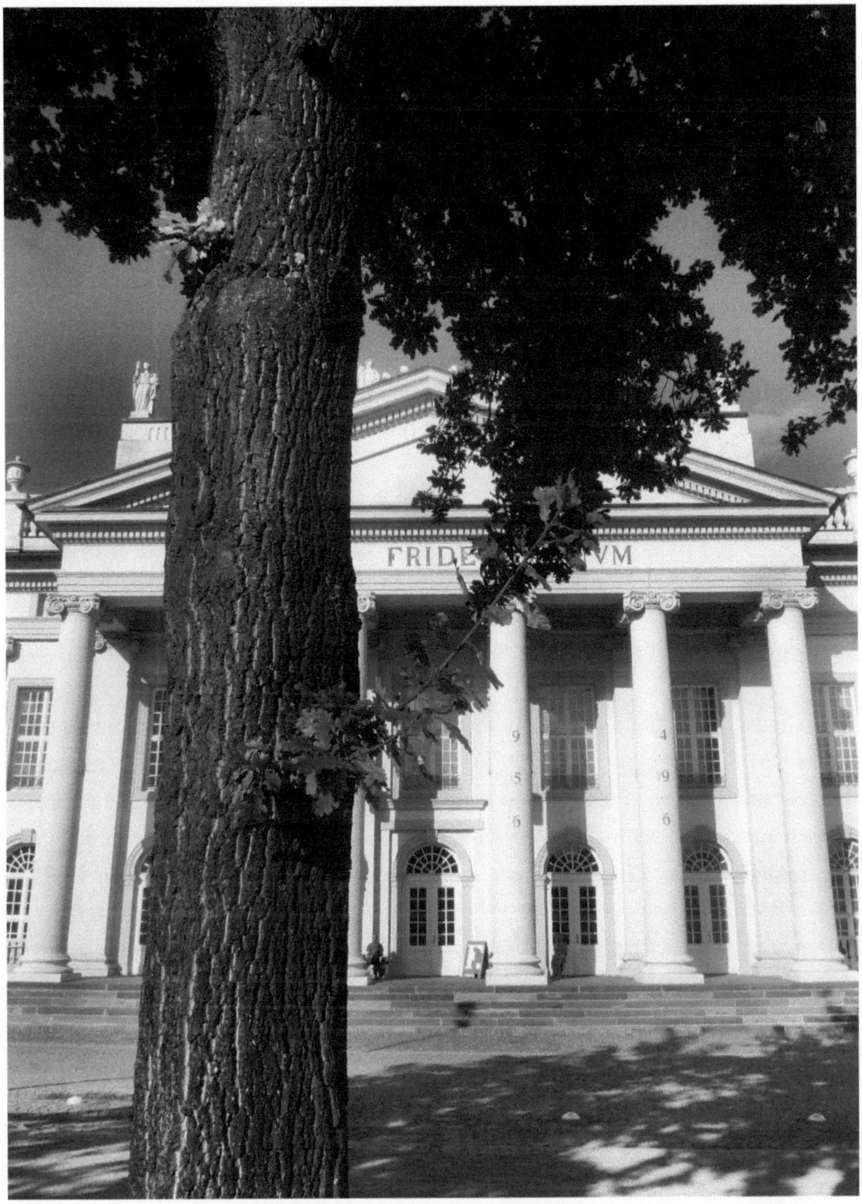

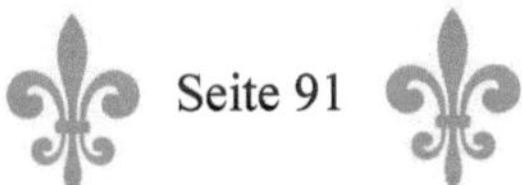

7XXX EICHEN – JOSEPH BEUYS LÄSST GRÜSSEN

Vom Künstler *Joseph Beuys* (1921 - 1986) ist bekannt, „dass er sich von Giovanni Segantinis Ganzheitsanspruch, vom Zusammengehen von Mensch und Kreatur in der Natur, vom zyklischen Rhythmus von Leben und Vergehen angezogen fühlte." (67) Dies geht unter anderem aus seiner in zwei Schüben 1950 und 1971 entstandenen Installation „Voglio vedere le mie montagne" (68) hervor. Dieser Titel der Beuys Installation spielt auf eine Bitte an, die Giovanni Segantini - „Ich möchte meine Berge sehen" – auf dem Totenbett hoch oben am Schafberg bei Pontresina (2731 Meter) geäußert hat. (69)

Der nahe Bezug von Joseph Beuys zur Natur – wenn ich allein an sein umfangreiches Projekt *7000 Eichen, Stadtverwaldung statt Stadtverwaltung* denke -, fasziniert. Es handelt sich hierbei um ein Landschaftskunstwerk, das Beuys 1982 auf der documenta 7 der Öffentlichkeit vorgestellt hatte und das fünf Jahre später, 1987 zur documenta 8, abgeschlossen werden konnte.

Im August 2016 hielt ich mich für einige Zeit in Kassel auf, um mein ART PARFUM Kunstprojekt „7XXX Eichen – Joseph Beuys lässt grüßen" zu starten. Es geht hierbei zum einen um den heutigen Stand dieser Beuysschen Kunstaktion; jedoch greife ich auch die politische Komponente rund um „Eichenmoos" auf. Beispielhaft zeige ich in meinem Kunstprojekt an diesem natürlichen Parfüm-Einzelstoff Prozesse politischer EU-Regularien auf. Es handelt sich hierbei um Gesetzesvorgaben - ausgearbeitet von ganz bestimmten Gremien -, die mehr als 500 Millionen EU-Bürger beeinflussen. Mit einem gewissen Augenzwinkern habe ich unter meine Arbeit notiert: Ich bin mir sicher, Joseph Beuys hätte diese Arbeit unterstützt.

„Stadtverwaldung", Kassel, erste gepflanzte Eiche von Joseph Beuys vor dem Museum Fridericianum, Aufnahme vom August 2016

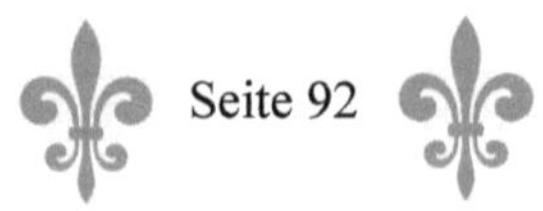

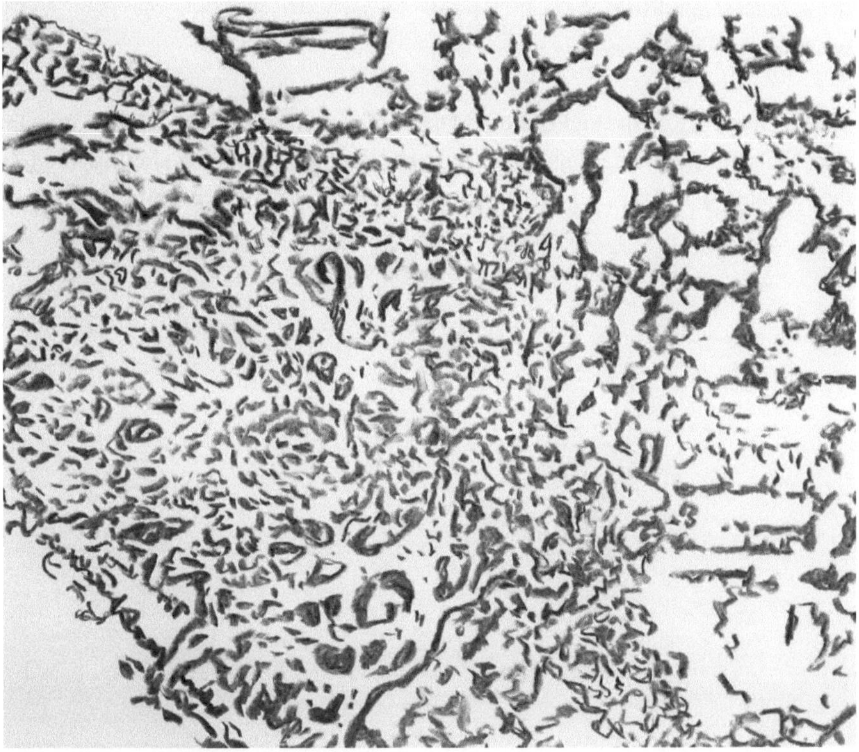

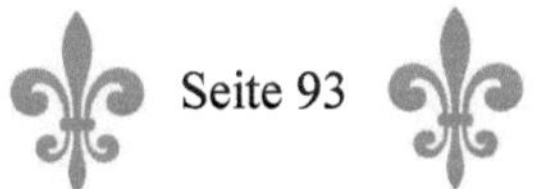

EICHENMOOS
Beate Nagel
Kohlezeichnung, Oktober 2016

Rosenblütenblätter erschienen Joseph Beuys als Symbol für angestrebte gesellschaftliche Prozesse.

Joseph Beuys: „Knospe und Blüte sind tatsächlich umgewandelte grüne Blätter. Im Verhältnis zu den Blättern und dem Stiel bedeutet die Blüte also eine Revolution, die sich aber ganz langsam durch Transformation und Evolution vollzieht. (70)

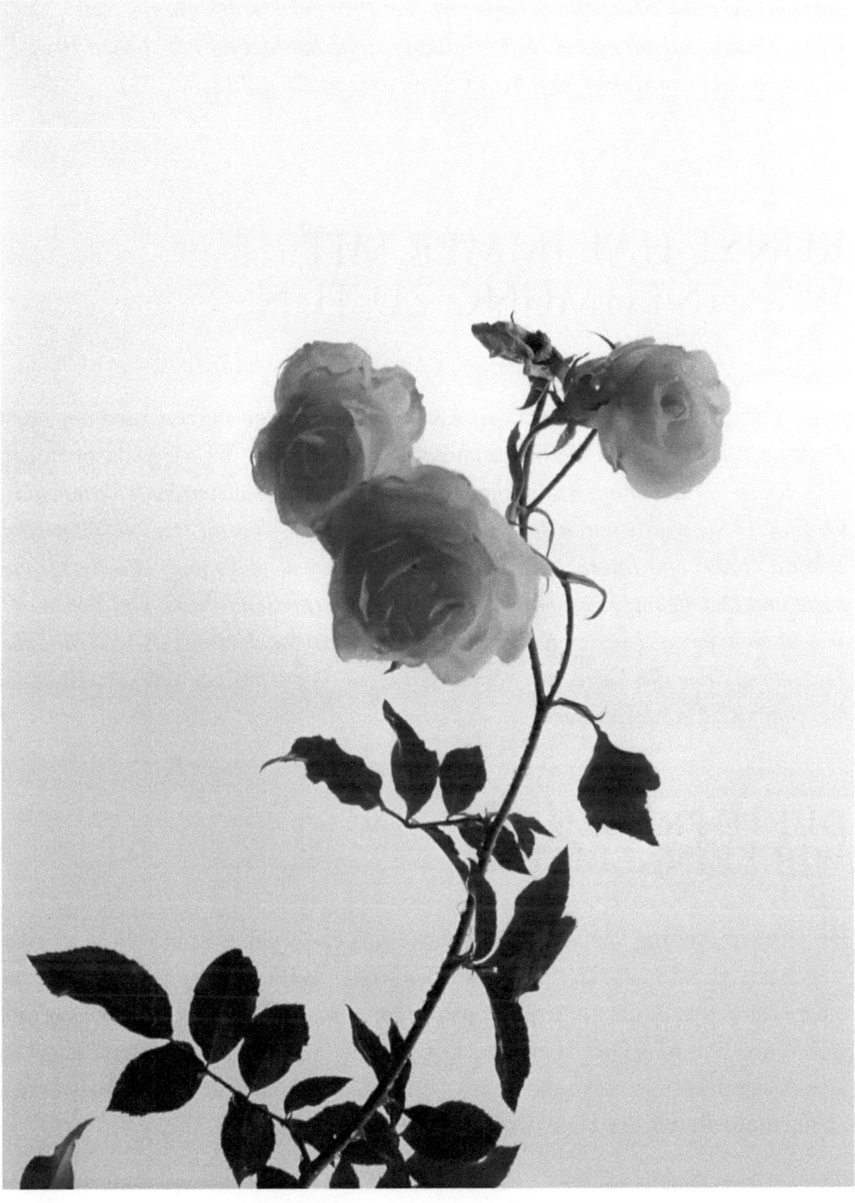

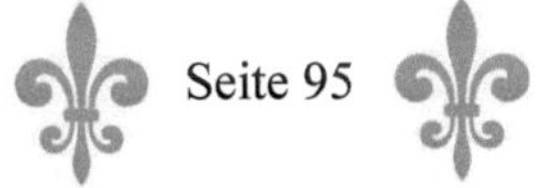

*Der international bekannte Geruchsforscher Prof. med. habil. Hanns Hatt:
Wenn ich ein Bild mit einem Duft verknüpfe, dann bleibt dieses Bild etwa 10 mal
so lang in meinem Gehirn haften, als wenn ich nur das Bild sehe.* (73)

KUNST HAT IMMER MIT WARHNEHMUNG ZU TUN

Peter Weibel (* 1944 in Odessa, u.a. künstlerischer Leiter und Vorstand des ZKM
Zentrum für Kunst und Medientechnologie in Karlsruhe) im Magazin brandeins
(73): *Kunst hat immer mit Wahrnehmung zu tun... wie hat sich unsere Wahrnehmung
verändert? Sie wurde durch Technik, genauer: durch Telegraf, Telefon, Television,
Telefax, Radio und Internet immer mehr zur Fernwahrnehmung. Die Fernsinne,
Auge und Ohr, nehmen permanent eine Flut von virtuellen Bildern und Tönen auf.
Wir leben in einer visuellen Kultur, in der die Fernsinne dominieren, weil die Tele-
Technologie nur die Fernsinne verstärken kann. Die Nahsinne Geruch, Tastsinn,
Geschmackssinn verkümmern.*

DÜFTE PRÄGEN SICH EIN - WIR ERINNERN UNS

Bei unserem Ausflug in die Welt der Künste geht es – wenn wir mit Düften arbeiten
– auch um ein Erinnern. Der gelegentlich auftretende Effekt, dass ein Geschmacks-
oder Geruchserlebnis plötzlich ganz bestimmte Erinnerungen hervorruft,
wurde als „Proust Effekt" bekannt. Der Dichter *Marcel Proust* unterscheidet in
Geruchsassoziationen zwischen dem bewussten Erinnern und der unbewussten
Erinnerung, die aus der Tiefe der Vergangenheit emporsteigt.

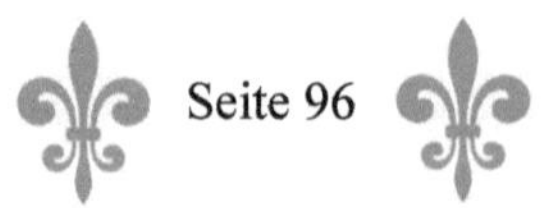

Wobei er den Reiz besonders im sogenannten „unbewussten Riechen" sah. „Kaum aber nehmen wir einen Duft von früher wahr, wie sind wir dann plötzlich berauscht"; so wie Proust selbst vom feinen Madeleine-Gebäck, mit dem er als Kind getröstet worden war. Eine ganze Gefühlswelt lässt der Duft, der Geschmack des Küchleins bei dem Erwachsenen auferstehen: „In der Sekunde nun, als dieser mit dem Kuchengeschmack gemischte Schluck Tee meinen Gaumen berührte, zuckte ich zusammen und war wie gebannt durch etwas Ungewöhnliches, das sich in mir vollzog. Ein unerhörtes Glücksgefühl, das ganz für sich allein bestand und dessen Grund mir unbekannt blieb, hatte mich durchströmt. Mit einem Schlage waren mir die Wechselfälle des Lebens gleichgültig... es vollzog sich mit mir, was sonst die Liebe vermag, gleichzeitig aber fühlte ich mich von einer köstlichen Substanz erfüllt oder die Substanz war vielmehr nicht in mir, sondern ich war sie selbst. Ich hatte aufgehört, mich mittelmäßig, zufallsbedingt, sterblich zu fühlen. Woher strömte diese mächtige Freude mir zu? Ich fühlte, dass sie mit dem Geschmack des Tees und des Kuchens in Verbindung stand, aber darüber hinausging und von ganz anderer Wesensart war." (71)

Wie nah sich Geschmack und Geruch sind, wissen wir spätestens bei einem Schnupfen: „Es ist ja gleich, was ich esse, ich schmecke sowieso nichts." Normalerweise wandern Duftmoleküle aus dem Mund durch den oberen Rachenraum in die Nase, sozusagen von hinten zu unseren Riechzellen, ein Vorgang, der „retronasales Riechen" genannt wird und wesentlich zu unserem Geschmackserleben beiträgt.

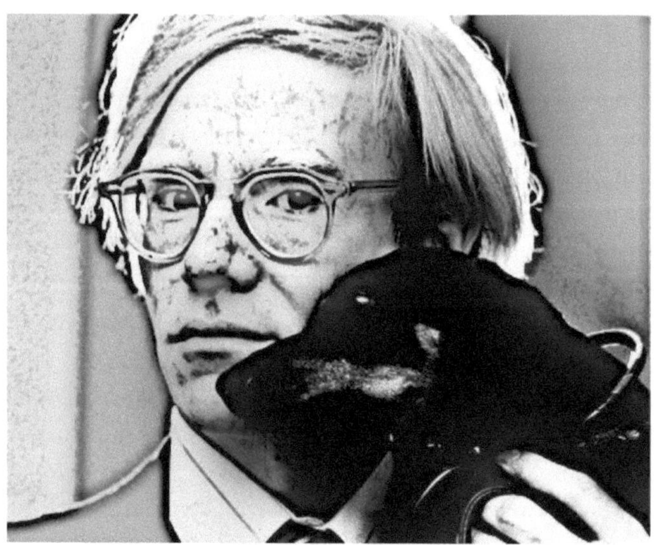

Andy Warhol (1928 - 1987) war ein amerikanischer Künstler, Filmemacher und Verleger sowie Mitbegründer und bedeutendster Vertreter der amerikanischen Pop Art.*

Vom amerikanischen Künstler *Andy Warhol* (1928 - 1987) ist bekannt, dass er mit dem Aspekt des Erinnerns mittels Düfte ganz bewusst spielte. Parfüms dienten ihm, um die seiner Stimmung entsprechenden Erinnerungen wachzurufen. Dabei schätzte er, dass seine Parfüms in Flakons geschlossen aufbewahrt wurden.

So hatte er die Düfte unter Kontrolle und roch nur, was er wollte und wann er es wollte. Auf diese Weise machte er Parfüms zu einer ästhetischen Erfahrung: *Smell really is transporting. Seeing, hearing, touching, tasting are just not as powerful as smelling if you want your whole being to go back for a second to something.*

SO NAH SIND WIR UNS

Interessant finde ich den Aspekt eines Duftes, der uns ein Raumerleben bewusst werden lässt. Wir sind in unserer Wahrnehmung meist komplett nach außen orientiert, so dass die Wenigsten ein inneres Raumgefühl besitzen bzw. pflegen. Im Gegensatz zu einem Bild, das uns äußerlich bleibt, wenn wir es ansehen, dringt ein Geruch in uns ein. Es kann sogar dazu führen, dass dieses Eindringen als ein Eingriff in unsere Privatsphäre empfunden wird.

Die Nase, unser Mund sind Teile der Atemwege. Es sind dies die Bereiche, durch den die Luft in uns hinein- bzw. hinausströmt. *Haben Sie sich schon einmal darüber Gedanken gemacht, dass die Luft als eine der sozialsten Komponenten überhaupt gesehen werden kann?* Denn die Luft, die die eine Person ausatmet, atmet die nächste vielleicht ein. Dies verbindet uns zwangsläufig auf einer sozialen, menschlichen Ebene. Was uns hierbei meist kaum bewusst ist: Wir teilen den gleichen Raum miteinander.

EINE BESONDERE ART GERUCHSTRAINING

Mitte der 1990er Jahre stieß ich beim Lesen der 6-bändigen Biografie des Neurologen, Philosophen sowie Künstlers *Dr. Wladimir Lindenberg* (geboren 1902 nahe Moskau als Wladimir Alexandrowitsch Tschelischtschew) auf eine bemerkenswerte Textstelle.

Wladimir Lindenbergs Vater Sascha war der Pianist und Komponist Fürst Aleksandr Sergejewitsch Tschelistscheff Krasnoselski; u.a. studierte er bei Engelbert Humperdinck in Berlin und war ein Freund von Sergei W. Rachmaninow. Die adlige Familie war seit Generationen Mitglied der christlichen Vereinigung der Rosenkreuzer. Im Frühsommer 1915 – mitten im Ersten Weltkrieg und nur zwei Jahre vor der russischen Revolution - nahm der Vater seinen einzigen Sohn mit zu seinem eigenen Lehrmeister, so lange dies in dieser schweren Zeit noch möglich war. So reisten sie nach Rybinsk in deren private Eremitage nahe St. Petersburg.

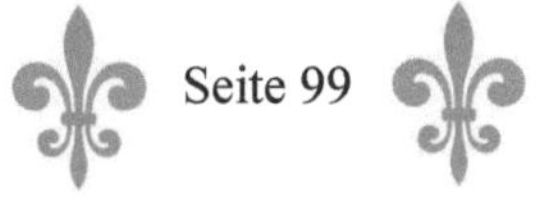

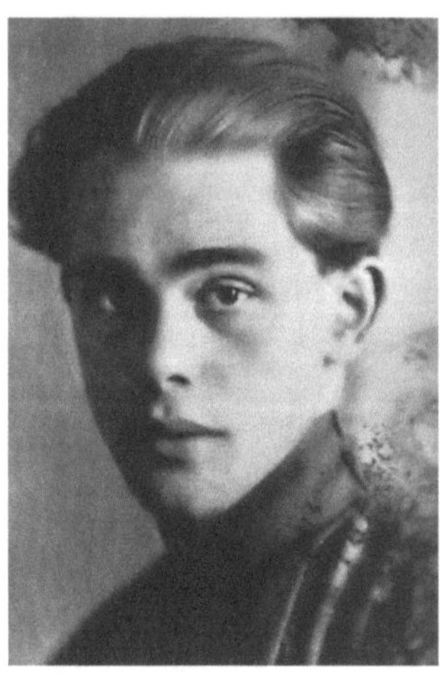

Dr. Wladimir Lindenberg - im Bild als Medizinstudent in Bonn, 1920er Jahre

Dort stand ein Familienschloss, dass nur für Exerzitien genutzt wurde.

Dr. Lindenbergs Schilderung (74): „Es war, als ob man ein Märchenbuch aufschlüge. Auf der Wiese stand ein kleines Rokokoschlößchen, nicht unähnlich Sanssouci des Königs Friedrich bei Potsdam, einstöckig und etwas kleiner. Dahinter gaben alte Eichen eine würdige Kulisse ab. An den Seiten standen viele Jasminbüsche, die in Blüte waren und einen betäubenden Duft ausströmten. Zu Füßen des Jasmin waren Beete mit roten, rosa und gelben Rosen. Bobik (russischer Kosename von Wladimir für Kinder, Jugendliche; Dr. Lindenberg schreibt von sich in der 3. Person) blieb wie angewurzelt stehen, er konnte sich nicht satt sehen. Er hatte noch nie, weder in Japan, noch in China, noch in Deutschland oder Italien, etwas so Anmutiges, Herbes, Verhaltenes, Sanftes und Romantisches gesehen. Sein Vater sah ihn lächelnd an: „Das ist nur der Anfang, hier bist du in einer Welt der Rätsel, die zu lösen dir zur Aufgabe gestellt wird. Hier beginnt eine Reise seltsamer Art, eine Reise ins eigene Innere.“

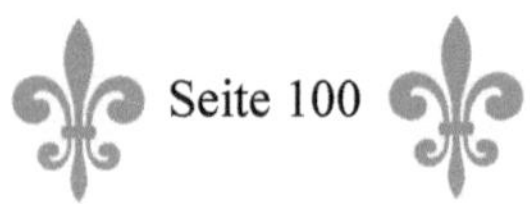

Während mehrerer Wochen wird Bobik vom alten Lehrer Nikolai Iwanowitsch Buturlin, ein Verwandter der Tschelistscheffs, ein Weiser und Exerzitienmeister seines Vaters Sascha, geschult werden.

„Der zweite Raum war ein Labor. Auf Tischen standen altertümliche Glaskolben und in der Ecke war ein Schmelzofen. Auf einem Tisch trockneten Rosen- und Jasminblüten. Auf einem anderen Tisch standen Glasflakons mit klarer Flüssigkeit. Bobik staunte. „Du wunderst dich, was wir mit diesen Blüten machen. Es ist eine alte, fast vergessene Sitte. Du erinnerst dich, dass fast in allen Schlössern große Vasen mit Deckeln auf Marmorwandtischen stehen. Man bewahrt dort getrocknete Rosen, Jasmin, Linden- und Resedenblüten und andere wohlriechende Blüten auf. Jeden Morgen öffnet ein Diener die Deckel und schüttelt den Inhalt, das gibt ein feines Aroma nach Blüten im Raum. Oder man näht die Blüten in kleine Kissen und tut sie in die Kommoden zwischen die Wäsche. In diesen Flakons nun werden die gleichen, aber frischen Blüten auf Alkohol gezogen, das gibt dann ein feines, reines Parfüm. Jetzt fabrizieren es die großen Firmen, aber früher hatte jedes Haus sein eigenes Rezept.“

Er öffnete ein Fläschchen. „Riech daran, was ist das?“ – „Das ist eine Rose.“ – „Kannst du unterscheiden, welche Rose? Hier ein anderes Fläschchen. Was ist das?“ – „Das ist wieder eine Rose.“ – „Ja, aber eine andere. In wenigen Wochen wirst du es lernen, die Gerüche zu unterscheiden. Das eine ist die gelbe Maréchal Nil, das andere ist die Centifolia. Jede Rose riecht anders. *Wenn der Mensch sich verfeinert, lernt er alle Dinge unterscheiden, sein Sein wird dadurch reicher und voller, und je mehr er mit allen seinen Organen an dieser Welt teilnimmt, um so bewusster wird er leben, und um so mehr Wissen wird er aus dem Leben gewinnen.*

Alle deine Ahnen, die hier lange oder kurz lebten, machten Exerzitien durch, in denen sie ihre Sinne, ihre geistigen Anlagen, ihre Herzensgaben entfalteten und Meisterschaft für das Leben gewannen. Sascha erzählte mir, dass du Arzt werden willst. Der Arzt ist weitgehend auf seinen Geruchssinn angewiesen; er riecht die Zuckerkrankheit, die Diphtherie, eine eitrige Mandelentzündung, eine

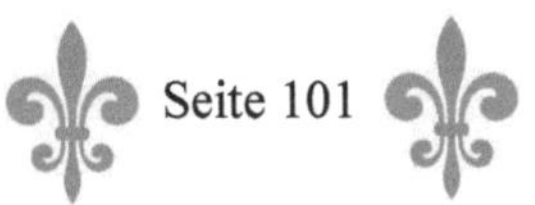

Lungenentzündung, Krebs und vieles andere mehr. Aber es ist ein weiter Weg, bis er diese Erfahrungen gesammelt hat. Das geht nicht über den Verstand. – Kannst du dich erinnern, dass dir, wenn du einen bestimmten Geruch wahrnimmst, den du schon einmal gerochen hast, die Bilder der früheren Erlebnisse vor die Seele treten?" „Ja, Onkel Nikolai. Denk, wenn irgendwo Asphalt gekocht wird, das erinnert mich sofort an meine frühe Kindheit. Ich gehe an der Hand der Njanja (seine Kinderfrau), sie macht mit den schwarzen Männern Spaß, und ich habe keine Angst vor ihnen, weil sie so lieb sind. Und wenn ich einen Menschen treffe, der so riecht wie ein anderer, den ich lieb habe, überträgt sich sofort meine Sympathie auch auf ihn. Ich habe mich schon oft gefragt, wie das zusammenwirkt, und vor allem, ob dieser neue Mensch wirklich so gut ist wie der andere oder ob es nur eine sensorische Täuschung ist." – „Ich würde glauben, dass eine Entsprechung des Wesens vorhanden ist, denn es muss beim anderen auch hinsichtlich des Charakters oder der Persönlichkeit eine Ähnlichkeit da sein."

Mitte der 1990er Jahre „entdeckte" ich Dr. Wladimir Lindenberg. Dieser weise, erfahrene Menschenfreund wurde für mich zu einem inneren Lehrer. Der bis 1997 in Berlin lebende Arzt zeigt mir über seine Bücher eine Brücke zwischen dem Buddhismus, dem ich seit 40 Jahren verbunden bin, hin zu einem Verständnis des Christlichen und meinen eigenen kulturellen Wurzeln, die auch in eine vorchristliche Zeit reichen.

UNSER PERSÖNLICHER DUFT

Inwieweit der Geruch eines Menschen ein Ausdruck von ihm sein kann, wird auch durch Menschen deutlich, die Autisten sind. Der Geruchssinn ist für diese Menschen, mit denen vordergründig schwierig in Kontakt zu kommen ist, ein wichtiger Sinn.
Als junger Mensch habe ich selbst Erfahrungen im Umgang mit Autisten sammeln können. Sie riechen gern an allem, auch für uns ungewohnt, deutlich an Menschen,

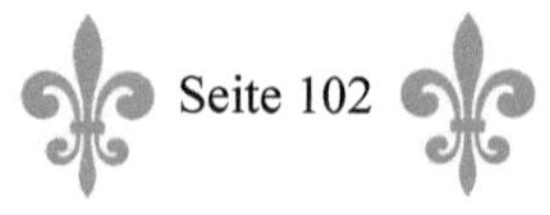

weil ihnen das ein Wissen über die Personen vermittelt. So vermögen manche am Geruch zu unterscheiden, ob es sich um Jemanden handelt, der ihnen nicht gut gewillt ist, sie oder andere gern hereinlegt oder ob es ein mitfühlender Mensch ist, der einem grundsätzlich wohlgesonnen ist. Dank einer computergestützten Kommunikation (FC-Sprache) (75) hat man von autistischen Kindern erfahren, dass sie es nicht mögen, wenn Menschen künstliche Parfüms tragen oder auch Kleider, die mit zu stark riechendem Waschmittel gereinigt wurden. Echte Düfte wie die von Zimt, Vanille und Kräutern mögen sie hingegen.

Lesen Sie auch die Hinweise „Ausstrahlung" innerhalb des Duftportraits der Narde und „Duftsignale, die wir ständig aussenden" im Duftportrait Sandelholz.

Ich will diese Anregungen über unseren persönlichen Ausdruck, der sich auch im Geruch äußert, ans Ende dieser Parfümhistorie setzen. Es ist interessant für mich, dass ich als junger Mensch Kunst studieren wollte mit der Zielsetzung „Kunst am Menschen" kreieren zu wollen. So formulierte ich es und wusste eigentlich nicht wirklich, was das heißen sollte. Umso erstaunlicher, dass ich heute genau das tue, was ich so nebulös mit 18 Jahren ausgedrückt habe. Und wie wir sehen – riechen –, es ist ein noch weitgehend unentdecktes Feld, dieses Spiel mit unserem Geruchssinn, es bietet noch reichlich Stoff für eine Vielzahl an Abenteuern. Jetzt locken gleich 25 einzelne Parfüm-Ingredienzien, die Sie auf ungewohnte Wege führen werden.

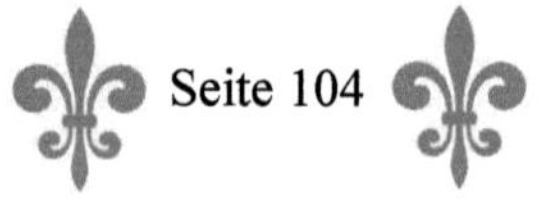
Seite 104

„Man darf kein Feigling sein, wenn man sein Leben dem kreativen Schaffen widmet." Françoise Gilot; die Frau und Künstlerin, die es wagte „Nein" zu Pablo Picasso zu sagen.

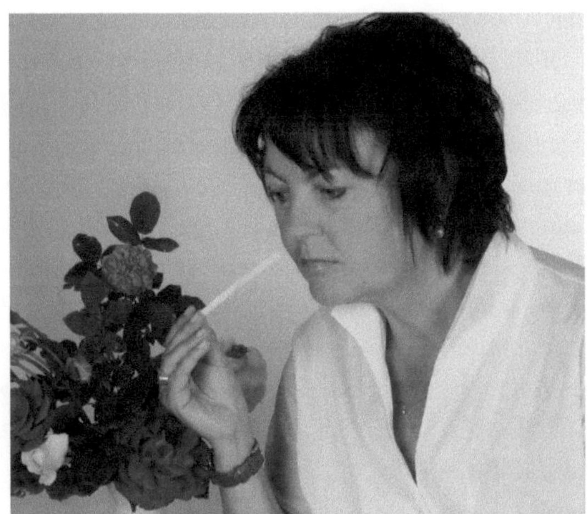

Beate Nagel, 2017

MEINE SICHT ALS PARFÜMEURIN UND KÜNSTLERIN, ALS FRAU

Wenn ich hier das Parfüm in seinen historischen Kontext stelle, so gilt es für mich als Frau immer wieder eine eigene Position zu erkennen, heraus zu schälen. Ich kann in keinem einzigen vorgegebenen Lebensfeld die Dinge „einfach so" übernehmen. Das gilt für die Welt der Parfüms und ihrer Geschichte wie auch andere gewachsene Strukturen beispielsweise die der Philosophie, des Christentums und des Buddhismus. Eine wirklich schier unendliche Thematik, die ich hier in diesem Buch nur anzureißen vermag. Am besten lässt sich das an Beispielen erläutern.

Beispiel eins: Schauen wir uns folgende Textstelle an: *Es wird von einer jungen*

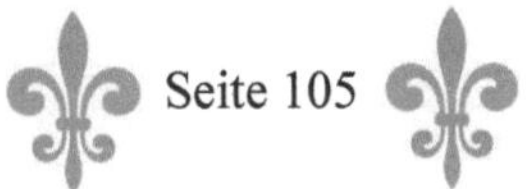

Frau berichtet, die sich über eine Räucherpfanne stellt. Sie räuchert ihre Kleidung und parfümiert ihren Körper, insbesondere den Intimbereich, als eine Vorbereitung zum Beischlaf (siehe im Teil 1).

Parfüms, die Welt der Düfte haben einen starken Bezug zu Erotik, Sexualität. Neben sinnlichen Aspekten, die ich schätze, geht mein Blick jedoch auch in eine philosophisch, ganzheitliche und heilende Richtung So gilt es beispielsweise beim Weihrauch den großen Bogen zu betrachten, der von einem Heilen reicht bis hin zu einem Heiligen; wie wir wissen sind diese beiden Begriffe wesensverwandt. Gerade bei diesen archaischen Düften wie Weihrauch oder Myrrhe besteht ein enormer Forschungsbedarf. Eine Idee erhalten Sie, wenn ich auf diese Anwendung mit Kamille blau aufmerksam mache: *Auf der Transplantationsstation der Münchner Universitätsklinik wurde in einer Studie gezeigt, dass Patientinnen nach einer Nierentransplantation durch Kamillendampfbäder (über einer dampfenden Schüssel in der Toilette) gegen Entzündungen der Harnwege geschützt werden konnten, an denen Patienten sonst nach dieser Operation sehr häufig erkranken* (siehe Duftportrait Kamille).

Beispiel zwei: Meine Sicht als Parfümeurin spiegelt sich auch in der Verwendung von „Duft und Farben" wieder; ein komplexes Thema, das mich seit 30 Jahren beschäftigt. Wenn es um die Beschreibung der Myrte geht, so hier auch um die „Brautmyrte" als gewundener Kranz, ein Symbol für Reinheit und für die Farbe Weiß. Ungefiltert kann das Ganze in einer recht patriarchalen Sicht landen mit Bildern wie das der „Braut-Jungfrau", inklusive „intaktem Jungfernhäutchen" und dem ganzen Besitzanspruch, der dahinter steht. Wie sehe ich das? (Siehe zum Beispiel im Duftportrait Myrte).

Wenn ich allein die Farbe Weiß nehme. Meine persönlichen Bezüge zu den sogenannten fünf Buddhafamilien sind hier prägend, die man als erleuchte Aspekte von Weisheit erkennen kann. Die fünf Buddhafamilien werden mit Farben assoziiert wie Rot, Blau, Gelb, Grün und ein zentrales Weiß. Jede dieser Familien zeigt sowohl die neurotische Seite als auch den erleuchteten Aspekt. Der fünften,

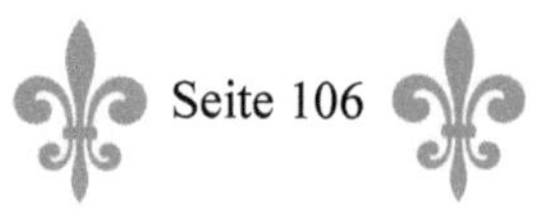

zentralen – als „Buddha"-Familie bezeichnet - wird die Farbe Weiß zugeordnet und ist mit dem Element Raum verbunden.

Die Neurose drückt sich hier in der Art aus, dass wir uns wie „daneben" fühlen, „nicht im Raum" sind. Es äußert sich in einem „Dinge, die irgendwie schief laufen, zwar sehen zu können, aber nicht zu reagieren", uns wie „wie gelähmt" zu fühlen. Der erleuchtete Aspekt wird als Weisheit des „alles umfassenden Raumes" verstanden.

Im Zusammenleben mit Anderen hilft es, wenn ich mir bewusst bin, zu welcher Buddhafamilie der oder die Andere tendiert. So erkenne ich Verhaltensstrukturen und entwickle eher ein Verständnis, sehe zudem das Potential einer mir konträren Haltung. Zurück zum Beispiel der Myrte. Wenn ich nun in ein Parfüm diesen edlen wundervollen Duft der Myrte im Sinne von „weiß und rein" in eine Komposition einbaue, dann spielen eben diese oben geschilderten Aspekte mit hinein. Auf die Thematik von Duftfarben gehe ich in meinem zweiten Buch „PARFUM. PUR - *Düfte, Farben, Kulinarik"* (2020) ein.

FRAMING - BEWUSSTE SPRACHE

Bei der Verwendung von Sprache, von Worten gilt es achtsam zu sein. Das Wissensgebiet „Framing" (76) setzt sich damit auseinander. *Der Mensch denkt mit all seinen Sinnen: Er visualisiert Wörter und hört, schmeckt, riecht sie.* Stellen Sie sich beispielsweise das Gewürz Zimt vor. Wir begreifen Wörter, indem wir gespeichertes Wissen, Erinnerungen, Bewegungsabläufe und Gefühle dabei abrufen.

Nur geschätzte zwei Prozent des Denkens sind bewusste Vorgänge, erklärt die Hamburgerin Elisabeth Wehling, die an der kalifornischen Universität Berkeley Forschungsprojekte zu Ideologie, Sprache und unbewusster Meinungsbildung leitet. Zwei Prozent, das klingt ungeheuerlich. 98 Prozent unseres Denkens unterliegen demnach unbewussten Prozessen. So bezeichne ich mich als „Parfümeurin" und

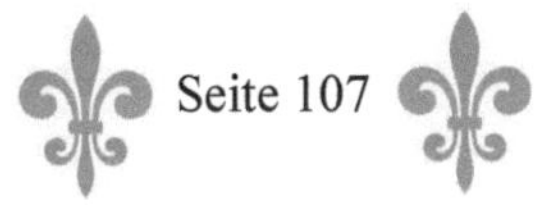

nicht als „Natur-Parfümeurin". Denn mit dem vorangestellten Wort „Natur" wird nicht das erfasst, was ich wirklich tue. So positiv auch sonst das Wort „Natur" in unserem Sprachgebrauch verwendet wird, im Bereich der Parfüms ist dies anders.

Zum einen: Parfüms sollten keinen Zusatz durch das Wort „Natur" benötigen, denn seit Jahrhunderten sind Parfüms aus natürlichen Rohstoffen entwickelt worden. Man spricht ja auch nicht von einem „Natur-Rubin" oder einer „Natur- Smaragdkette, die eine „Natur-Goldschmiedin" kreiert hätte. Heute übernehmen Chemiekonzerne das Wort „Parfüm" ganz selbstverständlich für sich in Anspruch. Dabei sollte hier aber ein Zusatz erfolgen wie „künstliche Parfüms" oder im heutigen Sprachgebrauch „Fake-Parfüms". Denn diese gaukeln eine Wahrheit vor, die nicht gegeben ist.
Zum anderen: Das Wort „Natur" mag meist eine Aufwertung bedeuten, aber nicht im Zusammenhang mit Parfüms. Hier schwingt kein Luxus, keine Eleganz und nichts Königliches mit, das was echter Jasminduft und balsamisch kostbarstes Sandelholz und ein edler Rosenduft doch wirklich sind!

FRAUEN, MÄNNER – IM KUNSTBETRIEB

Und selbstverständlich ist es auch heute noch so, dass ich als Frau, als Parfümeurin in einer von Medien favorisierten männlichen Parfümpräsenz mit ganz anderen Hürden zu kämpfen habe als dies bei Männern der Fall ist. Unser Wirtschaftssystem funktioniert männlich, auch die Welt der Parfüms oder der Kunstbetrieb. Wir Künstlerinnen und selbstverständlich sehe ich mich als Parfümeurin hier verortet sind erst wenige Schritte weiter als die Bauhausfrauen (aktuelles Thema „Hundert Jahre Bauhaus 2019) (77). Noch gibt es keine echte Chancengleichheit.

Die Wege für Frauen sind noch immer um einiges steiniger als wenn Männer sich aufmachen; dennoch finden sie weit weniger Anerkennung. Davon kann ich durchaus „ein Lied singen", wie so viele andere Künstlerinnen. Aber wir machen weiter, lassen uns davon nicht abhalten. Es geht letztlich um ein partnerschaftliches, gleichberechtigtes Miteinander und keine Betonung eines Extrems.

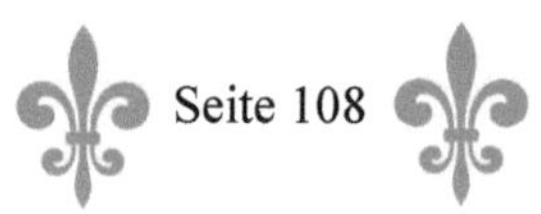

ICH GEHE NEUE WEGE

Mein Anspruch als Parfümerin und Künstlerin ist hoch; ich will das Beste, das Optimum für meine Arbeiten erreichen. Es ist manchmal ein unendliches Feilen daran. In meinem Leben tief verwurzelt, wage ich den Griff nach den Sternen. Ob man dann die Sterne wirklich erreicht, steht auf einem anderen Blatt. Aber ohne diesen Griff zu wagen, würde man im diffusen Mittelfeld agieren, was ich nicht als erstrebenswert empfinde.

„Je mehr du erlebst, desto größer ist natürlich die Wahrscheinlichkeit, dass darunter auch schlechte Erfahrungen sind. Aber lohnt es sich etwa, so lala zu leben, im Mittelmaß, statt mehr zu wagen?" sagt die bemerkenswerte 90-jährige Malerin Françoise Gilot. (78).

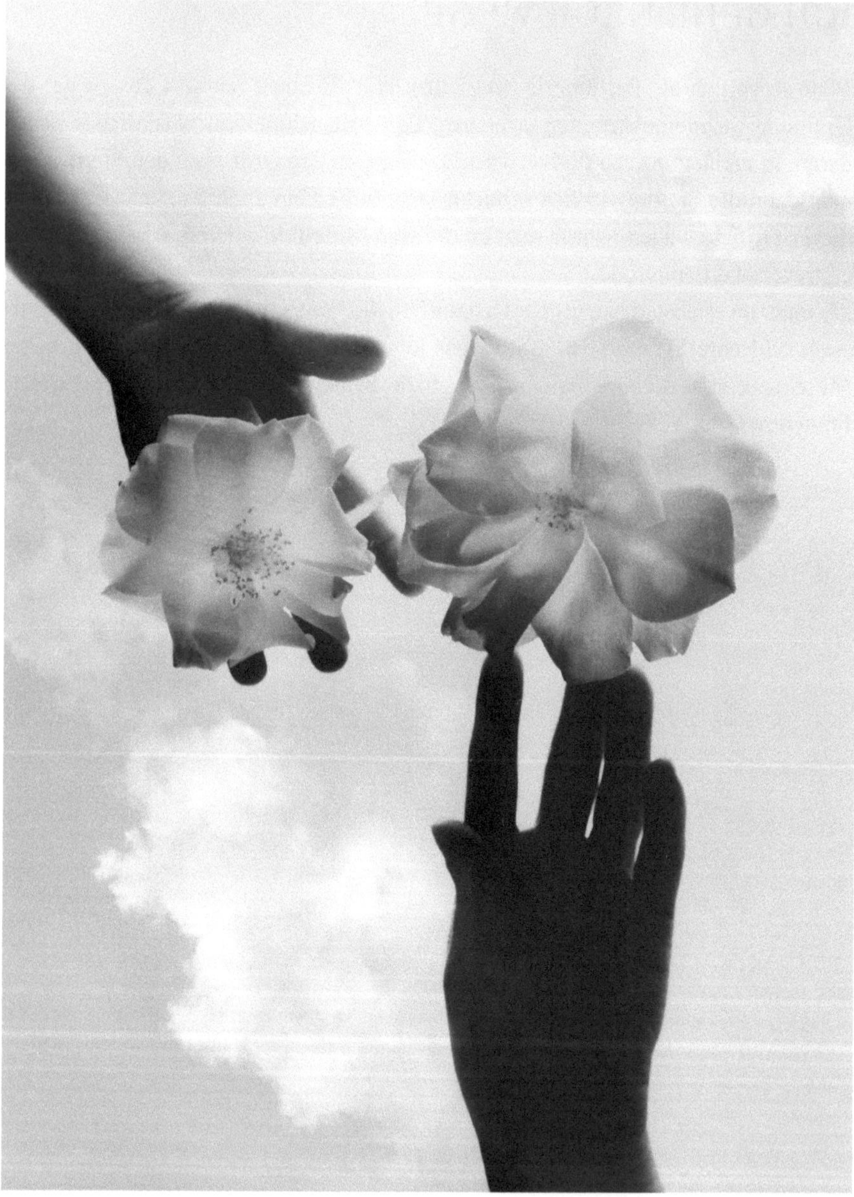

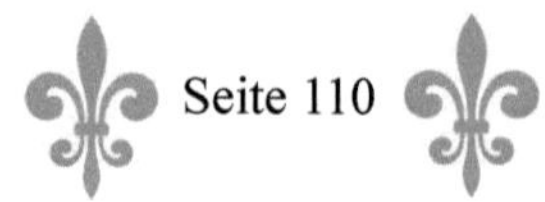

EIN PHILOSOPHISCHER, GAR NICHT BLAUÄUGIG GEDACHTER AUSBLICK

Romantiker wie Novalis (Georg Philipp Friedrich von Hardenberg, 1772–1801) waren auf der Suche nach der blauen Blume, ein Symbol ihrer Sehnsucht. Auch wir heute Lebenden sind auf der Suche; dabei hoffentlich Süchte meidend. (Die Wörter „Suche" und „Sucht" zeigen sogar auf sprachlicher Ebene eine Verwandtschaft.) Denn, es gibt sie noch die Orte, die wahrhaftig Suchende durchaus finden können; Räume, die sich einem öffnen und erkennen lassen. Wir müssen nicht gänzlich blauäugig in einer Annahme, im „Glauben müssen" stehen bleiben. Nein, es ist berechtigt, erfahren, wissen, erkennen zu wollen. Es ist für mich die Verbindung, die wir heute Lebenden brauchen: ein gleichberechtigtes Miteinander von Aufklärung und Romantik.

Es ist die Aufgabe unserer Generation, sich mit all unseren Kräften um eine Gesundung, um den Erhalt unseres großartigen, blauen Planeten in all seinen Feldern zu kümmern. Dabei jedoch auch den Blick auf die Schönheit, die Freude zuzulassen, ein Berührtwerden durch das uns Umgebende, das Lebendige. Genau hier liegen sogar Schlüssel verborgen, die viele unserer heutigen Probleme lösen könnten. Machen wir uns auf die Suche, aufs Finden - im Miteinander!

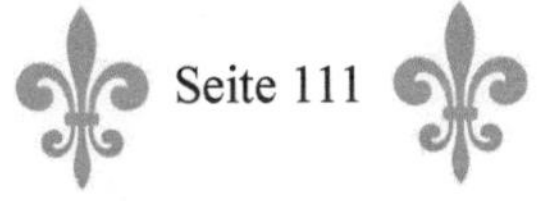

ART PARFUM
Neue Wege zu altem Wissen
25 echte Parfüm-Ingredienzien
Sinnlich

*Zur Intensivierung unserer Duftwahrnehmung lassen wir das
Gelesene, intellektuell Erfasste der nun folgenden 25 Duftportraits in eine
sinnliche Erfahrung münden. Durch das Riechen, Ausprobieren erfahren
wir - ja begreifen wir - mit all unseren Sinnen diese unglaubliche
Vielfalt echter Ingredienzien.*

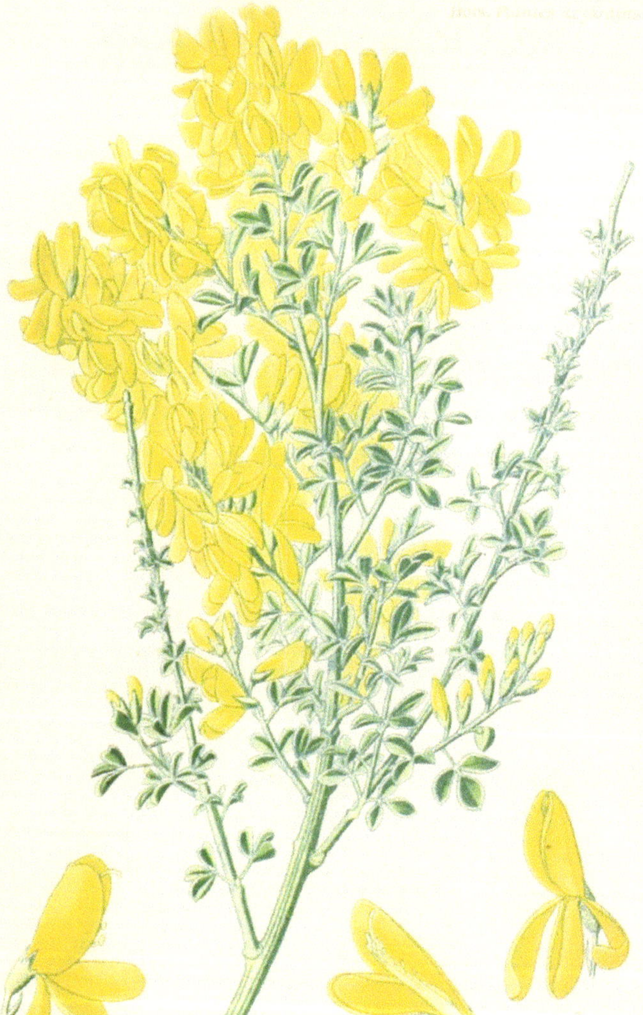

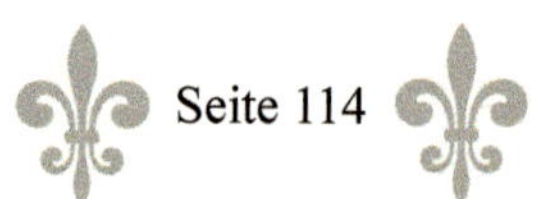

Pl. 68. Genet élégant. Genista canariensis L. var elegans

Famille des Légumineuses

GINSTER

Spartium junceum

Familie: Leguminosen / Leguminosae oder Hülsenfrüchtler / Fabaceae
Synonyme: Besenginster, Spanischer Ginster
Duft-Charakteristik: blumig, lieblich, honigartig, fein pudrig, überaus sonnig
Parfümzuordnung: Herzduftnote (Coeur), florale, sportive Parfüms
Wirkung:
Körperlich: hautpflegend, entspannend
Psychisch: stimmungsaufhellend, euphorisierend
Herkunft: Mittelmeerraum
Gewinnung / verwendete Pflanzenteile: Lösungsmittelextraktion getrockneter Blüten
Besonderheit: wird seit mehr als 4000 Jahren in Parfüms verwendet

PARFÜMERIE / DUFT / PERSÖNLICHE ERLEBNISSE

Wenn uns die Sonne fehlt, ob im Leben oder in trüben Herbst- und Wintertagen, genau dann tut uns dieser feine Blütenduft des sonnengelben Ginsters so gut. Ob als zentrale Herzduftnote in einer frühsommerlich anmutenden Parfümkomposition oder wie im Rezept unten angegeben - in einer hochwertigen fein cremigen Körpersahne – wir schwelgen im puren Genuss. Ginster Absolue wirkt fein, pudrig; es handelt sich dabei nicht um einen der üppigen oder gar übersüßen Blütendüfte. In meiner Assoziation sehe ich als Trägerin eines feinen Ginsterparfums die nordische jugendliche Göttin Idun, deren Namen auch „Immergrün" bedeutet oder ihre südländischen Schwestern, die Göttinnen Artemis oder Diana.

SOLIFLORE - MULTIFLORALE PARFÜM

Kombiniere ich das Ginster Absolue mit weiteren warm-fruchtigen Noten wie Mandarine und verstärke den Honigcharakter des Blütenduftes in der Basis noch durch echten Honigextrakt, so entwickelt sich ein glückliches Rundum-Sorglos-Paket; ideal als Kosmetik. Gebe ich das Blüten Absolue in eine eher sportiv betonte Komposition, inmitten eines grünen, holzigen Umfelds, so vermittelt

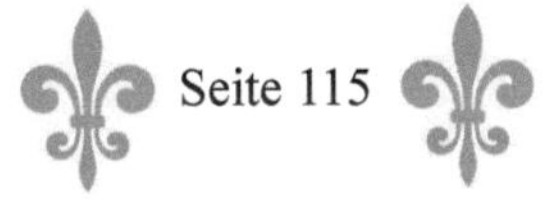

Ginster – durchaus auch geeignet in maskulinen Kompositionen – sonnige Lebensfreude im Coeur. Es ist immer auch das Umfeld, das bei den Düften im Gesamtkontext mitschwingt und die Charakteristik bewirkt. Dazu lassen sich auch rein mengenmäßig Schwerpunkte setzen. So entstehen entweder sogenannte „Soliflore" – Parfüms mit einer Blüte deutlich wahrnehmbar im Mittelpunkt – oder ein Blütenbouquet wie ein „multiflorales" Parfüm.

BOTANIK

Ginster wächst wild im gesamten Mittelmeerraum; ich kenne die Pflanze jedoch auch aus meiner Heimat, der Eifel. Dort blühen im Frühsommer, besonders gern auf Brachland hinter unserem Elternhaus, üppige, gelb leuchtende Büsche. Es handelt sich um einen immergrünen Strauch mit unzähligen großen, goldgelben Blüten. Die grünen Blätter sieht man kaum, so sehr geht der Strauch im Gelb der Blüten unter. Im Frühsommer ist die Erde noch nicht so ausgetrocknet. Der Landstrich wird erfüllt von diesem süßen, honigartigen Duft, wenn warme Sonnenstrahlen auf den Ginster treffen. (K)ein Wunder also, dass dieses kostbare Blüten Absolue uns pure Lebensfreude zu vermitteln vermag.

GESCHICHTE

Vier Meere umspülen Kreta, das Karpatische im Osten, das Myrtoische im Westen, das Kretische im Norden und im Süden das Lybische. Ihre beherrschende Lage zwischen den drei Kontinenten Europa, Asien und Afrika, beinahe in der Mitte des östlichen Mittelmeeres, hat für die Geschichte der Insel vom Altertum bis heute eine bestimmende Rolle gespielt. Denn nach der griechischen Mythologie war *Európē* der Name einer phönizischen Königstochter, die Zeus in Stiergestalt schwimmend nach Kreta entführte und dort verführte. Als Stier raubt Zeus also Europa, und der Held Theseus bezwingt im kretischen Labyrinth den Minotaurus, jenes Mischwesen, das auf einem Menschenkörper einen Stierkopf trägt. *Der Stier galt als Bild für all die Willenskraft, die man auf der Erde braucht, die sie jedoch auch einem zu schenken vermag.*
Homer hatte schon 900 v. Chr. (andere Quellen vermuten eher 850 bis 800 v. Chr.) eine Weltkarte erstellt (siehe Bild oben). Sie zeigt den östlichen Mittelmeerraum mit

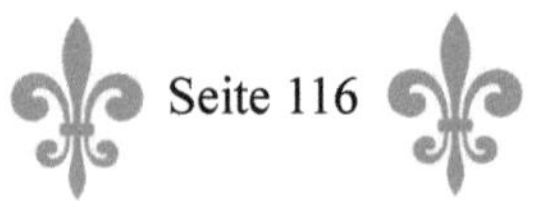

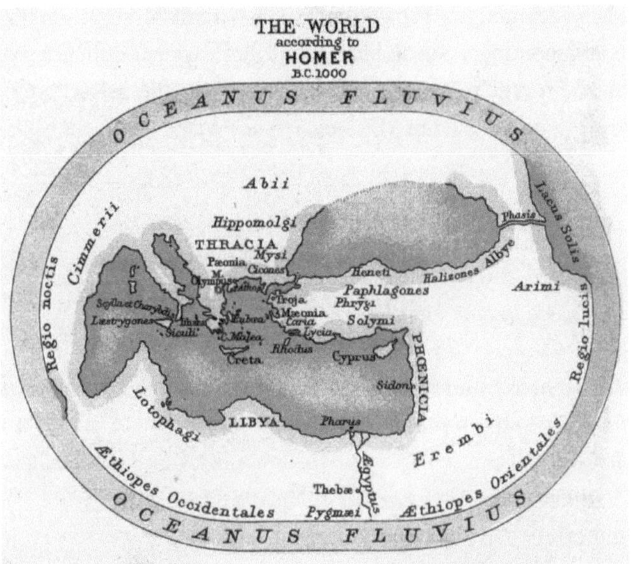

Libyen, Ägypten, Türkei, Griechenland und Sizilien. Alles weitere wie das restliche
Europa mit etwa Spanien wird nur angedeutet; Äthiopien und das Schwarze Meer
werden erwähnt (Landkarte von 1895). (79)

Mit seiner minoischen Kultur gilt Kreta als Begründerin der ersten europäischen
Zivilisation mit seiner Blütezeit im Zeitraum von 2600 bis 1250 v. Chr. Diese
Hochkultur war in vielfältigsten Bereichen der Künste bestens bewandert. Im
Museum von Heraklion (80) - gelegen an der Nordküste Kretas - wird man nicht
müde, die Zeugnisse jener Kultur zu bestaunen: Behälter für Parfüms, Tiegel,
Gefäße, Amphoren, kleine Truhen für Parfümöle, Schachteln für duftenden Puder.
Das Fresko „Die drei Damen in Blau" mit ihrem offenherzigen Mieder sind bekannt
- neben dem Stiersprung-Fresko - aus dem Knossos-Palast in Kreta. Die prächtigen
Kleider der antiken Damen, ihr erlesener Schmuck und ihre kunstvoll gestylten
Frisuren deuten auf den hohen Stand von Prinzessinnen hin.

Die Verarbeitung der honiggelben Ginsterblüten wird für Kreta schon für die Zeit vor 4000 Jahren angenommen. Sie stellten damit ihre exquisit duftende Parfümsalben her, die damals ein regelrechter „Exportschlager" für die herrschende Klasse der Reichen und Adligen im ganzen Mittelmeerraum waren.

REZEPTE

Zur Intensivierung unserer Duftwahrnehmung: Lassen Sie das eben Gelesene, intellektuell Erfasste in eine sinnliche Erfahrung münden.

„Sonnengelbe Lebensfreude" - *eine fein cremig, duftige Körpersahne*

Schritt 1: Herstellung der naturreinen Duftmischung

6 Tropfen Honigextrakt

12 Tropfen Vanilleextrakt 35% *Vanilla planifolia*

3 Tropfen Immortelle *Helichrysum italicum*

10 Tropfen Ginster Absolue (15%ige Lösung) *Spartium junceum*

10 Tropfen Orange *Citrus sinensis*

10 ml leeres Fläschchen mit Tropfer (Apotheke)

Geben Sie die einzelnen ätherischen Öle nacheinander in das leere Tropferfläschchen. Schütteln, fertig ist die Grundmischung für unsere feine Körpersahne.

Schritt 2: Herstellung der cremigen Körpersahne

75 g Sheabutter

50 g Kakaobutter

90 g Aprikosenkernöl oder Mandelöl

Obere naturreine Duftmischung „Sonnengelbe Lebensfreude"

- o In einem 1-Liter-Rührgefäß schmilzt man vorsichtig im Wasserbad (nicht über 40°C) die Sheabutter und Kakaobutter miteinander.
- o Wenn diese beiden Bestandteile nun aussehen wie flüssiges Speiseöl, fügt man das Aprikosen- oder Mandelöl hinzu.

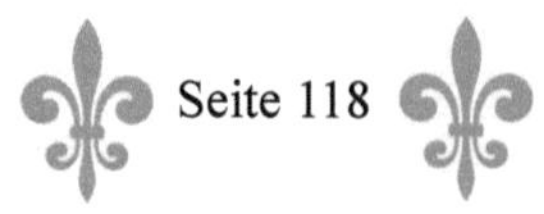

o   Nun wird diese Mischung mit einem sauberen Löffel kalt gerührt. Das kann dauern; daher das Gefäß in Eis oder Schnee gebettet rühren, so kühlt alles schneller ab.
o   Die Mischung wird nun immer weißer und sahniger und auch fester.
o   Jetzt ist der Zeitpunkt, um die ätherischen Öle unterzurühren. Tropfen Sie die Duftmischung „Sonnengelbe Lebensfreude" hinzu. Alles nochmals gut verrühren.
o   Nun kommt ein elektrischer Mixer zum Einsatz; man rührt bis zu 10 Minuten lang, bis alles duftig sahnig wird.
o   Mit zwei Löffelchen schöpft man die Masse vorsichtig in die mit Alkohol gereinigten Salbtiegel. Man sollte die Creme mit einem Spatel entnehmen.

Hinweis

Ich nehme native Kakaobutter; sie weist im Gegensatz zur raffinierten noch einen feinen Schokoduft auf. Die Konsistenz dieser Körpersahne ist ein Traum. Dazu kommt, dass sie recht lange haltbar ist (circa 5 Monate), da hier keine wässrigen Inhaltsstoffe – wie etwa bei einer Lotion – verarbeitet werden. *Tipp*: Falls man keinen Honigextrakt hat, gibt man die entsprechende Menge Vanilleextrakt hinzu.

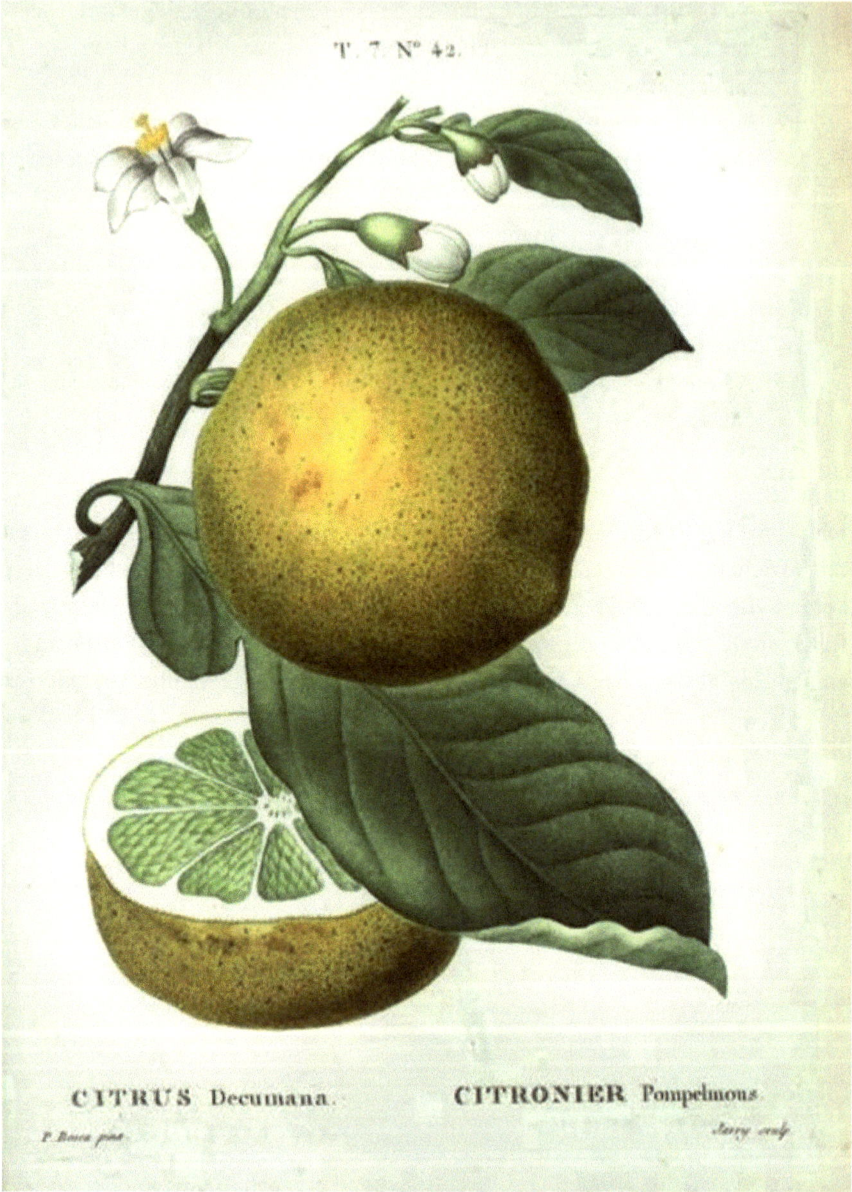

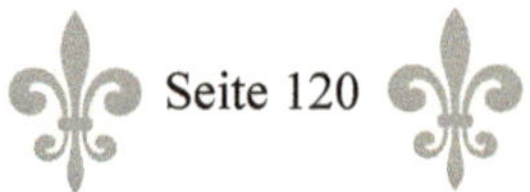

CITRUS Decumana.   **CITRONIER** Pompelmous

P. Bessa pinx.   Jarry sculp.

GRAPEFRUIT
Citrus paradisii

Familie: Rautengewächse / Rutaceae
Synonyme: Paradiesapfel
Duft-Charakteristik: herb-fruchtig, sehr erfrischend
Parfümzuordnung: Kopfduftnote (Tête), sportive, holzige Noten
Wirkung:
Körperlich: antiseptisch (desinfizierend), immunstimulierend, fiebersenkend, entkrampfend, belebend, durchblutungsfördernd, hautstoffwechselanregend, luftreinigend
Psychisch: stimmungsaufhellend, anregend, konzentrationsfördernd
Herkunft: Israel, USA
Gewinnung / verwendete Pflanzenteile: Kaltpressung der Fruchtschale
Besonderheit: Ein ausgesprochen beliebter Duft bei Frauen und Männern

PARFÜMERIE / DUFT / PERSÖNLICHE ERLEBNISSE

Über den Pfarrer und Naturforscher Carl von Linné oder „Linnaeus" (1707 - 1778) hieß es: „Gott schuf, Linnaeus ordnete". So wird auch der paradiesische Zweitname der Grapefruit von ihm stammen. Was ihn wohl dazu bewogen hat, diese Frucht als so einzigartig unter den Zitrusfrüchten, nämlich als „paradisii" zu bezeichnen? Es kann nur an dem paradiesischen Duft der Grapefruit liegen, der modern formuliert ausgesprochen „unisex" ist; diese herb-erfrischende Note wird von Männern wie von Frauen gleichermaßen geliebt.

Über die geradezu grandiose Wirkung des Grapefruitduftes schreibt die Biologin Ruth von Braunschweig: „Es rauscht sofort ins Gehirn, um dort erst einmal für Stimmung zu sorgen. Seine belebenden Inhaltsstoffe (... 90% Monoterpene) unterstützen die Lebenslust und bringen etwas Leichtigkeit in den Alltagstrott. Interessant der hohe Anteil Linalool ..., wie er im Ysop und Lavendel vorkommt. Psychisch stimulierend, löst er von Althergebrachtem. Das *Citrus paradisii* kann die Endorphinausschüttung anregen. Diese Botenstoffe spielen die erste Geige

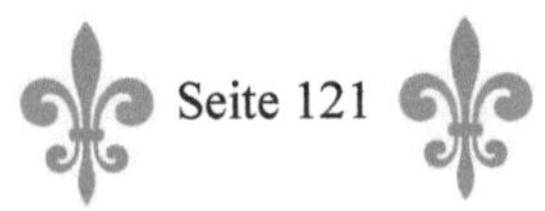

in einer lustvollen Fröhlichkeit, echte Glückshormone bis hin zum Joggerglück. Ohne Lachen geht gar nichts. Damit ist kein künstliches ewiges „keep smiling" gemeint, sondern ein von ganzem Herzen kommendes Fröhlichsein-können. Das Lachen gehört zu guten zwischenmenschlichen Beziehungen... Ein fröhlicher Lover ist höchst attraktiv. Der muss nicht immer bodygestylt sein. Da kann man ein Hängebäuchlein viel gelassener betrachten. Und nicht jede ist eine Claudia Schiffer, aber mit Lustigkeit und Witz kommt man auch zum Zug." (81)

Es verwundert also nicht, dass diese aufmunternd herbe Fruchtnote der Grapefruit ihren Weg in maskuline sowie Unisex-Parfüms und pflegende Kosmetika macht.

RAUMDUFT - BMW MINI AIR

Die Geschäftsführung (82) von Aromata International beauftragte mich im Jahr 2002 zur Beratung eines Duftkonzeptes für BMW Group. Es ging dabei auch um die Kreation eines spezifischen Raumduftes zur Präsentation der neuen BMW MINI Fahrzeug-Linie. Nach einem ausführlichen Briefing startete ich mit der Entwicklung und griff dabei eher intuitiv zum markanten Duft der Grapefruit als zentraler Komponente für „BMW Mini Air". Beim Grapefruitduft wird – ähnlich wie bei den ätherischen Ölen des Muskatellersalbeis, der Rose oder des Jasmins – der Thalamus angeregt, „Encephaline" auszuschütten; das sind körpereigene Opiate. (83) Das ganze Wirkungsspektrum dieses herrlichen Unisex-Duftes war geradezu ideal als primäre Botschaft geeignet. Ist erst einmal ein derart zentraler Duft gefunden, entwickelt man damit Variationen und nun ist es an dem Kunden, zu entscheiden.

BOTANIK

Die Grapefruit ist keineswegs identisch mit einer Pampelmuse, wie meist in der Literatur zu lesen ist, sondern eine Kreuzung von Pampelmuse und Orange. (84) Wobei auch unsere beliebteste Zitrusfrucht, die Orange, schon durch Kreuzung entwickelt wurde: Ihre Kreuzungseltern sind Mandarine und wiederum die Pampelmuse. Die Früchte wachsen an einem subtropischen immergrünen Baum von etwa fünf bis sechs Meter Höhe; er kann jedoch auch gute 15 Meter hoch werden. Die Blätter sind dunkelgrün, lang (bis zu 15 cm) und dünn. Der Name

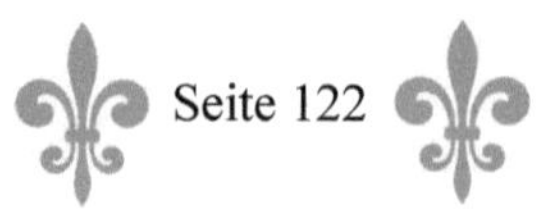

Grapefruit ist eine Zusammensetzung der englischen Wörter *grape* für Traube und *fruit* für Frucht. Er bezieht sich auf die weinrebenartige Form, in der diese großen Früchte am Baum wachsen.

Die Grapefruit wurde Anfang des 18. Jahrhunderts auf der Insel Barbados entdeckt. Die Ursprünge ihrer wirtschaftlichen Nutzung liegen in Florida, wo erste Plantagen entstanden. Heute werden Grapefruits in fast allen subtropischen Ländern angebaut, in denen auch sonst Zitrusfrüchte kultiviert werden. Zu diesen zählen vor allem die USA (Florida, Texas, Arizona und Kalifornien), aber auch Südafrika, Mexiko, Syrien, die Türkei, Israel und Argentinien.

HEILWIRKUNGEN

Der Chicagoer Psychiater, Neurologe und Duftforscher Alan Hirsch hat in einer Studie herausgefunden, dass Frauen, die nach dem Grapefruit – speziell pink Grapefruit - duften, von Männern um etwa sechs Jahre jünger eingestuft wurden, als sie es in Wirklichkeit waren. Wenn man die eingangs beschriebene Wirkung der Endorphin-Ausschüttung liest, kann man leicht nachvollziehen, warum das so ist.

REZEPTE

Zur Intensivierung unserer Duftwahrnehmung: Lassen Sie das eben Gelesene, intellektuell Erfasste in eine sinnliche Erfahrung münden.

„Leichtgewicht" *Körperöl*

2 Tropfen Pfeffer, schwarz *Piper nigrum*

5 Tropfen Kardamom *Elettaria Kardamomum*

3 Tropfen Fenchel süß *Foeniculum vulgare dulce*

22 Tropfen Pink Grapefruit *Citrus decumana*

100 ml Mandelöl

Geben Sie direkt in die Mandelölflasche die ätherischen Öle, dann schütteln und schon ist ihr hochwertiges Körperöl fertig. Damit nach dem Duschen oder einem

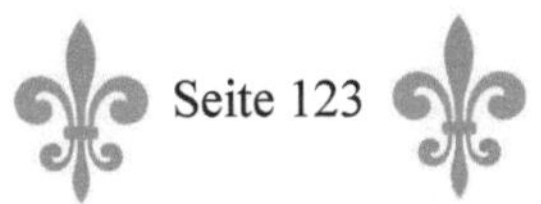

wohltuenden heißen Bad am Abend in die noch leicht feuchte Haut einreiben und einwirken lassen.

Hinweis

Durch diese uns jünger und schlanker wirkenden Düfte im Körperöl motiviert, verzichte ich nach einem üppigeren Wochenende ein paar Tag auf zu viel Süßes oder allzu Fettes. Dabei trinke ich vermehrt dünn aufgebrühten Kräutertee (im Winter) oder einfach gutes kühles Wasser im Sommer. Abends ein ausgedehnter Spaziergang…

Tipp: Meine Entdeckung gerade ist ein Kaltauszug vom „Echten Tausendgüldenkraut" (*Centaurium erythraea, siehe Bild rechts*), ein wunderschön zart lila blühendes Enziangewächs. Für den Kaltauszug gibt man einen gestrichenen Teelöffel in eine größere Tasse, gießt mit kaltem Wasser auf und lässt den Auszug über mehrere Stunden ziehen. Dieses derzeit wenig bekannte Kraut liefert die für uns so wichtigen Bitterstoffe (Aktivierung der Verdauungkräfte). Den Kaltauszug leicht erwärmen, er ist wirklich sehr bitter, aber für mich spürbar hilfreich.
AUSNAHME: Nicht trinken bei Magenschleimhautentzündung.
Tausendgüldenkraut: bitte nicht wild sammeln, sondern entweder aus dem Garten nehmen bzw. das getrocknete Kraut einkaufen.

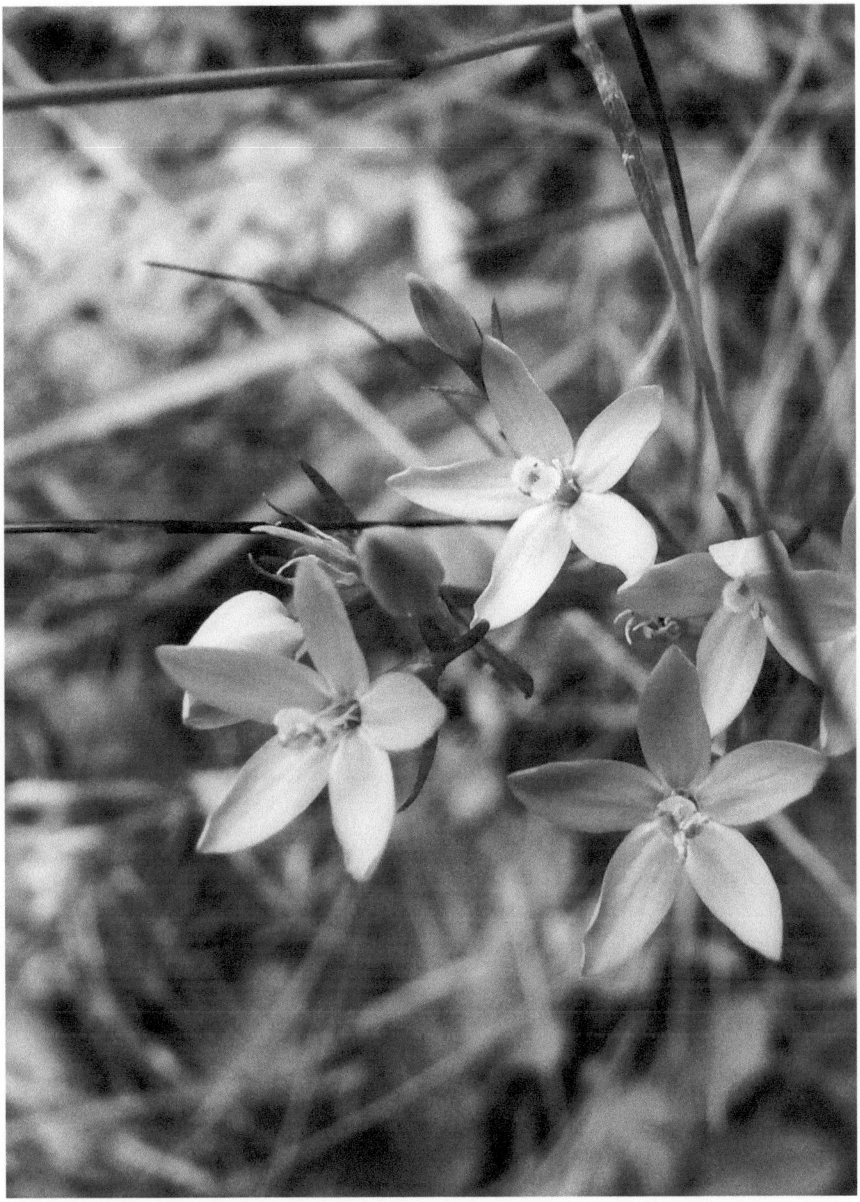

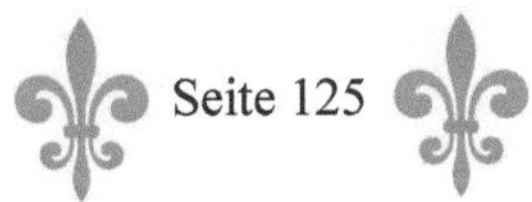

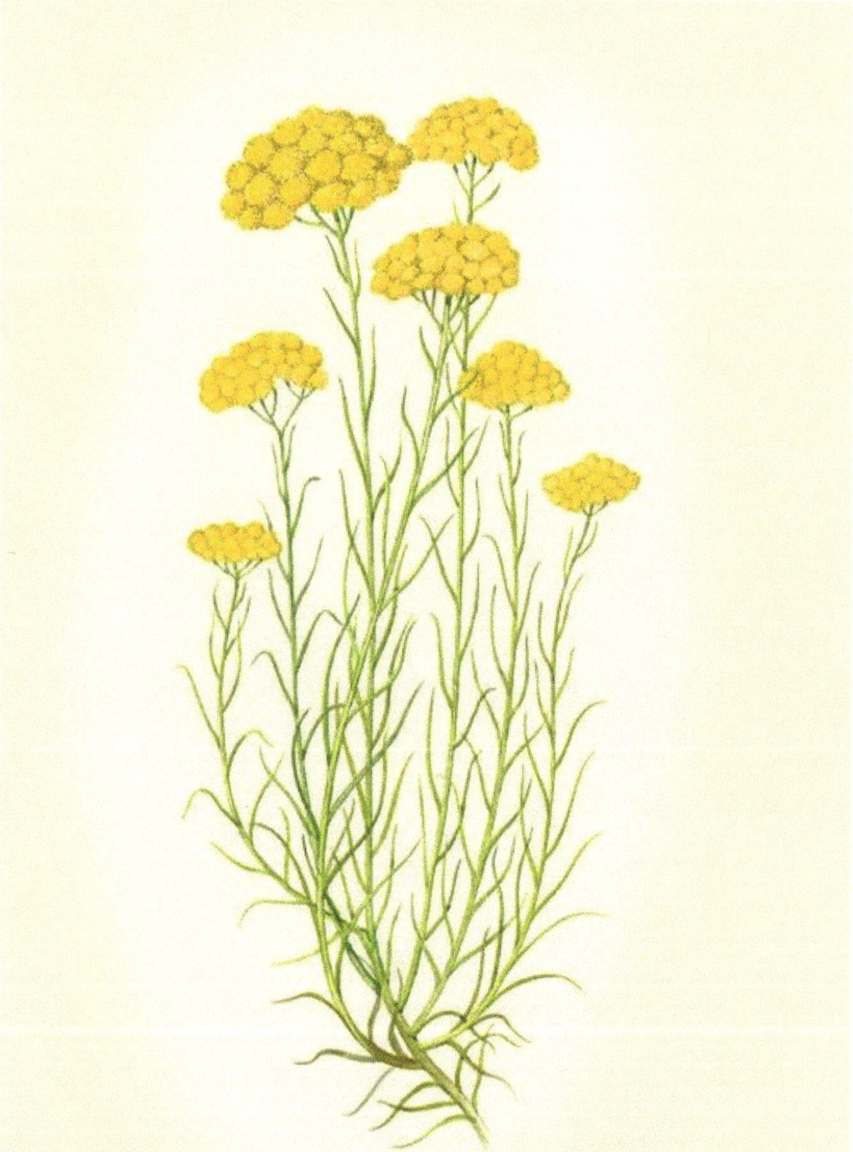

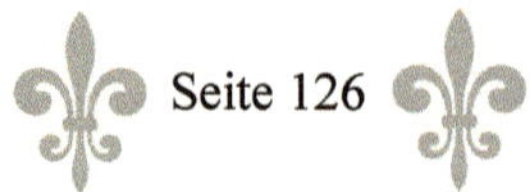

IMMORTELLE

Helichrysum italicum

Familie: Korbblütengewächse / Asteraceae
Synonyme: Italienische Strohblume, Katzenpfötchen, Currykraut
Duft-Charakteristik: voll würzig, leichte Honignote
Parfümzuordnung: blumige Basisnote (Fond) - Herznote (Coeur), sportive, grüne Parfüms
Wirkung:
Körperlich: Ungewöhnliche Inhaltsstoffe heilen blaue Flecken, Blutergüsse (Hämatome)
Psychisch: nervenstärkend, beruhigend, erdend
Herkunft: Mittelmeerraum
Gewinnung / verwendete Pflanzenteile: Wasserdampfdestillation blühender Pflanzen
Besonderheit: In physiologischer Dosierung treten keine Nebenwirkungen auf; kann blutverdünnend wirken

PARFÜMERIE / DUFT / PERSÖNLICHES

Wenn im Juni die Hitze des Sommers die Regionen um das Mittelmeer immer mehr durchdringt, öffnet eine Pflanze ihre aromatischen Blütenstände, die auf Französisch ebenso wie auf Deutsch „Immortelle", also die „Unsterbliche" heißt. Der wissenschaftliche Name - *Helichrysum italicum* - leitet sich von *Helios* = Sonne, *Chrysum* = Gold ab. Wie reines Sonnengold wirken die kugelförmigen, gelben Blüten dieser ausdauernden Staude. Zerreibt man die fein lanzettlichen Blätter zwischen den Fingern, überrascht sie uns mit einem curryartigen Geruch.

Ihr würzig-warmes ätherisches Öl, das aus den Blüten gewonnen wird, besitzt hingegen nichts „curry-artiges"; es vermittelt in Kompositionen Wärme, Licht und bildet einen dichten Fond mit seiner würzigen Honigduftnote. So gilt die Immortelle als ein wirksames Fixativ. Von dem intensiven Immortellenduft, der auch krautige bis strenge Untertöne aufweist, reichen oft nur Nuancen in einer eher grünen, holzigen bis hin zu einer ausgesprochen frisch-sportiven Komposition.

Das Aroma ist außergewöhnlich, gerade wertvoll in unserer heutigen Zeit, wenn uns „die Erde fehlt", wir zu „verkopft" in unserem Leben agieren.

Anders als synthetische Riechstoffe bieten natürliche Ingredienzien wie die Immortelle die Möglichkeit, deren „geheime Wirkstoffe" ganz gezielt in eine Komposition einzubauen. So hat sich die Immortelle in den letzten Jahren geradezu zu einem „Hype-Öl" entwickelt, da man einen „Best-Aging-Effekt" auf der Haut nachweisen konnte. Ein weltweit agierender Kosmetikhersteller, der auch natürliche Substanzen verarbeitet, bezeichnet die Immortelle in seiner Werbung als „Tresor / Schatz der Langlebigkeit". Die Blüten sollen die Synthese von dem Hautwirkstoff Kollagen aktivieren und damit die Gesichtskonturen neu designen sowie den Teint zum Leuchten bringen. Man beruft sich bei diesen Aussagen auf Tests sowie In-vitro-Tests (85). Ein anderes Kosmetikunternehmen bewirbt die Beauty-Talente des kleinen gelben Strohblümchens vor allem mit seiner Stärkung des Bindegewebes. Wir stehen sicherlich noch eher am Anfang der Entdeckung der reichhaltigen Qualitäten dieser ungewöhnlichen auch als Italienische Strohblume bezeichneten Pflanze.

SCHÖNHEIT – STATT „ANTI-AGING" LIEBER „PRO-AGING"

Das ätherische Immortellenöl ist garantiert nichts für Anfänger; gilt es doch traditionell als ein „Schwellenduft" bei uns verändernden Lebensumständen und ist eher etwas für einen reiferen Menschen. Schaffen wir die „Schwelle" des Älterwerdens, ohne uns die Mühe eines von vornherein zum Scheitern verurteilten „Anti-Aging" zu geben? Ein Annehmen des natürlichen Prozesses des Älterwerdens fällt uns leichter, wenn wir uns über die Qualitäten des Alt-Werdens klar werden. Wir sind gelassener, fühlen uns „selbst-sicherer" und lassen uns durch Kritik nicht mehr so leicht aus der Bahn werfen, stehen zu unserem Wort, unserer Ansicht.

Das ist wahres „Pro-Aging". Interessant finde ich in diesem Zusammenhang die Sicht des italienische Star-Architekten Renzo Piano (86) grundsätzlich zum Thema „Schönheit": „Wenn man in Italien eine Person *bella* nennt, dann ist damit der Mensch als Ganzes gemeint, nicht nur sein Aussehen, sondern auch sein Denken, seine Haltung."

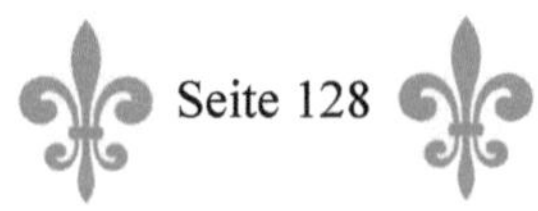

Tobias Timm (DIE ZEIT): „In Deutschland herrscht zuweilen eine gewisse Skepsis gegenüber dem Schönen."
Renzo Piano: „Das kann ich verstehen. Weil das Schöne getrennt vom Guten gedacht wird. Und weil es in einer auseinanderfallenden Welt mit Kosmetik, mit Frivolität assoziiert wird. Wir müssen die andere Deutung von Schönheit zurückbringen, Schönheit im Sinne von Neugierde, von Bildung, von Solidarität".

BOTANIK

Immortelle wächst auf trockenen, steinigen Böden zwischen Felsen und Sand, teilweise in Küstennähe, aber auch in den Hügeln und Bergen des Inlandes der warmen Mittelmeerregion. Manchmal sind die bis zu 50 cm hohen Halbbüsche bestandsbildend, färben zur Blütezeit ganze Hänge goldgelb und erfüllen sie mit einem würzigen Duft nach Honig, Heu und Blütenpollen.

Gehen Sie im Urlaub doch mal auf eine botanische Entdeckungsreise; diese speziellen Pflanzen-Exkursionen werden mittlerweile öfters angeboten. Es ist für mich ein besonderes Erlebnis, wenn man einen Duft schon viele Jahre kennt, damit arbeitet und wenn man dann – endlich – die Gelegenheit hat, diese Duftpflanze an ihrem natürlichen Standort bewundern zu dürfen.

HEILWIRKUNGEN

„Bei stumpfen Verletzungsformen ist das ätherische Immortellenöl das Mittel der Wahl. Anfangs darf es sogar – eine absolute Ausnahme in der Anwendung ätherischer Öle – vom Arzt oder Therapeuten pur auf die Haut gegeben werden, später in verdünnter Form. Es bewirkt wahre Wunder. Seine wund- und hautregenerierenden Eigenschaften rufen Erstaunen hervor: *Die Hämatome lösen sich sehr schnell auf, der Lymphabfluss wird stark angeregt; das Gewebe schwillt ab.* " (87) Als Hämatom-Öl (blaue Flecken) hat sich das Öl der Immortelle bestens bewährt, besonders in einer Kombination mit Cistrosen-, Cajeput- und Lavendelöl. Als nahe Verwandte der Immortelle gilt das heilkräftigen Bergkraut „Arnika" (88), dessen Hilfe bei stumpfen Verletzungen/Prellungen bekannter ist. Daher wird die Immortelle in der französischen Aromatherapie auch gern als „Super-Arnika" bezeichnet. Die schmerzstillende, regenerative Wirkung des Öls ist geradezu einzigartig.

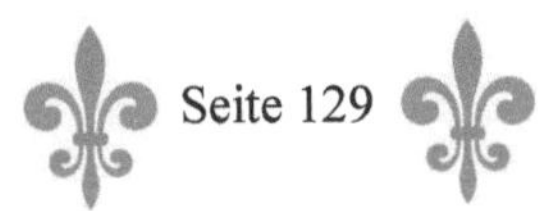

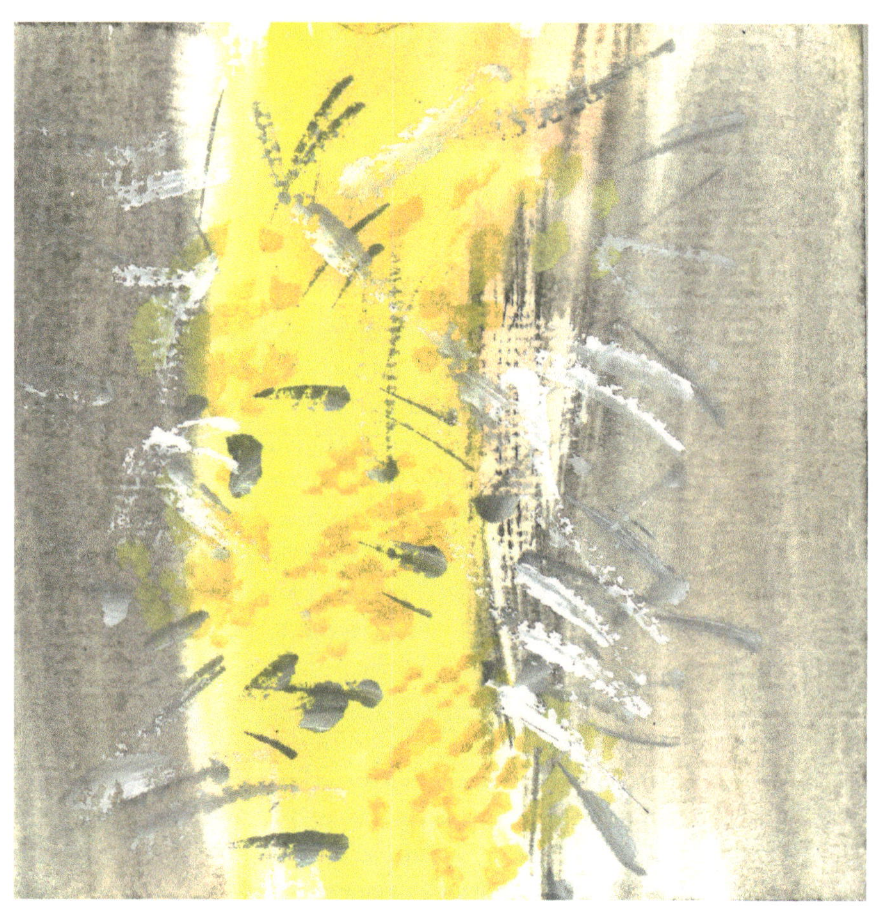

IMMORTELLE
Beate Nagel
Aquarell, Juni 2017

Die Aromaexpertin und Dozentin Eliane Zimmermann schreibt anschaulich in ihrem Blog: „Immortelle… ihr riechendes ätherisches Öl ist die beste Antwort auf stumpfe Verletzungen". In der Hand von Medizinern erfolgt die Hilfe so: „Man gibt so schnell wie möglich einen Tropfen auf die geprellte Stelle und verreibt sie vorsichtig mit etwas Olivenöl, wiederholt das am besten nochmals alle zwei bis drei Stunden und der hässlichen und oft schmerzenden Hautblüte bleibt kaum noch eine Chance. Denn in diesem Öl sind ganz seltene Dione enthalten, die eine blutverdünnende Wirkung haben… Bei Stoßverletzungen wird inzwischen auch auf das wirksame Hydrolat der Immortelle zurückgegriffen". (89)

IMMORTELLENWASSER
Es gibt auf dem Markt auch ein hilfreiches Immortellenwasser, das bei der Wasserdampfdestillation der sonnengoldenen Blütenköpfchen entsteht. Diese Pflanzenwässer verfügen über wundervolle Kräfte, sind doch darin hauptsächlich die wasserlöslichen Bestandteile der Immortellenblüten enthalten. Die öllöslichen Bestandteile finden wir in seinem ätherischen Öl. Das warm-würzige Immortellenwasser (biologisch) kann uns als ein schnelles Erste-Hilfe Spray bei blauen Flecken, leichten Prellungen oder einem Muskelkater dienen. Nach dem Hautauftrag spürt man sofort seine abschwellende, lindernde Wirkung. Das bisher wenig bekannte Immortellenwasser regeneriert, beruhigt und pflegt besonders beanspruchte Haut und wird auch gerne in der Pflege reiferer Haut eingesetzt.

Zur Intensivierung unserer Duftwahrnehmung: Lassen Sie das eben Gelesene, intellektuell Erfasste in eine sinnliche Erfahrung münden.

Ringelblumenöl, Ringenblumensalbe und Immortellensalbe

Dieses hervorragende Rezept zur Ringelblumensalbe habe ich während meiner Ausbildung zur Allgäuer Wildkräuterführerin (90) 2009 kennengelernt. Sie besitzt eine schöne Konsistenz: nicht zu hart, nicht zu weich. In den ersten zwei Schritten zeige ich Ihnen den Vorgang der Salbenherstellung, in Schritt 3 die Erweiterung mittels ätherischer Öle zur Immortellensalbe.

Schritt 1: Ringelblumenöl (Ringelblumen-Mazerat)

o Um die fettlöslichen Wirkstoffe der Ringelbumenblüten zu lösen, zupfen Sie die ganzen, voll aufgeblühten orange-gelben Blütenköpfe ab. Also nicht nur die Zungenblüten, sondern die ganze, mit den Fingernägeln abgeknipste Blüte.

o Die Blüten mit einem scharfen Keramikmesser klein schneiden und in ein durchsichtiges, steriles Glas mit Deckel zu etwa ein Drittel füllen. Mit Bio-Olivenöl bis zum Rand auffüllen.

o Stellen Sie das geschlossene Glas etwa 4 Wochen auf eine Fensterbank (Halbsonne). Ab und zu das Glas schütteln. Dabei darauf achten, dass die Blütenblätter immer mit dem Öl bedeckt sind.

o Anschließend abseihen, auspressen und in dunklen Flaschen kühl aufbewahren (Haltbarkeit: mind. 1 Jahr).

Hinweis

Heilpraktikerin, Krankenschwester und Gründerin der Freiburger Heilpflanzen-schule Ursel Bühring: „Das Ringelblumenöl können Sie als Heil-, Baby- oder Pflegeöl verwenden oder auch als Grundsubstanz für eine Salbe nehmen". (91)

Schritt 2: Ringelblumen-Salbe

20 g Bienenwachs

20 g gereinigtes Wollfett (92) oder Sheabutter oder Kakaobutter

100 g Ringelblumen-Mazerat (*von Schritt 1*)

Bienenwachs mit dem Wollfett bei geringer Hitze schmelzen. Sind beide Bestandteile verflüssigt, geben Sie das Ringelblumen-Mazerat langsam hinzu. Dadurch ist die Masse wieder etwas abgekühlt. Rühren Sie nun weiter bis sich alle Teile schön verflüssigt haben. Anschließend alles in leere, sterile Salbtiegel füllen. *Wichtig*: Die Salbtiegel noch nicht verschließen. Erst die Salbe ganz auskühlen lassen, am besten über Nacht und dann am Morgen mit dem Deckel verschließen. Falls man die Tiegel zu früh verschließt, könnte sich durch die Restwärme der Salbe Kondenswasser am Deckel bilden, was ein Verderben der Salbe beschleunigen würde. Das Beschriften der Tiegel nicht vergessen: Salbenname, Datum, wichtige Inhaltsstoffe.

Schritt 3: Immortellen-Salbe

Nun erweitern Sie die Ringelblumensalbe zur „Immortellen-Salbe":

12 Tropfen Lavendel *Lavandula angustifolia*

10 Tropfen Immortelle *Helichrysum italicum*

10 Tropfen Labdanum / Cistrose *Cistus ladanifer*

- o Sie haben die Salbe wie in *Schritt 2* fertigt. Bevor Sie diese in die Salbtiegel füllen, lassen Sie sie etwas abkühlen (nicht zu lange, damit sich noch alles gut abfüllen lässt).
- o In diese Masse geben Sie nun die 32 Tropfen der oben angeführten reinen Duftmischung. Verrühren, anschließend alles in die leere Salbtiegel füllen… und weiter verfahren wie in *Schritt 2* notiert.

Hinweis

Ich bereite mir diese beiden Salben – einmal die Ringelblumensalbe und dann eine zweite Portion als Immortellen-Salbe - jedes Jahr zu. Die Ringelblumensalbe nehme ich auch gern als Lippenbalsam und habe sie dafür in winzige Salbtiegel in meinen Handtaschen immer dabei.

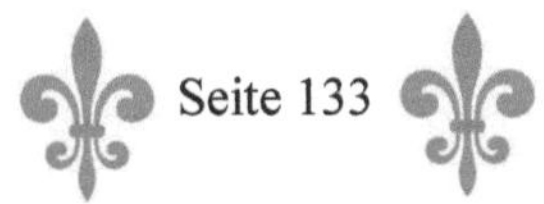

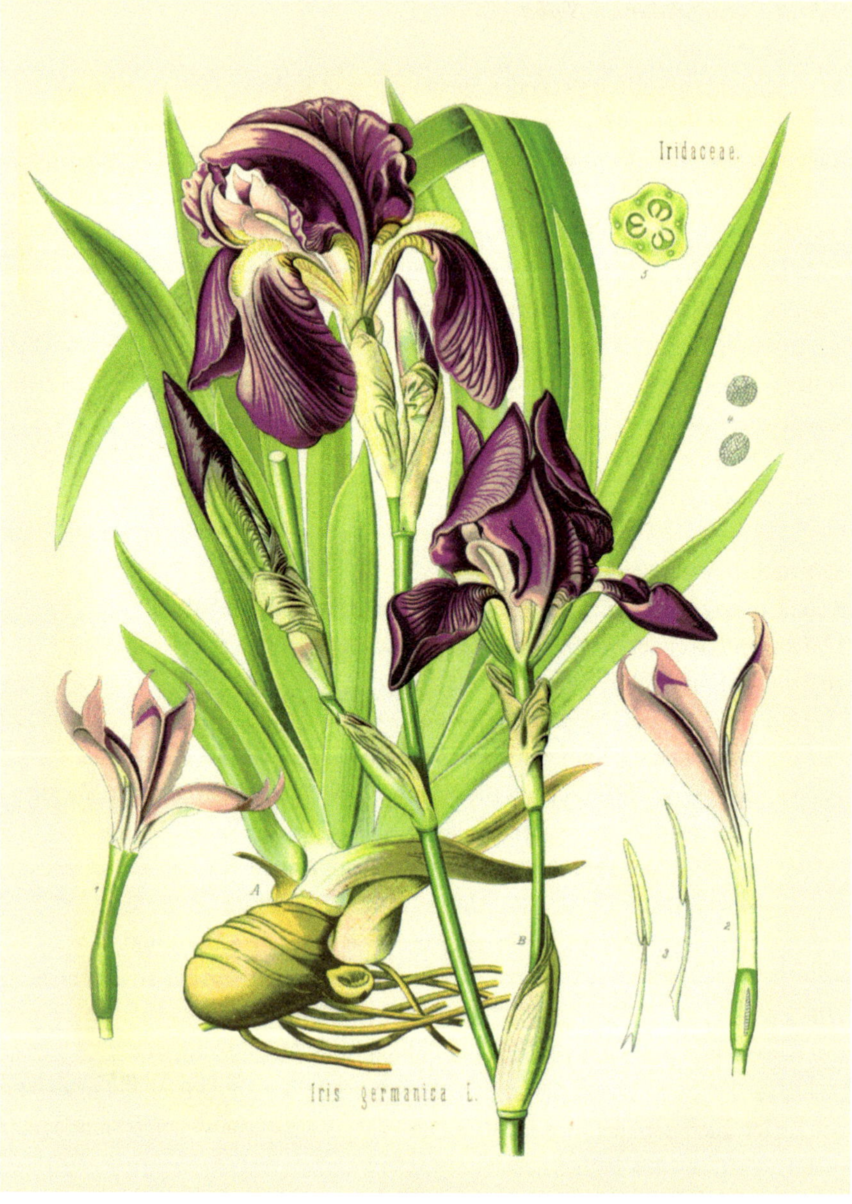

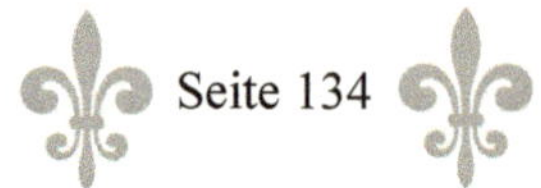

Iridaceae.
Iris germanica L.

IRIS

Iris germanica var. Florentina

Familie: Schwertliliengewächse / Iridaceae
Synonyme: Deutsche Schwertlilie
Duft-Charakteristik: pudrig, weich, blumig, strahlend, göttlich – himmlisch
Parfümzuordnung: Herzduftnote (Coeur), florale, sinnlich edle Parfüms
Wirkung:
Körperlich: Neueste Forschung: Veilchenduft stoppt Prostatakrebszellen
Psychisch: Stark seelisch stabilisierend, bei Neuanfängen, bei Ungewissheit
Herkunft: Südeuropa
Gewinnung / verwendete Pflanzenteile: Wasserdampfdestillation des fermentierten Rhizoms
Besonderheit: Einer der weltweit kostbarsten „Blüten"-Düfte – aus dem Rhizom

PARFÜMERIE / DUFT / PERSÖNLICHES

Über die Iris könnte man ein ganzes Buch schreiben. Da fällt es nicht leicht, sich auf wenige Seiten zu beschränken. Wir haben an unserem Gartenteich Iris Germanica-Stauden gepflanzt. Wenn sie im Sommer in schöner violetter prachtvoller Blüte so aufrecht und stolz da stehen, schnuppern wir immer wieder gern an diesem außergewöhnlichen Duft: süß, bonbonartig, überaus sinnlich.

Die schillernde Iris und die zarten Veilchen - Viola odorata - sorgen bezüglich ihres Duftes gerne für Verwirrung. Gibt es doch von der Veilchenpflanze selbst keinen „Veilchenblütenduft" wie so oft zu lesen ist. Aus Kostengründen wird Veilchenduft in Parfüms und Kosmetika heute durch synthetisches Ionon (oder Jonon) ersetzt. Doch schon für die romantischen Veilchenparfums des 19. Jahrhundert – als es hierfür noch keine synthetischen Ersatzstoffe gab – verwandte man einen „Kunstgriff": Man nahm die überaus kostbare „Iris-Essenz" als veilchenartige Note in Parfüms. Es gibt auch ein ätherisches Öl vom echten Duftveilchen, das „Veilchenblätter-Absolue", siehe Duftportrait „Veilchen".

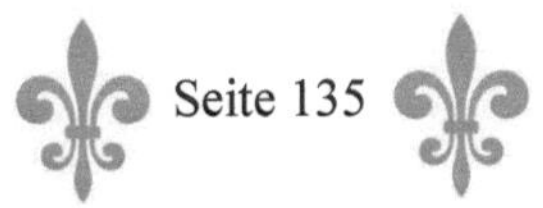

Diese prachtvolle Blütenpflanze, die zurecht Iris - den Namen der Regenbogen-göttin trägt - besitzt wirklich etwas Himmlisches. Es ist als würde man Licht hineinzaubern, wenn man diese Iris-Essenz einem Parfüm beimischt. Als ich im März 2015 den Auftrag bekam, ein Parfüm zum Thema „Licht" umzusetzen, ging mein Griff sogleich zur Iris (siehe im ersten Teil des Buches „Luce di Segantini").

Dieses Licht des Iris-Duftes findet man tief verborgen in der Erde. *Ist das nicht fantastisch*? Das veilchenartige Aroma stammt von Rhizomen der Irispflanze. In mühsamer Kleinarbeit werden sie ausgegraben, per Hand vorsichtig geschält und anschließend mehrere Jahre lange getrocknet; dabei fermentieren sie. Während dieses mindestens über drei Jahre währenden Umwandlungsprozesses kann immer auch ein Teil der Ernte zerstört werden. In dieser Zeit verdient der Anbauer kein Geld mit seiner wertvollen Rohware. Aus 100 Kilo der getrockneten Iriswurzeln können anschließend keine 100 g ätherisches Öl destilliert werden, da zunächst ein butterartiges Produkt gewonnen wird, dem durch Ausfrieren und durch Zugabe von Branntwein die Pflanzenwachse entzogen werden.
Durch sorgfältige Wasserdampfdestillation erhält man zuerst die sogenannte Iris-butter. Irisbutter wird auch *Iris concrete* bezeichnet; was so allerdings unkorrekt ist, da das Produkt zunächst zwar schmalzartig, aber nicht durch eine Extrakti-on gewonnen wird. Reines Irisöl erhält man durch einen weiteren Verarbeitungs-schritt, dem sogenannten „Ausfrieren": Hierbei wird die Irisbutter herabgekühlt, bis sich die erstarrenden, wachsartigen Bestandteile trennen und durch Zugabe von Trinkbranntwein (der danach wieder abdampft) herauslösen lassen. (93)

Es gilt Qualitätsunterschiede zu beachten: Das im Handel befindliche *Iris Absolue* weist weniger diesen bemerkenswert feinen pudrigen Duft auf. Unschwer ist im Vergleich zu erkennen, das beste Irisöl wird durch Wasserdampfdestillation ge-wonnen - ein echtes Produkt aus Meisterhand. Kein Wunder also, dass Iris zu den weltweit teuersten Düften gehört. 2018: 1 ml sind etwa 20 Tropfen für circa 200 Euro. Zum Glück entfaltet sich das fein Pudrige-Veilchenartige des Duftes erst in einer hohen Auflösung. Somit gibt es am Markt sagenhafte 1%ige Lösungen, die genau richtig für unsere Anwendungen sind (siehe unten im Rezeptteil). Wenn man

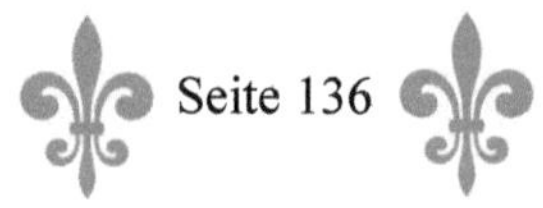

ausschließlich mit echten Ingredienzien arbeitet gibt es leider nur wenige wirksame Fixative; die Iris zählt eindeutig dazu, besitzt sie neben ihrer Strahlkraft doch noch zusätzlich eine ausgesprochen haftende Wirkung auf der Haut.

BOTANIK

Botanisch gehört die Iris zur Familie der Schwertliliengewächse und ist fast auf allen Kontinenten zu finden. In südlichen Ländern existieren große Felder, auf denen Tausende von Irispflanzen in allen Farben blühen. Diese schönen Pflanzen gedeihen in sumpfigen Gebieten ebenso wie in trockenen Hochgebirgsregionen. Ihre besondere Gabe ist es, Trockenheit und Feuchtigkeit auszugleichen. *Diese Vielseitigkeit ist selten.* Kann doch der kräftige Wurzelstock der Pflanze – der oft auch oberirdisch zu sehen ist - die benötigte Feuchtigkeit entweder zuführen, entziehen und speichern.

Die Bleiche Iris (*Iris pallida, siehe folgendes Bild*), die Florentiner Iris (*Iris florentina*) besitzt edle weiße Blüten mit schwach blauem Schimmer, die Deutsche Iris (*Iris germanica)* duftet farbenprächtig in Violett. Der Kelchgrund aller Arten erstrahlt in sonnigem Gelb. Bei uns ist die Pflanze wohl meist steril und lässt sich deshalb nur durch Rhizomteilung vermehren; im Mittelmeerraum dagegen fruchtet sie über Samen. Ihre aufrechten Stängel sind rund, wenig verzweigt und erreichen eine Höhe von 30 bis 80 Zentimeter. Ihre auffällig schwertförmigen Blätter stehen parallel zum Blütenstängel.

NAMENS-VERWIRRUNG ZUM IRISDUFT

Die Verwirrung rund um die Iris geht noch weiter: Nicht eindeutig werden die Pflanzen genannt, die für die Gewinnung des Duftes genommen werden. Man liest hier etwa *Iris germanica* oder *Iris florentina*, auch *Iris pallida*. Der Namen *Iris germanica var. florentina* drückt aus, dass *Iris florentina* eine Unterart der *Iris germanica* ist. Fest steht wohl, dass es unzählige Iris germanica-Hybriden und -Züchtungen gibt und daher noch ein zusätzlicher dritter Name der besseren Definition dient. *Iris pallida* könnte laut Apothekerin Christina Kiehs-Glos (94) die „Ur-Mutter" dieser Iris-Gruppe sein, denn all ihre Rhizome duften nach dem dreijährigen Fermentierungs-Prozess.

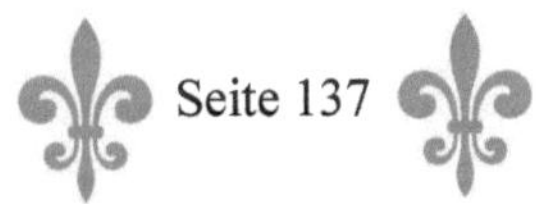

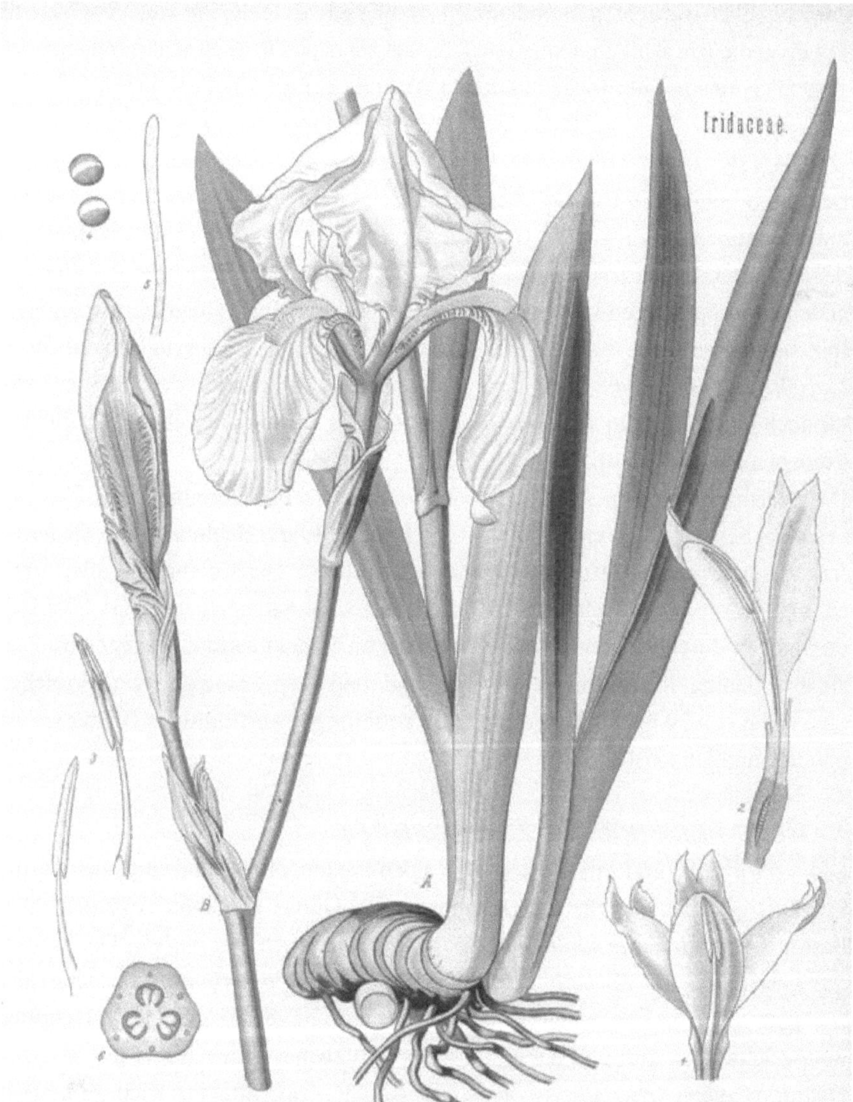

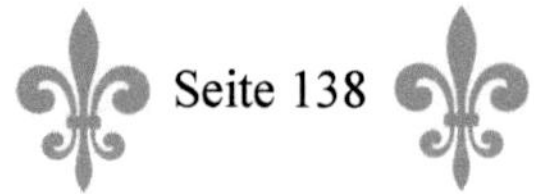

Iris (*Iris pallida*)

GESCHICHTE

Der ägyptische Pharao Thutmosis III. (1500 v. Chr.) muss bei seinen Kriegszügen nach Syrien überwältigt gewesen sein von der Wüsten-Iris. So gehörten denn zum Kriegstribut der Syrer auch Rhizome der dort wachsenden Irisarten. Thutmosis ließ einen „Heiligen See" anlegen, zum dem er in Wasserprozessionen pilgerte. Wasserkrüge trugen Irisblattmotive. Dieser Iris begeisterte Pharao erhob sie zum Staatssymbol Oberägyptens in seiner Regierungszeit.

IRIS ALS SYMBOL IN DER HERALDIK

Auf ihrem Siegeszug durch die Geschichte eroberte die Iris ein französisches Herrscherhaus. Chlodwig I., König der Franken, aus dem Geschlechte der Merowinger, war noch nicht getauft, als er 494 n. Chr. einen Feldzug gegen die Alemannen riskierte. Zwischen den Wassern des Rheins und den Alemannen saß er nach seiner Niederlage in der Klemme bei Boppard-Hungenstein. Die genaue Ortsangabe dürfte eine gewisse Garantie für die Wahrhaftigkeit der Geschichte sein, die sich dort zutrug.

Es war gerade die Blütezeit der Gelben Wasserlilie, der *Iris pseudacorus*, also Mitte Mai. Chlodwig hatte beobachtet, dass die Rheinauen seicht waren an den Stellen, wo die gelbe Lilie stand. Diese Irisart bildet feste Horste aus ihrem üppigen Rhizomgeflecht, die wohl Roß und Reiter die Furt entlang geleitete zum sicheren Ufer. Dieser ersten Erfahrung folgte die Strategie. Mit dem „Iristrick" besiegte Chlodwig die Alemannen bei Tolbiac. Die gesamte Reiterei soll sich beim Triumphzug auf dem Heimweg mit Irisblüten geschmückt haben. Chlodwig zog aus dem Sieg zwei Konsequenzen: Er ließ sich von Remigius, dem Bischof von Reims, taufen. Die ihn beschützende Iris nahm er in sein Königswappen auf.
Die „Fleur de Lys", wie er sie nannte, wurde zum Sinnbild des Sieges und der Macht. Als „Fleur de Louis" flatterte sie 1120 bis 1180 den Kreuzfahrern unter Ludwig VII. voraus. Als „flour de lyce" zog sie ins englische Königshaus ein. Allerdings verbreitete die Iris als „Fleur de Lys" nicht überall Frieden, war sie doch zu einem Herrschersymbol mutiert. Bei ihrem Erscheinen auf Krönungsmänteln, Zeptern und Kronen erzitterten ganze Völkerschaften. Der „leuchtenden Flamme"

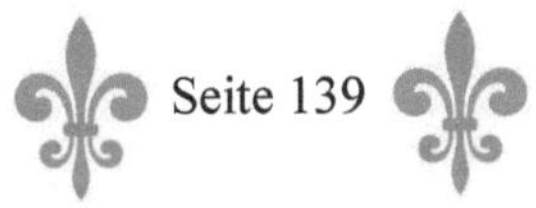

der Bourbonenlilie (95) folgte allzu oft eine Blutspur durch die europäische Geschichte. Wiederum überstand die Iris auch diese unruhigen Zeiten und wandelte sich weiter: Vom Machtsymbol zum Markenzeichen „königlicher Eleganz". (96)

Iris auf königlichen Stoffen oder als Lilie in der Heraldik

Wer einmal auf die abstrahierte Darstellung der Iris achtet, wird verblüfft sein: Die heraldische „Lilie" findet sich in unzähligen Variationen in Wappen, auf kostbaren Stoffen wieder und nutze auch ich hier in meiner Buchpublikation als königliches Stilelement (z.B. siehe Grafik oben und unten bei den Seitenzahlen).

ÖSTERREICHISCHE HOF-APOTHEKENBÜCHERN -
TALKUMPUDER MIT VEILCHDUFT

In alten österreichischen Hof-Apothekenbüchern und Manualen sind sie aufgezeichnet, die geheimen Schönheitsrezepturen der Kaiserin Elisabeth, Seiner Majestät Kaiser Franz Josephs, der Kronprinzessin, des Kronprinzen und aller übrigen Mitglieder des Erzhauses. Die genauen Rezepturen der damals verwendeten Kosmetika, die Salben, Cremes, Lotionen, Haarwässer, Puder, Pomaden haben eine Gemeinsamkeit: Sie wurden mit rein tierischen bzw. pflanzlichen Substanzen hergestellt, die zum Teil auch in der Küche Verwendung fanden. Es fällt auch auf, dass bei Hofe eine Schönheitspflege durchaus nicht nur das Privileg der Damen war. Vielmehr wird über die Eintragungen deutlich, welchen Wert auch die Herren der Schöpfung auf Kölnisch Wasser, auf Pomaden und Haarwuchscremes, auf Talkumpuder mit Veilchenduft (Duft der Iriswurzel) legten. Man hätte sie auf männlichen Toilettentischen gar nicht vermutet. (97)

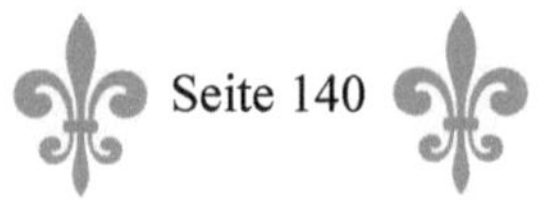

IRIS UND DER REGENBOGEN

Im antiken Griechenland, zur Zeit des Arztes Hippokrates, *verglich man die schillernde Farbenpracht der Schwertlilien mit den Farben des Regenbogens* und nannte sie deshalb Iris, nach der griechischen Göttin des Regenbogens. Der Name Iris kommt vom griechischen „eiro" und bedeutet „verbinden". Als Göttin – geboren aus dem Geschlechte der Okeanos – war sie die Tochter von Thaumantas und Elektra. Die Göttin Iris wurde als Botin wie auch als Verbindung zwischen Uranos, dem Himmel und Gaia, der Erde, im Sinnbild des Regenbogens verehrt. In der griechischen Mythologie hieß es, die Göttin ziehe das Wasser empor und bringe den Wolken Nahrung. Wasser, Licht und Luft in fließender Vereinigung, so wirke der Regenbogen. Wenn man dieser himmlischen Farben gesichtig wurde, war dies in der altgriechischen Welt das Zeichen, dass eine Botschaft der Gottheiten - durch Iris, ihrer Botin -, der Erde, den Menschen, überbracht wurde.

Die Göttin Iris stand auch Patin für die Iris in unseren Augen, der Regenbogenhaut, die den Lichteinfall regelt. Die Augen galten als ein Blick in die Seele eines Menschen. Auch wenn wir unsere Emotionen noch so gut zu verbergen versuchen, die Reaktion unserer Augen können wir nicht beeinflussen. Was besonders schön ist: *Sind wir verliebt, so schauen wir dem Partner, der Partnerin gern tief in die Augen. Es ist fast so, als fiele unser Herz in das des anderen hinein.*

Der Regenbogen wird in wohl allen Kulturen unserer Welt als ein besonderes Zeichen am Himmel erachtet. So erinnere ich mich an ein eindrucksvolles buddhistisches Thangka (tibetisch-buddhistisches Rollbild) (98) in den 1980er Jahren, das einen Buddha zeigte, aus dessen Herz ein Regenbogen-Wirbel als Zeichen des Segens, des Mitgefühls und Liebe für alle Wesen sich hinaus in die Welt ausbreitete. Im christlichen Kontext wird der Regenbogen als eine Brücke in die geistige Welt gesehen. Eine Brücke verbindet, daher wird auch der andere Weg angenommen, Impulse, die aus der geistigen Welt zu uns auf die Erde strahlen. (99)

Auch eine „moderne Mythologie" findet Gefallen an der Symbolik eines Regenbogens. So beispielsweise die Rockgruppe Scorpions, die mit „Fly to the rainbow" diesem farbenprächtigen Himmelsband in den 1970er Jahren ein musikalisches Denkmal setzte. (100)

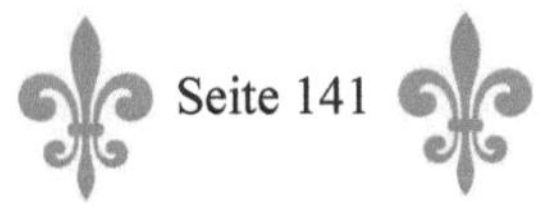

HEILWIRKUNGEN

Iris wirkt leicht erdend, psychisch stabilisierend, beruhigend und wird daher –
zusammen mit Rose – auch als ein „therapeutisches Parfüm" zur psychischen
Stärkung verwandt.

HEILENDE IRISWURZELKETTEN FÜR BABYS

Babys, die Schmerzen und wundes Zahnfleisch in der Zahnungsphase haben, hängt
man gern ein Kettchen aus „Veilchenwurzeln" als Zahnhilfe um. Eine falsche
Bezeichnung, denn diese wunderbar nach Veilchen duftenden Wurzelstückchen
sind Iriswurzeln, die durch eine spezielle Behandlung nicht mehr bitter schmecken.
Durch kräftiges Beißen auf der Wurzel bildet sich – zusammen mit dem Speichel
– ein milder Schleim, der auf das Zahnfleisch eine kühlende, beruhigende und
abschwellende Wirkung hat (siehe Einkaufsempfehlung).

RIECHZEPTOREN

Neueste Forschung der Bochumer Geruchsforscher lassen uns staunen: *Veilchenduft
stoppt Prostatakrebszellen* (102). „Ein Protein mit bislang unbekannter Funktion,
das in Prostatakrebszellen massenhaft hergestellt wird, haben Bochumer Biologen
um Prof. Dr. Dr. Dr. Hanns Hatt jetzt als Riechrezeptor für Veilchenduft „enttarnt".
Zwar kommt in der Prostata der Blumenduft nicht vor, dafür aber ein sehr ähnlich
aufgebautes Molekül als Stoffwechselprodukt des männlichen Sexualhormons
Testosteron. Weitere Untersuchungen ergaben, dass dieses Steroidhormon ebenfalls
den Riechrezeptor aktivieren kann und der Zelle auf einem neu entdeckten
Signalweg das Kommando gibt, die Zellteilung zu stoppen. *„Das heißt praktisch,
dass man mit Veilchenduft das Prostatakrebswachstum anhalten kann"*, spitzt
Prof. Hatt die Ergebnisse zu. Weitere Tests sollen zeigen, ob die Erkenntnisse
therapeutisch anwendbar sind. (103)

Zur Intensivierung unserer Duftwahrnehmung: Lassen Sie das eben Gelesene, intellektuell Erfasste in eine sinnliche Erfahrung münden.

„Mein persönliches Iris-Parfüm" - *ein Parfüm Experiment*
Warum sich nicht einmal wirklich Zeit nehmen, um diesen außergewöhnlichen Iris-Duft in aller Ruhe, Schritt für Schritt, kennenzulernen? Heute, am 4. Dezember 2017, im Rausch des Iris-Duftes, bekam ich folgende Idee, die ich gerade teste:

Schritt 1: Kaufen Sie sich als erstes ein 5 ml Fläschchen Iris 1% (destillierte Iris, *Iris germanica var. Florentina - siehe Einkaufsempfehlung*). In dieser Lösung ist es schon perfekt für unsere Übung. Nun tragen Sie diesen verdünnten Irisduft als „ihr Parfüm" für ein oder zwei Tage auf. Wir testen ein Parfüm am besten, indem wir es wie gewohnt auftragen und dann – im Laufe des Tages – immer wieder daran schnuppern.

Schritt 2: Nun lassen wir ganz langsam „ihr persönliches Parfüm" sich entwickeln. Als zweiten Schritt fügen Sie jetzt als Basisduftnote einen einzigen Tropfen Sandelholz (*Santalum album*) dem 5 ml-Fläschchen Iris hinzu. Nehmen Sie wirklich nur kostbare naturreine Ingredienzien, es lohnt sich.
Prüfen Sie: Wie verändert sich der Irisduft, allein durch die Zugabe des einen Tropfens Sandelholzes? Wieder eine Übung für ein, zwei Tage.

Schritt 3: Gehen Sie nun noch einen Schritt weiter und fügen einen Tropfen Jasmin *Jasminum grandiflorum (4%)* hinzu. Dieser Duft ist sehr intensiv und darf den viel weicheren, zarteren Iris-Duft nicht „erschlagen". Jedoch kann das aphrodisisch wirkende Jasmin mehr Sinnlichkeit in Ihr Parfüm zaubern. Wieder ein, zwei Tage auf der Haut testen.

Schritt 4: Sie werden durch diese ganz langsamen, gezielten Schritte spüren, wie ihr persönliches Parfüm werden soll. Üppiger oder lieber etwas zurückhaltend im Ausdruck? Mehr Basis durch eine weitere Zugabe der edlen Sandelholz-Duftnote

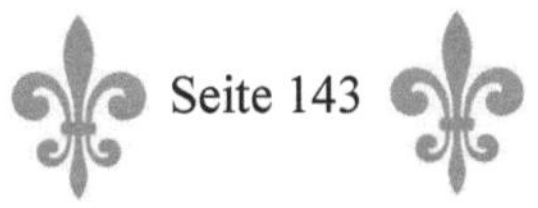

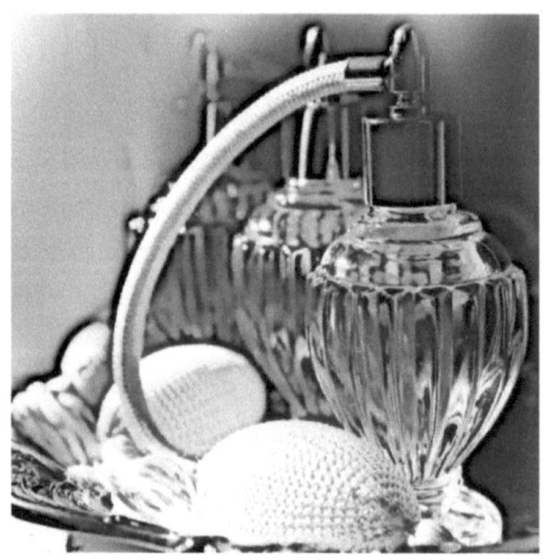

oder pflanzlichem Moschus (siehe Duftportraits Sandelholz und Moschus). Vielleicht fügen Sie im Coeur einen Rosenduft hinzu oder vielleicht edle Tuberosen. Als Kopfduftnote bieten sich fein duftende Zitrusnoten an wie etwa Mandarine grün. Diese Kopfduftnoten werden in einem floralen, sinnlichen Parfüm jedoch nur in Spuren hinzugefügt. Sie sehen, dieses Spiel kann endlos weiter gehen.

WIE GENAU MÖCHTEN SIE IHRE PARFÜMFORMULIERUNG AUSARBEITEN?

Als Parfümeurin arbeite ich mit einer Laborwaage, die bis zu vier Stellen hinter dem Komma genau die Ingredienzien wiegt. Das ist wichtig, damit man von einer kleinen Menge, einem Muster, dann – wenn die Formulierung in einem oft langen Prozess gefunden wurde – auf eine größere Abfüllung gehen kann. Wenn Sie für sich privat dieses „persönliche Parfüm" erstellen möchten, haben Sie folgende Möglichkeiten. *ERSTENS:* Immer wieder ein neues 5 ml-Iris-Fläschchen für die Zugaben (*Schritte 2 bis 4*) nehmen oder ZWEITENS die Restmenge vor jedem weiteren Schritt genau abzuwiegen. *Tipp:* Notieren Sie alle Schritte in einem Heft; so können Sie Ihr gefundenes persönliches Parfüm immer wieder nacharbeiten.

WO TRAGE ICH EIN PARFÜM AUF?

Grundsätzlich trägt man es hauchzart dort auf, wo unser Blut pulsiert. Das sind kleine Körperstellen, daher können Parfüms auch höher dosiert sein als Produkte, die über den ganzen Körper verteilt werden (siehe Dosierungshinweise Seite 336).

- o   Handgelenke innen
- o   Hinter den Ohren
- o   Dekolleté
- o   Haare
- o   Fußfesseln
- o   Kleidung, ein Tuch oder Schal: Mit der Zeit bleibt das Parfüm sehr angenehm im Stoff hängen. Vorher bitte vorsichtig ausprobieren, damit keine Flecken entstehen.

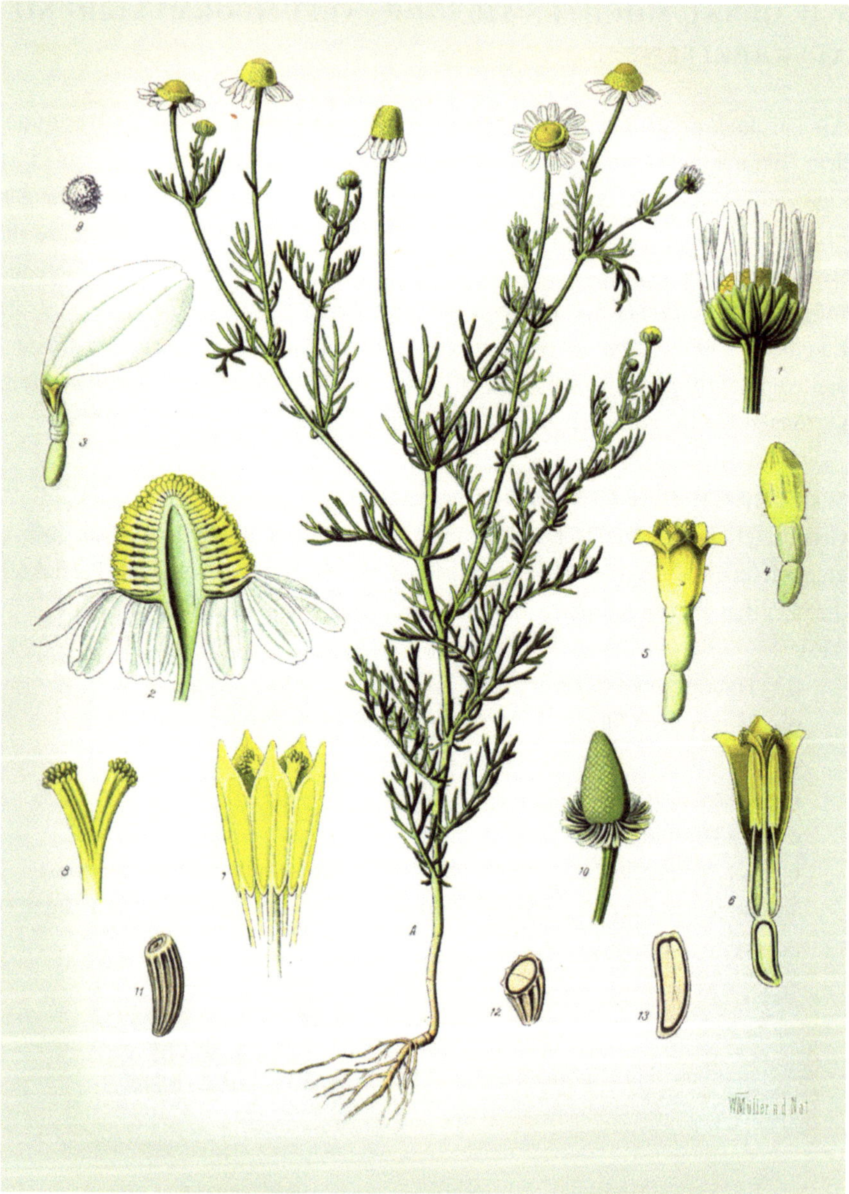

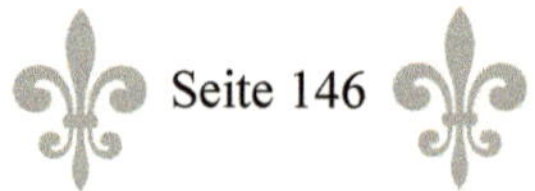

KAMILLE, ECHTE
Matricaria recutita

Familie: Korbblütengewächse / Asteraceae
Synonyme: Deutsche Kamille, Echte Kamille, Arzneikamille, Kamille blau,
Chamomilla recutita
Duft-Charakteristik: krautig-balsamisch, leichte Süße, warm
Parfümzuordnung: Herzduftnote (Coeur), florale, fougère, sportive Parfüms
Wirkung Echte Kamille / Kamille blau:
Körperlich: stark entzündungshemmend
Psychisch: ausgleichend, beruhigend, zentrierend
Herkunft: Europa, Ägypten
Gewinnung / verwendete Pflanzenteile: Wasserdampfdestillation der Blüten
Besonderheit: Ätherische Kamillenöle sind sehr unterschiedlich; bitte die
einzelnen Beschreibungen beachten - sowie immer unterscheiden zwischen dem
Kraut und dem ätherischen Öl

PARFÜMERIE / DUFT / PERSÖNLICHES

Kamillentee kennt auch heute noch fast jeder mit seinem so charakteristischen Duft.
Nicht alle haben gute Erinnerungen an dieses besondere Teearoma, verbinden sie
damit vielleicht eine langwierige Krankheit. Andere - wie ich - verknüpfen mit
diesem einprägsamen Duft durchaus schöne Erinnerungen. Mit nur leichtem Fieber
hütete man das Bett, hatte „schulfrei" und wurde von einer liebevollen Mutter
aufs Schönste umsorgt. Der in Sachsen geborene Ethnobotaniker Dr. Wolf-Dieter
Storl beschreibt die lange, gerade von seinem Volksstamm, den Sachsen, gepflegte
Tradition mit der Kamille. Sie zähle dort zu den neun besonders heilkräftigen
Kräutern. In seiner Biografie „Ich bin ein Teil des Waldes" (104) schildert Storl von
seiner Heimat und der Flucht Anfang der 1950er Jahre: „Es war taunass und frisch,
als wir – meine Mutter und ich – vor Sonnenaufgang, ganz nahe an der russischen
Kommandantur vorbei, durch ein Loch im Stacheldraht über die Zonengrenze
krochen. In Oldenburg wartete der eben aus der Kriegsgefangenschaft heimgekehrte
Vater auf uns." Storl kommt immer wieder auf die Kamille zu sprechen. Es werden

mit dem Aroma Erinnerungen aus frühester Kindheit wach, als seine geliebte Großmutter in der Heimatstadt Crimmitschau ihm bei allen kleinen und größeren Wehwehchen den so guten Kamillentee braute.

Kamillen stehen mit der Sonne und mit dem Licht und der Luft in naher Verbindung. Ohne Luft kein Duft.

Der anthroposophische Arzt und Pflanzenkenner Markus Sommer (105) schreibt: „Und die Luft ist das Element der Kamille. Ihre Blätter sind so reduziert, nehmen sich „an Fläche" so zurück, dass sie wie Nadeln wirken und damit den Luftraum zwischen sich aufspannen. Im Zentrum der charakteristischen Blüten der echten Kamille (*Matricaria recutita*) wölbt sich der gelbe, von weißen Zungenblüten umgebene Kern mächtig nach oben und wirkt ganz gespannt. *Wenn man ihn öffnet, so zeigt sich, dass er von Luft erfüllt ist, ein Merkmal, an dem man die Arzneikamille von anderen Arten unterscheiden kann.* "

Die Vielfalt der Kamillen verwirrt

Deutsche, Römische oder Französische Kamille? Blüten auf niedrigem oder höherem Stängel? Dazu kommen unterschiedlichste botanische Bezeichnungen wie *Anthemis, Chrysanthemum, Matricaria* oder *Anacyclus*. (106) Viele Kamillen ähneln kleinen Margariten, mit einem gewölbten, gelb-orangenen Herzen und zahlreichen Blüten auf einer Pflanze. Sie begegnen Ihnen auf Spaziergängen und manchmal waren Sie sicherlich schon überrascht, dass sie so nach gar nichts geduftet haben. Hier handelt es sich um die häufig zu findende Art *Matricaria inodora*, die über kein Kamillenaroma verfügt. Ganz anders die Palette der vielfältigen weiteren, heilsamen Kamillen. *Sie dürfen sich Ihnen nun, Art für Art, vorstellen:*

KAMILLE BLAU / DIE ECHTE KAMILLE MATRICARIA recutita

Für die nordischen Völker symbolisierte die gelbe Blütenscheibe der Kamille die Sonne. Sie verglichen sie mit ihrem Sonnengott Baldur und sahen sie als heilig an. „Baldurs Braue" *Baldersbraa* (dänisch) ist ein alter Name der Kamille. Die Echte Kamille oder Kamille blau kommt in ganz Europa vor, am häufigsten ist sie jedoch

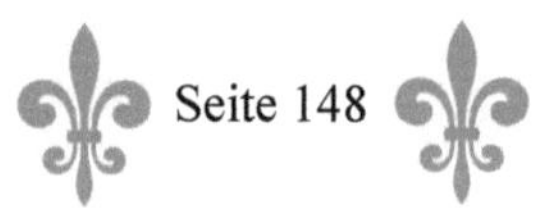

wohl in Ungarn zu finden. *Eines ihrer Charakteristiken ist das hohle Blütenköpfchen auf dem Blütenboden.* Das Herz ist von schönem Gelborange, die zungenförmigen Blütenblätter sind strahlend weiß. Medizinisch ist diese Kamillenart hochwirksam dank ihrer Konzentration an entzündungshemmenden und antimikrobiell wirkendem *Chamazulen* (blauer Farbstoff) und dessen Vorläufer *Matricin* (fördert Narbenbildung und wirkt Krämpfe lösend). Wohltuende Kräutertees, aber auch Mundspülungen werden mit dieser Kamille empfohlen, weil die sogar noch in der getrockneten Blüte so reichhaltig vorhandenen wasserlöslichen Wirkstoffe - sowie öllöslichen Inhaltsstoffe (ätherische Öle) - gemeinsam am besten zur Wirkung kommen. (107)

Tatsächlich gehören die aufsteigenden und eingeatmeten Kamillenöl-Inhaltsstoffe zu den stärksten entzündungshemmenden und abschwellenden Substanzen, die es gibt. Auch Krämpfe anderer Hohlorgane im Bauch werden von Kamillenzubereitungen gemildert: Beispielsweise Menstruationsbeschwerden durch Krämpfe der Gebärmutter ebenso wie Blasenkrämpfe. Auf der Transplantationsstation der Münchner Universitätsklinik wurde in einer Studie gezeigt, dass Patientinnen nach einer Nierentransplantation durch Kamillendampfbäder (über einer dampfenden Schüssel in der Toilette) gegen Entzündungen der Harnwege geschützt werden konnten, an denen Patienten sonst nach dieser Operation sehr häufig erkranken. (108)

KAMILLE RÖMISCH - *Chamaemelum nobile* (alt: *Anthemis nobilis*)
Die römische Kamille kann einen traumhaften, moosartigen Duft-Rasen bilden, auf den man sich am liebsten setzen mag. Diese Kamillenart hat eine große medizinische Tradition. In der Literatur wird sie bereits seit 3000 Jahren erwähnt. Schon im alten Ägypten wird von ihrem Gebrauch berichtet.
Die „Edle", ihr Beiname „nobile" drückt dies ja aus, also diese edle Kamille mit ihrer doppelten Blüte erscheint denn auch ganz im feinem Weiß. Ihren botanischen Namen *Chamaemelon* verdankt sie dem griechischen Ausdruck für „niedrig wachsender Apfel". Ihr Duft besitzt eben diese Assoziation duftender Äpfel; ihr apfelartig-fruchtiges ätherisches Öl enthält denn auch ganz besondere Ester, die stark entkrampfend und angstlindernd wirken.

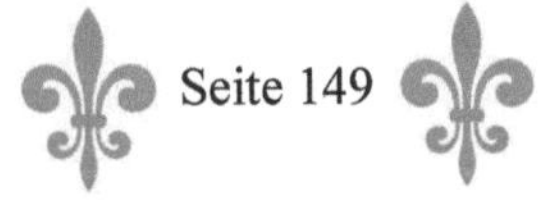

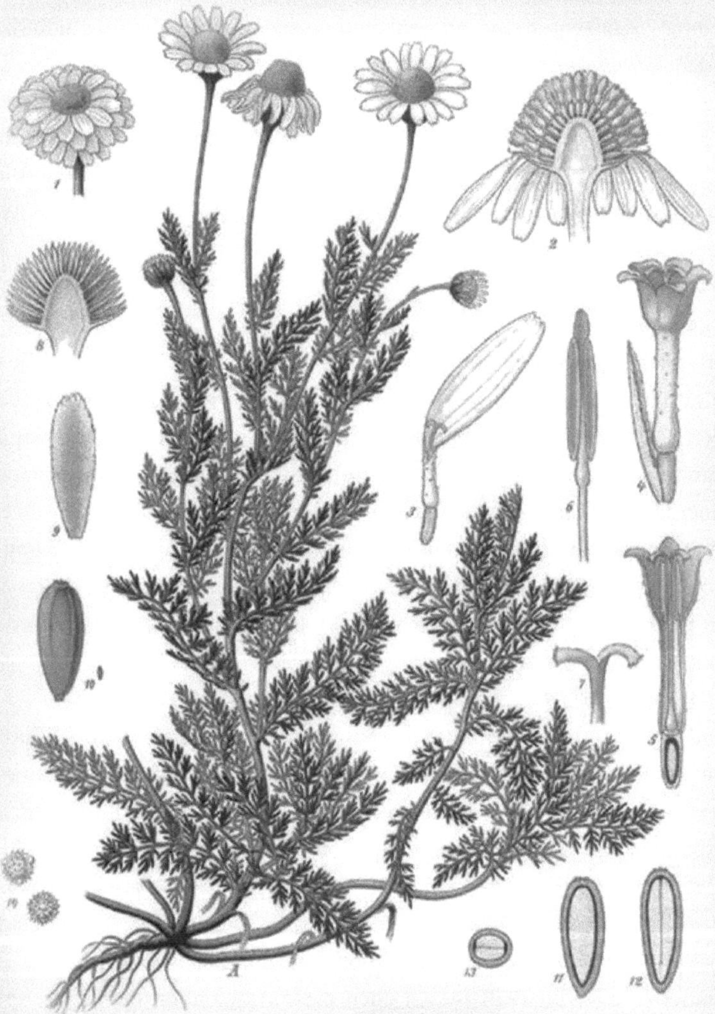

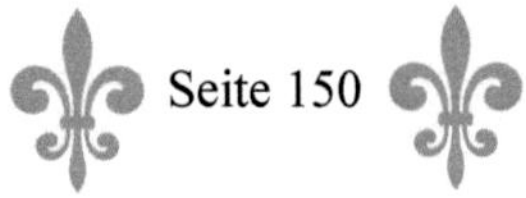

Marokkanische Kamille / Kamille wild *(Ormensis multicaulis)*

PRÜFUNGSDUFT

Die römische Kamille gilt als „das ätherische Öl mit dem höchsten Estergehalt"
und damit als ein idealer „Psycho-Duft". In Kombination mit Neroli ist es - laut
den Vorlesungen von Prof. Dr. Dr. Wabner - ein geradezu idealer „Prüfungsduft".
In meinem Buch „PARFUM PUR" notiere ich im Portrait Neroli, dem Duft von
Bitterorangenblüten, im Rezeptteil eine Eau de Toilette-Formulierung, die man gut
in Bewerbungsgesprächen, in Prüfungssituationen verwenden kann. (109)

MAROKKANISCHE KAMILLE / KAMILLE WILD
Ormensis multicaulis
Immer wieder trainiere ich mein Geruchsempfinden. Wie von selbst geschieht dies,
wenn ich meine Düfte mal wieder zu ordnen habe. Im Mai 2013 war es wieder so
weit; so viele Fläschchen hatten sich von den letzten Reisen oder als Mitbringsel
von Bekannten angesammelt. Dabei kam mir ein Fläschchen in die Hand mit
einer nicht entzifferbaren Beschriftung. Ich roch daran. „Mmh, was war das?" Ein
wirklich ungewöhnlicher, blumiger Duft mit einem süßen Hintergrund; dabei sehr
sanft, fein im Ausdruck. Ich kam nicht gleich darauf. Erst eine Ahnung ließ mich
den Duft des unbekannten Fläschchens mit dem der „marokkanischen Kamille"
vergleichen. Ja, das war es! Wer denkt, Kamillen riechen alle würzig-krautig, hat
noch nie an *Ormensis multicaulis* gerochen!

So verwundert es nicht, wenn genau diese Kamillenart (Ormensis multicaulis) in
der klassischen Parfümerie eine Rolle spielt, während die anderen heilkräftigen
Kamillen eher als Nuanceur dienen. Diese außergewöhnlich warme, balsamische
Blütennote verleiht vielen Kompositionen sanfte, helle Aspekte.
Die marokkanische Kamille gilt – im Gegensatz zu ihren Namensschwestern – als
belebend. Der Duft des ätherischen Öles empfinde ich als etwas wirklich Besonderes.
Wenn ich daran rieche, kommen mir Bilder eines sonnigen Frühsommertages mit
einem leichten wohltuenden Lüftchen in den Sinn. Luft – das Element der Kamille,
in Verbindung mit der Sonne, der Wärme... wenn das keine Fröhlichkeit in unser
Gemüt zu zaubern vermag? Dazu noch weitere helle, honiggelbe Blütendüfte wie
der herrliche Ginster, ergänzt mit grünen, leicht spritzigen Noten... so entwickelt

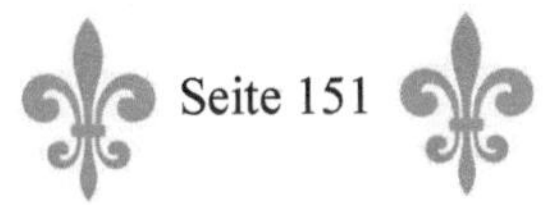

sich ein junges, frühlinghaftes Parfüm vor meinem inneren Auge oder korrekter ausgedrückt, vor meiner „inneren Nase".Die marrokanische Kamille, auch als „Kamille wild" bezeichnet, gehört zwar zur Familie der Korbblütler (*Asteraceae),* ihre lateinische Bezeichnung - *Ormensis multicaulis* - zeigt jedoch deutlich an, dass es sich um eine völlig andere Art als bei den sonstigen Kamillen handelt; auch ihre Inhaltsstoffe betreffend (kein Kinderöl). Die Ormensis-Pflanzen werden im Westen Marokkos geerntet, wo sie wild gedeihen.

KOPFKAMILLE (STRAHLENLOSE KAMILLE)
Chamomilla suaveolens

Hier kommt die nächste Kamillen-Besonderheit: Auf festgetretenen Wegen, rund um den Stall, wo Rinder und Pferde alles außer der zähesten Vegetation nieder- und festtrampeln, nahe den Eisenbahngleisen und an ähnlich unwirtlichen Orten, da wächst eine kleine, delikate Kamillenart. Sie ist unscheinbar: ihrem kurzgestielten, kegelförmig gewölbten, grünlich-gelben Blütenköpfchen fehlen die leuchtend weißen Zungenblüten, die den Strahlenkranz der Echten Kamille ausmachen. Der Kamillenliebhaber und Ethnobotaniker Dr. Wolf-Dieter Storl: „Dafür aber duftet sie um so stärker."

Wenn man eine Blüte zwischen den Fingern zerreibt, entströmt ein ungewöhnlicher Duft, der an Ananas erinnert. Deswegen wohl nennen die Nordamerikaner diese Art auch *pineappel weed,* „Ananas-Kraut"; bei uns schlicht als „Kopfkamille" bezeichnet. Kinder lieben sie; sie rangiert bei den Kleinen in der Beliebtheit gleich hinter Gänseblümchen und dem Löwenzahn. Erwachsene übersehen das Pflänzchen meistens oder betrachten es abschätzig und sagen fälschlich: Hundskamille.
Auch Heilpflanzenkundige ignorieren in der Regel diese unauffällig am Boden wachsende Kamillenart. So sucht man zu ihr meist vergebens Hinweise in Kräuterbüchern. Und wenn doch, so heißt es „bedeutungslos" oder „ohne Heilwirkung". Aber wie kann das sein? *Schon der Duft allein lässt unerkannte Heilkräfte ahnen.* (110) Interessanterweise gilt diese Kamillenart als „Fußstapfen des roten Mannes", ein aus Nordamerika eingewanderter Neophyt. (111) Diese neue Kamillenart eroberte alsbald bei uns die Wegränder. In England, wo sie Ende des

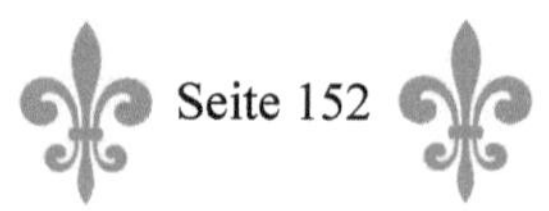

19. Jahrhunderts erstmals entdeckt wurde, sammelte das englische Landvolk das neue „Ananasblümchen" und mischte es in den abendlichen Tee. Die Kopfkamille ist ein wirksames Heilkraut. Sie enthält ähnliche Wirkstoffe wie die echte Kamille, nur in anderer Zusammensetzung. In der Pflanze sind ätherische Öle, Flavonoide und Cumarine enthalten (entkrampfend, entblähend), zu Wundbehandlung ist sie hingegen weniger geeignet, da ihr Chamazulen fehlt.

CHEYENNE-PARFÜM

Dr. Storl schreibt: „Wir Europäer lernen erst jetzt allmählich die Kopfkamille kennen. Von den Cheyenne, den Indianern des westlichen Nordamerikas, konnte ich erfahren, dass es eine ihrer Lieblingspflanzen ist. Man riecht gern daran; Kinder machen sich aus den runden Blütenköpfen Halsketten. Die Kopfkamille ist das Lieblingsparfum der Cheyenne. Sie zerreiben die Blütenköpfchen und mischen sie mit gepulvertem Süßgrass (*Hierochloe odorata*), mit Monardenminze (*Monarda fistulosa*) oder mit dem Harz der Ponderosakiefer. Der Duft dieser heiligen Pflanzen soll eine magische, schützende Wirkung haben. Bei Ritualen und in der Schwitzhüttenzeremonie findet er seine gebührende Anwendung." Andere Indianerstämme wie die „Absaraka (Crow) und die „Kutenai" streuen noch heute die getrockneten Blütenköpfchen dieser Kamillenart in die Kinderwiegen und Tragegestelle für Säuglinge. *Der Duft beruhigt die Kleinen und nimmt ihnen ihre Angst.* Auch bei Erwachsenen kommen Kopfkamillenblüten mit ins Schlafkissen oder werden in einem kleinen Beutel als Amulett am Hals getragen. Der Duft vermittelt Sonnenkräfte und löst Spannungen, insbesondere in der Bauchregion und im Solarplexus."

REZEPTE

*Zur Intensivierung unserer Duftwahrnehmung: Lassen Sie das eben Gelesene,
intellektuell Erfasste in eine sinnliche Erfahrung münden.*

„Baldurs Licht" - *Shampoo für blondes Haar*
12 Tropfen Kamille römisch *Chamaemelum nobile*
10 Tropfen Zitrone *Citrus limonum*
100 ml neutrales Bio-Shampoo
Tropfen Sie die ätherischen Öle in ein unparfümiertes Shampoo. Genießen Sie
und Ihre Lieben diese Kombination frischer, sonniger Düfte, der Glanz ins blonde
Haar zu zaubern vermag.

Hinweis

Diese Kombination ätherischer Öle wirkt leicht aufhellend. Die Sonnenkraft der
Kamille, die ja schon die alten nordischen Völker zu schätzen wussten, wird in
diesem Shampoo vereint mit der Sonne des Südens, dem Duft von Zitronen.

„Lächelnde Füße" - *entspannende Fußeinreibung für Kinder*
3 Tropfen Kamille römisch *Chamaemelum nobile*
4 Tropfen Bergamotte *Citrus aurantium subsp. Bergamia*
3 Tropfen Lavendel fein *Lavandula angustifolia*
1 Tropfen Rose 15% marrokkanisch *Rosa damascena*
30 ml Johanniskrautöl
Die ätherischen Öle direkt in die Flasche mit dem Johanniskrautöl hinein tropfen,
gut schütteln und so die Düfte mit dem Öl vermischen. Mit dem wohlig duftenden
Öl die Füße und Beine des Kindes einreiben:

Schritt 1: Streichen Sie Unterarme und Hände mit dem Aroma-Öl leicht ein, *dabei
die Richtung beachten - beruhigend ist*: von oben nach unten, zu den Händen hin!
Schritt 2: *Initiationsgriff*: Die Füße des Kindes mit beiden Händen erst einmal um
die Fersen fassen und ruhig halten. Anschließend das Aromaöl von den Waden
nach unten zu den Füßen einstreichen. Das Kind schön zudecken; so wird es –

bei einer liebevollen Gutenachtgeschichte – recht bald friedlich einschlummern. Bärbl Buchmayr schildert im Forum Essenzia Heft „Kamillen" Nr. 18 / 2000 diese Einreibung mit einer berührenden Geschichte, die ich empfehle, im Heft nachzulesen. (112)

Hinweis:
Wenn eine indianische Mutter ihrem Kind getrocknete Kamillenköpfchen ins Bett legt, so können Sie das doch auch tun. Sammeln Sie die Kopfkamillen, trocknen Sie die Blüten im luftigen Schatten und stecken sie diese anschließend in ein kleines Kissen. Ihrem Kind dieses Kissen zum Einschlafen ins Bett gelegt; so wirkt der gute Kamillenduft wie ein wohliger Gruß der Eltern und begleitet, behütet das Kind im Schlaf.

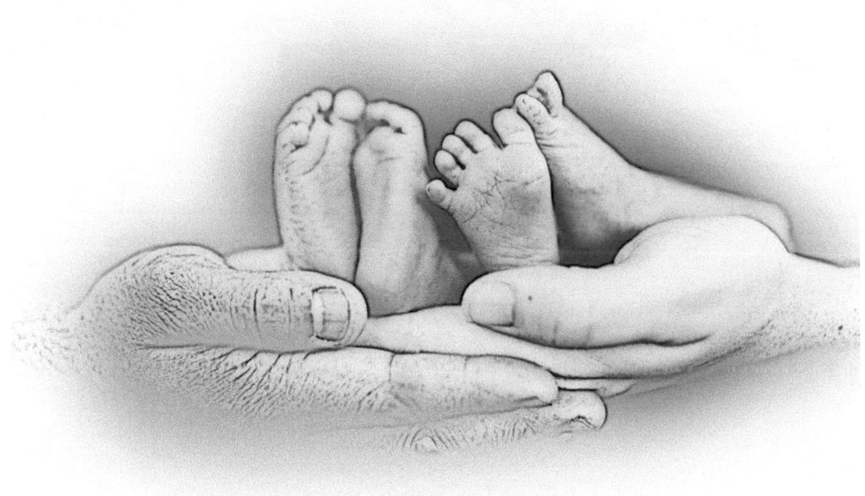

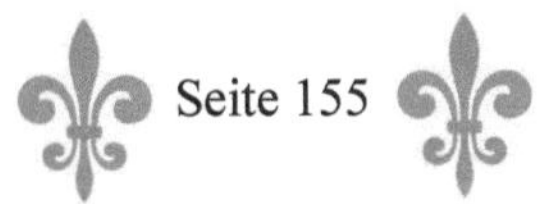

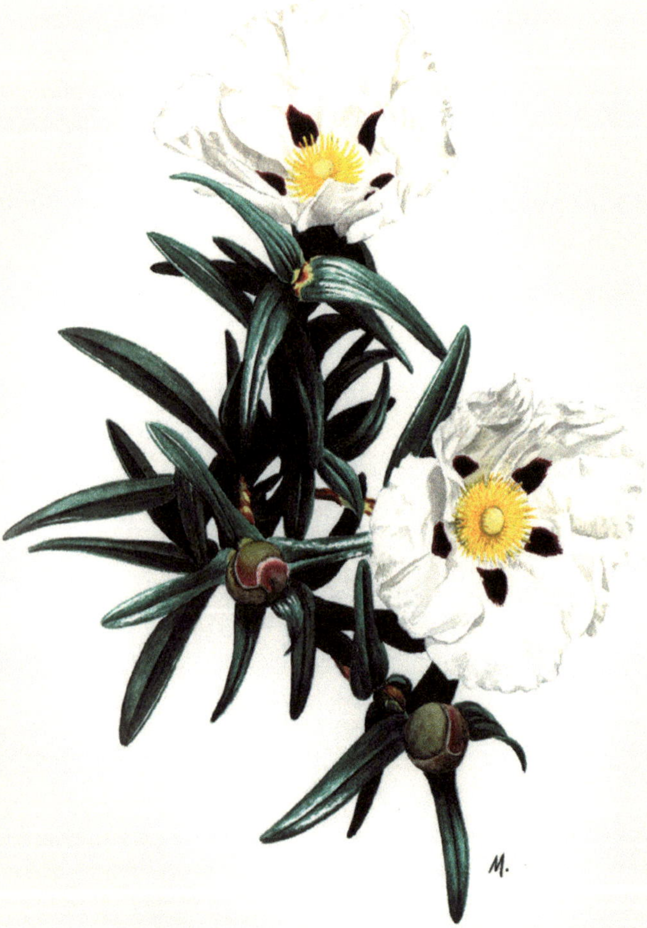

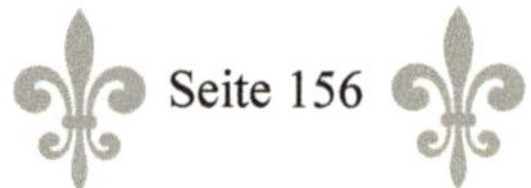

LABDANUM / CISTROSE

Cistus ladanifer

Familie: Zistrosengewächse / Cistaceae
Synonyme: Felsenröschen, Cistus, kretische Zistrose, graubehaarte Zistrose
Duft-Charakteristik: warm-balsamisch, archaisch, moschus- u. ambraartig
Parfümzuordnung: Basisduftnote (Fond), florale, orientalische und asiatische Parfüms
Wirkung:
Körperlich: desinfizierend, antimykotisch, entzündungshemmend, immunstimulierend, stark blutstillend, hautregenerierend
Psychisch: ausgleichend, stimmungsaufhellend, stärkend
Herkunft: Schwerpunkte in Kreta, Portugal, Korsika
Gewinnung / verwendete Pflanzenteile: Wasserdampfdestillation der blühenden Zweige und Blätter
Besonderheit: Seit „ewigen" Zeiten verwendet für Räucherungen, Parfüms, Kosmetika

PARFÜMERIE / DUFT / PERSÖNLICHES

Kreta. Ganze Landstriche flimmern in der heißen Mittagshitze. Vielleicht haben wir das Glück einen ungewöhnlichen Duft in dieser Hitze wahrzunehmen: einem Ambra ähnlichen Duft von Labdanum. Ein seit uralten Zeiten geliebte, intensiv duftende Parfüm-Ingredienz, die von den klebrigen Blättern des knochig, hager wirkenden Cistrosen-Strauches stammt. Die rosa bis lila farbenen oder auch weißen Blüten der Cistrose dagegen wirken so ganz anders, extrem zart, ja empfindsam zerknittert. Auch das Räuchern mit diesem klebrig-festen Labdanum, wie man diesen von den Cistrosen-Pflanzen gewonnenen Duft in der Parfümsprache bezeichnet, war und ist beliebt. Ich habe davon immer einen Vorrat, den ich mir auf Kreta besorge.

RESPEKT IM UMGANG MIT KOSTBAREN DÜFTEN

Wenn wir Labdanum riechen, so vermag uns diese Duftbotschaft in uralte Zeiten hinwegzutragen. Ist es nicht fantastisch, wenn wir uns darüber klar werden, dass

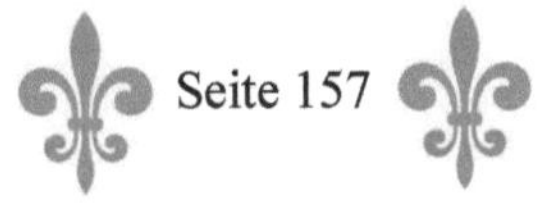

schon König David vor 3000 Jahren genau diesen Duft Labdanum kannte und schätzte? Etwas, was synthetische Düfte nie vermögen; ich wiederhole mich sicher, aber mir ist es so wichtig, sich dessen bewußt zu werden!

Diesen Hauch der Geschichte vergegenwärtige ich mir gern… lässt mich dies doch das reine, hochwertige Labdanumöl mit noch mehr Achtung in meine Parfümformulierungen einarbeiten. So nutze ich beispielsweise noch die kleinsten Reste meiner Parfüms. Sind die Fläschchen leer, spüle ich sie entweder mit Alkohol aus und erhalte – wenn ich diesen „Ausspülalkohol" auch für andere Reste verwende – mit der Zeit ein Parfüm diffusen Inhalts (manchmal überraschend gut). Oder ich spüle diese leeren Fläschchen, die ja innen am Glas noch einen Hauch des reinen Duftes haben, im heißen Badewasser aus. Direkte Reste aus dem Glastrichter werden sofort auf Haut und Kleidung verteilt. So „verkommt" nicht ein einziger Tropfen. Jeder der die Mühe der Arbeit kennt, die das Gewinnen von naturreinen Düften bedeutet, weiß was ich meine.

Der lateinische Begriff *labdanum* ist semitischen Ursprungs; es handelt sich um ein intensiv riechendes Harz, das von verschiedenen Cistus-Arten produziert wird. Im Vorderen Orient ist vorwiegend der *Cistus incanus* heimisch. Dieses strauchartige Gewächs wird ca. 70 cm hoch, hat behaarte, klebrige Blätter und trägt im Frühjahr große rosafarbene Blüten. Man gewinnt den Rohstoff aus den Blättern und Zweigen mit einem Rechen ähnlichen Instrument, das Lederstreifen anstelle von Zähnen hat. Dieses Gerät zieht man über die Pflanze und ein dicker Saft bleibt dabei am Leder hängen.

Man kann das Harz auch durch Auskochen der Zweige in Wasser gewinnen – oder eine altertümliche Weise: über Schafe und Ziegen, die durch die karge Landschaft der Cistrosen ziehen. Am Bart der Ziegen, im Fell der Schafe bleiben Harzklümpchen hängen, die dann gesammelt werden. Das Harz wird nun zu einem goldfarbenen ätherischen Labdanum-Öl destilliert (auch als Cistrosenöl bezeichnet).

Man ist verblüfft, wenn man diesen Duft in seiner intensiven, balsamischen Wärme das erste Mal wahrnimmt. Labdanum – dieser balsamisch, ambra-ähnliche Geruch - wird heute nur noch selten als naturreine Substanz in Parfüms einge-

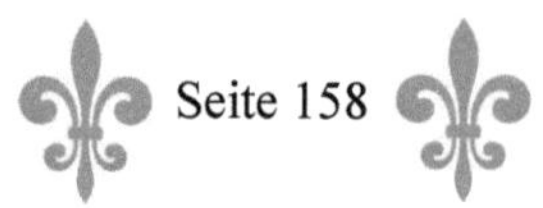

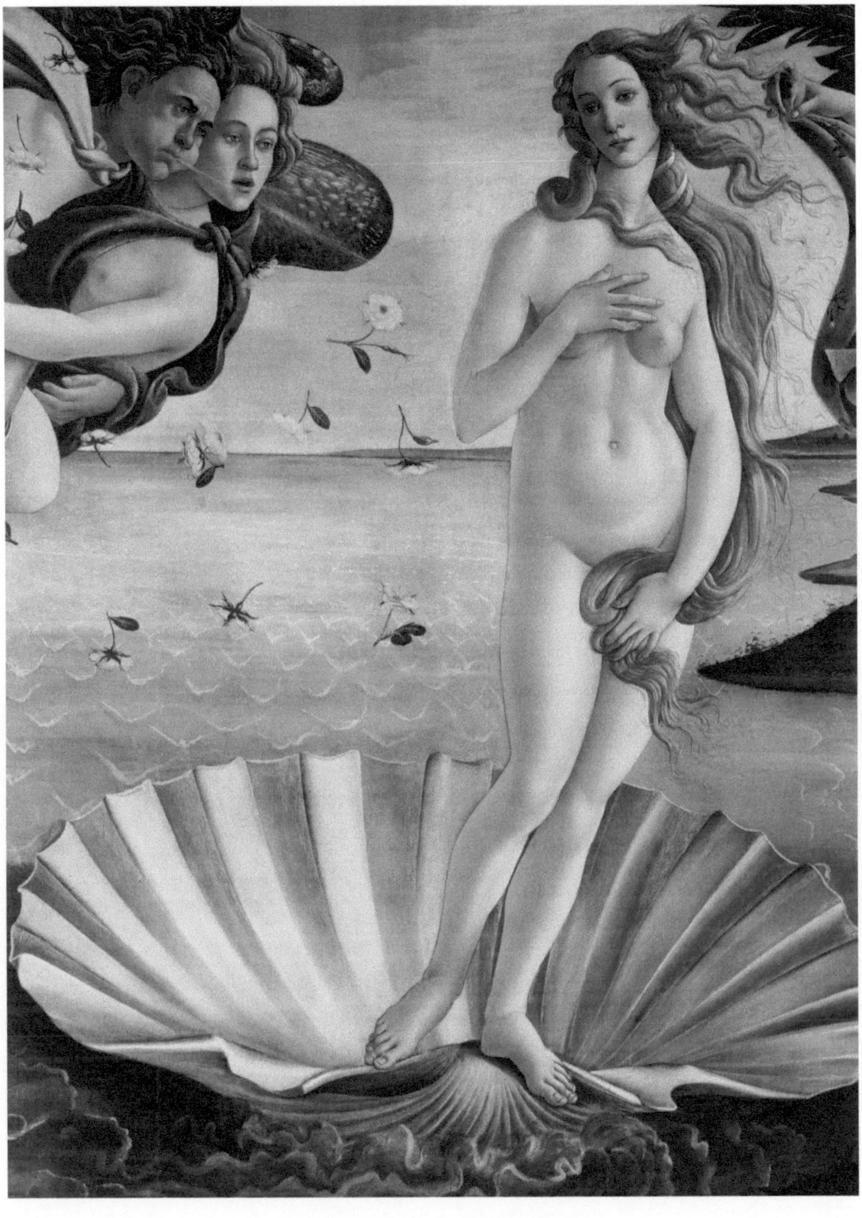

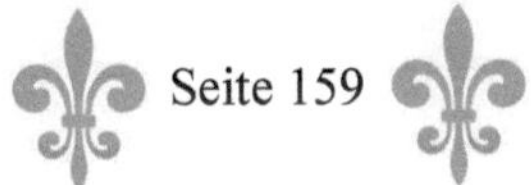

Seite 159

setzt und wenn, dann ausschließlich in kostbarste, hochwertige Kreationen. In Parfümformulierungen sorgt er – neben seiner reichen Duftfülle - als wertvolles Fixativ für eine besonders gute Haftung des Parfüms auf der Haut des Trägers, der Trägerin.

SCHÖNHEIT UND HEILUNG – GEEINT

Einige Historiker vertreten die Ansicht, dass die wichtigste Ingredienz der gesamten Palette antiker Wohlgerüche, die in den Aphrodite Tempeln verwandt wurden, Labdanum gewesen sei. Aphrodite, die als Göttin der Liebe und der Schönheit gilt, wurde auch als Schirmherrin der Parfüms angesehen. Die geradezu legendäre Vielseitigkeit von Labdanum zeigt auch folgende griechische Sage, die ich in ihrem Symbolwert besonders für uns heute als aussagekräftig erachte.

Auf dem Olymp beratschlagten die Götter, welche Heilpflanzen für bestimmte Aufgaben zuständig sein sollten. Schnell war man sich einig, dass Labdanum besonders für die Heilung von Wunden der in den Schlachten verletzten Krieger geeignet wäre. Die Göttinnen jedoch meinten, dass eine Pflanze mit so schönen violett zarten Blüten ein Mittel sei, das ihre Schönheit als Göttinnen wie auch die der sterblichen Frauen erhalten könne. So wurde also die gute Cistrose zur Pflanze der Heilung wie auch der Schönheit gekürt. (113)

Wenn doch unsere Kosmetik immer beiden dienen würde - dem Heilen und der Förderung von Schönheit – beim Menschen wie seiner Mitwelt!

BOTANIK

Die Unterscheidung der verschiedenen, im Mittelmeerraum beheimateten Cistrosenarten ist bei einer Verwendung als Heilmittel wie auch als Parfümingredienz unerlässlich. Denn es gibt hinsichtlich der Inhaltstoffe der einzelnen Pflanze doch einige Unterschiede in ihrer Zusammensetzung und somit Wirkkraft und Duft-Aussage. Wer Citrosenzubereitungen etwa als Tee im Handel kauft, tut deshalb gut daran, genau hinzusehen. Auf den Inhaltsstoff Taxon kommt es hierbei vor allem an. (114)

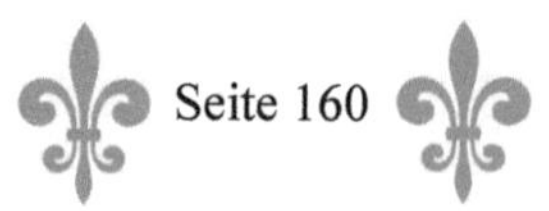

Für die ätherische Ölgewinnung spielt hauptsächlich die kretische Cistrose – lat. *Cistus ladanifer* - die Hauptrolle. Die grauweiß behaarte Cistrose ist ein bis zu 70 cm hoher Busch mit behaarten, klebrigen Blättern, die häufigste Cistrosenart im östlichen Mittelmeer; beheimatet in der Macchia, einer immergrünen Gebüschformation. Eindeutig botanisierbar ist sie durch ihre wechselständigen Blätter, deren Blattoberseiten mit Drüsenhaaren überzogen sind. Der von Linné gegebene Beiname *ladaniferus* bedeutet „harzträchtig", denn das Harz, das die Cistrosen ausscheiden, wurde von den Syrern und Phöniziern „Ladan" (= klebriges Kraut) genannt. Die Blüten ähneln denen der zur Familie der Rosengewächse (Rosaceae) gehörenden wilden Rosen. Im Frühjahr, wenn die Cistrosen blühen, verschönern diese großen rosa- und weißfarbenen Blüten die eintönige Vegetation. Als Früchte bildet die Pflanze Kapseln mit kleinen Samen aus. Sie ist eine Hauptpflanze in vielen Zwergbuschgesellschaften, gedeiht aber hauptsächlich auf kalkigen Mergelböden des Mittelmeergebietes.

Feuer-Phänomen. Dieser niedrig wachsende Busch, die Cistrose, hat eine geradezu erstaunliche Taktik mit ihrem Duftöl entwickelt. *Bei Temperaturen von über 32°C geht dieses ätherische Öl spontan in Flammen auf.* Die Cistrose und ihre Umgebung brennen! Ihr Samen in feuerfester Verkapselung findet dann einen freien, idealen Boden zum Keimen und Wachsen vor – ohne allzu viel Konkurrenz. So vergrößert sie erstaunlicherweise ihr Territorium. Der Rauch beschleunigt dabei den Keimungsprozess – ist das nicht verblüffend!

GESCHICHTE

Es verwundert nicht, dass das Labdanumharz der Cistrose als Duftstoff schon seit der Antike sehr begehrt war. Im minoischen Reich des antiken Kreta gehörten der warme, geheimnisvolle Duft des Labdanums zu den beliebten Ingredienzien, mit denen sich die königliche Damenwelt damals umgab. In der ägyptischen wie auch jüdischen Tradition war diese Substanz ein wichtiger Bestandteil von Rauchopfern. Eine Tradition, die sich weiter verfolgen lässt bis heute. Denn Labdanum als Räucherstoff dient auch heute noch der christlichen Ostkirche in ihren Liturgien. Labdanum wurde traditionell zur Schönheitspflege wie auch zur Herstellung von

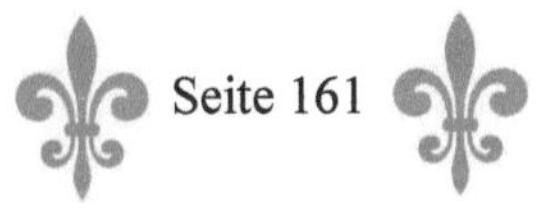

Salben und Arzneimittel verwandt. Zur Wundheilung diente es in Mischungen mit weiteren ätherischen Ölen, mit Wein und Honigmet. Seit die Kreuzritter Labdanum ins Abendland mitbrachten, spielte es neben dem Räuchern später auch eine wichtige Rolle in der italienischen und französischen Parfümherstellung.

Den Duft seiner Heimat Korsika erkenne er mit geschlossenen Augen, sinnierte einst Napoleon Bonaparte wehmütig in seinem Exil auf St. Helena. (115) Eine korsische Besonderheit, die man auch heute noch als Fährenpassagier ankommend, bei der Annäherung an diese Mittelmeerinsel erleben kann: Denn eine Hauptrolle dieser so typischen korsischen Landesduftnote spielt auch hier die allgegenwärtige Cistrose.

HEILWIRKUNGEN

Der Duft der Cistrose dringt tief in den Gefühlsbereich ein und gilt als heilend für psychosomatische Erkrankungen. Man drückt es auch so aus: der Duft hat die Kraft, die Seele zu „erwärmen". In der Praxis hat sich eine Anwendung bewährt bei Menschen, die auf Grund früherer psychischer Verletzungen unter Gefühlskälte oder dadurch ausgelösten Krankheitssymptomen leiden. Neben der wichtigen Wirkung bei seelischen Traumata zeigt das Cistrosenöl seine Stärke bei körperlichen Verletzungen wie stark blutenden Wunden – vor allem in der Kombination mit Immortelle und Lavendel als Notfallmischung. Der französische Aromaspezialist Dr. Daniel Pénoel (116) gibt an, dass der Cistrosenduft sich ausgleichend auf den Parasympatikus auswirke.

Eliane Zimmermann in ihrem Blog (117): „Die zerknitterten Blütenblättchen dieses hitzeliebenden Mittelmeerstrauches halten nur einen Tag. Kälte, Wind und Regen mögen sie nicht. Das balsamisch duftende ätherische Öl aus den klebrig-harzigen Zweigen kann von einem Mediziner bei blutenden Wunden auch schon mal pur verwendet werden, es stoppt die Blutung fast augenblicklich. Das Öl hat eine starke Haut- und Psycho-Wirkung, kann also Hautprobleme, die seelische Schieflagen anzeigen, heilen helfen. Zudem ist es ein wichtiges Öl bei der Behandlung von viralen Erkrankungen."

Beim Kauf sollte man jedoch aufpassen, da es aufgrund des relativ hohen Preises gerne mit anderen – manchmal auch fraglichen - Substanzen gemischt wird.

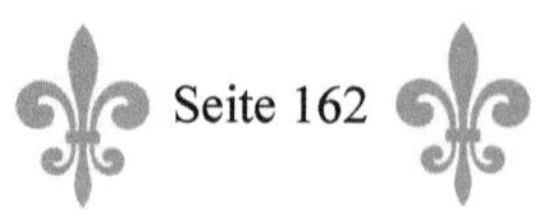

Eine aktuelle interessante Indikation der kretischen Cistrose als Heilkraut ist ihre antivirale Wirkung gegenüber Erregern grippaler Infekte. Die in der Cistrose (Kraut) enthaltenden Tannine binden sich an Proteine der Schleimhäute und besetzen die dortigen Angriffspunkte für Viren. Fast schon sensationell ist in diesem Zusammenhang ein Forschungsergebnis des Münchner Helmholtz Zentrums: In Zellkulturen konnte gezeigt werden, dass Extrakte der kretischen Cistrose HI-Viren, Ebola- und Marburg-Viren inaktivieren und ihre Vermehrung in vitro verhindern. Hier binden sich die Inhaltsstoffe der Cistrose selektiv an die Viruspartikel und verhindern damit das Andocken der Viren an andere Zellen. (118)

REZEPTE
Zur Intensivierung unserer Duftwahrnehmung: Lassen Sie das eben Gelesene, intellektuell Erfasste in eine sinnliche Erfahrung münden.

„Morgenröte" - *das Parfüm von Eos, der Göttin der Morgenröte*
3 Tropfen Labdanum / Cistrose *Cistus ladanifer*
6 Tropfen Jasmin (4%ig) *Jasmin grandiflorum*
5 Tropfen Rosenextrakt Absolue *Rosa damascena* (*Einkaufsempfehlung*)
3 Tropfen Tuberose *Polianthes tuberosa*
6 Tropfen Orange *Citrus sinensis*
10 Tropfen Mandarine rot *Citrus reticulata*
Ca. 15 ml Alkohol / Weingeist 96% (Apotheke)
22 Tropfen Orangenblütenwasser
20 ml leerer Flakon *mit Stößel oder Pipette*
Geben Sie die Düfte sowie das Orangenblütenwasser in einen leeren Flakon. Anschließend bis zum Rand mit dem Alkohol auffüllen. Schütteln und diese Rezeptur circa 2 Wochen reifen lassen.

Hinweis
Dieses edle Parfüm besitzt eine ansprechende, leichte rot-orangene Färbung; durchaus passend für Eos, die Göttin der Morgenröte.

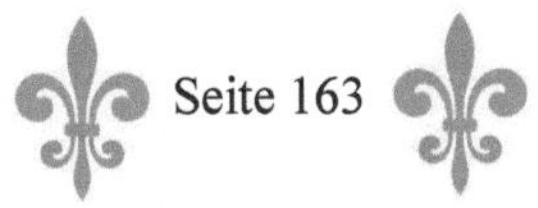

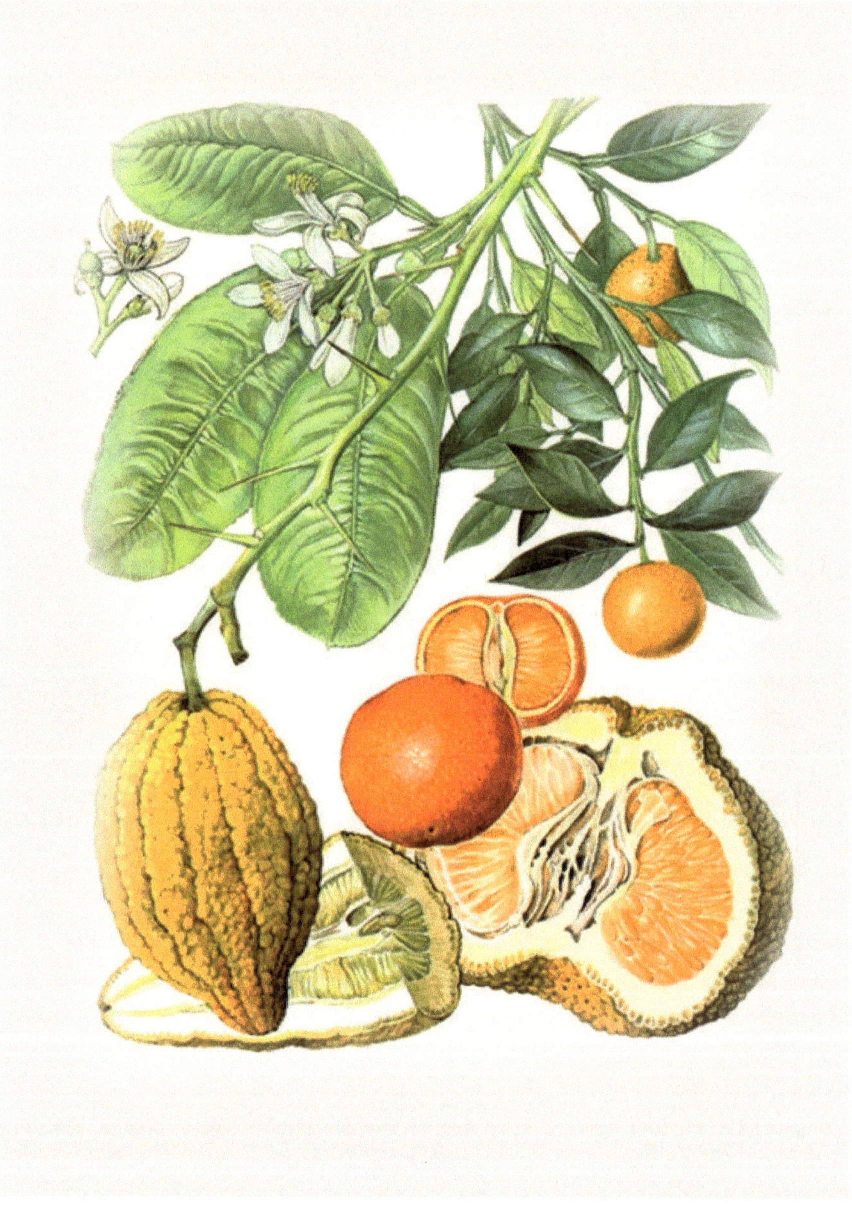

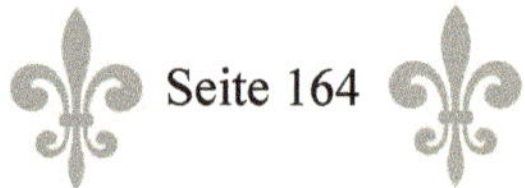

MANDARINE
Citrus reticula

Familie: Rautengewächse / Rutaceae
Synonyme: Tangerine
Duft-Charakteristik: süß, fruchtig-frisch, jung, lecker, aufheiternd, beschwingt
Parfümzuordnung: Kopfduftnote (Tête), florale, sportive Parfüms
Wirkung:
Körperlich: antiseptisch (desinfizierend), entkrampfend, belebend, immunstimulierend, durchblutungsfördernd, lymphabflussfördernd
Psychisch: stimmungsaufhellend, in physiologischer Dosierung schlaffördernd, angstlösend
Herkunft: Italien und andere Mittelmeerländer, Nord- und Südamerika, China
Gewinnung / verwendete Pflanzenteile: Kaltpressung aus Mandarinenschalen
Besonderheit: Mandarine grün - aus unreifen Früchten - duftet etwas spritziger als die bekanntere Mandarine rot aus den reifen Früchten

PARFÜMERIE / DUFT / PERSÖNLICHES

In der chinesischen Provinz Kanton wird der Mandarinenbaum „yao qian shu" genannt, was so viel heißt wie „der Baum, den man nur zu schütteln braucht, damit das Glück kommt." Und Glück vermittelt uns dieser leichte, beschwingte Duft sowie das Verspeisen seiner fein segmentierten köstlichen Früchte. Mandarinenöl wird auch als ein „Kinderöl" bezeichnet. Wenn Kinder – und Erwachsene ebenso – den Duft riechen, so zaubert es unvermittelt ein Lächeln auf die Lippen. Dieses fruchtig-süße Aroma schenkt uns etwas was wir in jedem Alter brauchen, das Gefühl von Geborgenheit, Liebe und Zärtlichkeit.

Kein Wunder also, wenn ich Mandarine so gerne als Kopfduftnote in meinen Formulierungen verwende; und hier bevorzugt bei jung anmutenden, sportiven wie sinnlichen Damenparfums. Analytisch betrachtet wird der Duft durch den stark entspannenden, aromatischen Ester *Methylanthranilat* geprägt. Allerdings darf uns das nicht zu einer Überdosierung verleiten; das würde einen Umkehreffekt nach sich ziehen (siehe Hinweis im Heilbereich). (119) *Mandarine rot* duftet intensiv süß, fruchtig und sanft verführerisch und wirkt in seiner Süße noch intensiver als der Duft von Orangen. Die Variation *Mandarine grün* - das ätherische Öl, das von den noch grünen Früchten gewonnen wird – weist hingegen schon optisch eine andere Farbe auf; statt eines hellen Orangetons wie bei Mandarine rot nun ein sattes Grün. Mandarine grün ist auch einen Tick grüner in seinem Duft, frischer, spritziger, etwas weniger süß und wird daher gerne in sportiven Parfüms verwendet. Der Anteil an *phototoxisch wirkenden Furocumarinen* (siehe Stichpunkt „Photosensibilität") ist beim Mandarinenöl zum Glück geringer als etwa bei Limette. Dennoch können sich im Zusammenhang mit UV-Strahlen (Sonnenbad, Sonnenstudio) braune Flecken auf der Haut bilden. Bei geringer Dosierung – man geht hier von beispielsweise 10 Tropfen auf 100 ml Grundlage aus – besteht jedoch kaum eine Gefährdung.

AGRUMENÖLE

Italien gilt als das klassische Anbaugebiet für Mandarinen und eines der besten Mandarinenöle, das als eine Kaltpressung der Schale gewonnen wird, stammt auch aus diesem südlichen Land. Zitrusdüfte, die aus den Schalen der Früchte gewonnen werden, nennt man auch *Agrumenöle*. Dieser Begriff hat sich im Deutschen inzwischen eingebürgert. „Agrumi" ist eine mittelalterliche Bezeichnung für verschiedene ölhaltige Früchte; sie stammt vom italienischen *agrume* ab was so viel bedeutet wie „säuerliche Frucht". Zu den Agrumenölen zählen: Bergamotteöl, Grapefruitöl, Limettenöl, Mandarinenöl, Orangenöl und Zitronenöl.

KALTPRESSUNG – RASPELUNG DER SCHALE

Die Bezeichnung „Kaltpressung" ist üblich für Schalenöle; ein Qualitätsbegriff, der von fetten Ölen übernommen wurde. Ganz außen besitzt die Mandarine - wie auch andere Zitrusfrüchte - eine wächserne Haut, die die darunter liegenden Duft- bzw. Öldrüsen vor einer Austrocknung schützt. Die kleinen Öldrüsen sind mit bloßem Auge durchaus erkennbar. Der Name „Kaltpressung" hat sich zwar eingebürgert für dieses Herstellungsverfahren, aber ist doch missverständlich. Denn die Agrumenöle werden nicht gepresst, sondern die Schalen der Früchte werden in riesigen „Waschmaschinen" geraspelt. Die Trommeln sehen von innen aus wie unsere Raspel, die wir in der Küche benutzen. Anschließend wird mit Wasser gespült und

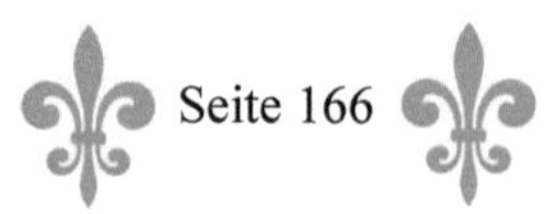

zur Trennung zentrifugiert. Dieser Duft erfährt also keine Beeinträchtigung durch einen Hitzeprozess. Bei original verschlossenen Zitrusdüften geht man generell von einer Haltbarkeit – dunkel und kühl gelagert – von etwa einem Jahr aus.

PETIT-GRAIN-ÖL MANDARINE *Citrus reticulata Blanco*

Der Mandarinenbaum liefert uns noch einen weiteren interessanten Duft für die Parfümerie: Aus den jungen Zweigen und Blättern des Mandarinenbaumes gewinnt man das Petit-Grain-Öl Typ Mandarine. Dieses wird – anders als das Mandarinenöl in Kaltpressung – über eine Destillation gewonnen. *Es gilt unter den Petit-Grain Ölen als die wertvollste Variante.* „Dieses Aroma ist etwas ganz besonderes, enthält es doch als einziges ätherisches Öl etwa 50% *Methylanthranilat.* Dieser aromatische Ester ist einer der entspannendsten Inhaltsstoffe, die wir kennen. Petit-Grain Mandarine gehört daher zu den im höchsten Maße stresslösenden Düften und ist somit wie geschaffen für uns heute. Die Kombination zweier in ihrer Wirkung gegensätzlichen Inhaltsstoffe (aromatische Ester und Monoterpene) ermöglicht es, regulierend auf viele Funktionsabläufe des menschlichen Organismus einzuwirken. Der Erschöpfte fühlt sich frischer und der Nervöse wird ruhiger". (120) Dieser aussagekräftige Hinweis von Monika Werner und Ruth von Braunschweig hat dazu geführt, dass ich dieses Petit-Grain-Öl Mandarine nun vermehrt in sportive wie auch maskuline Kompositionen einbaue.

Sind Sie nicht auch erstaunt, was sich hinter einer uns doch scheinbar bekannten Pflanze wie der Mandarine alles so verbirgt? Und staunen dürfen Sie, ist es doch eine schöne menschliche Reaktion, dieses „Staunen Können".

BOTANIK

Der Mandarinenbaum ist kleiner, ausladender als der Orangenbaum und besitzt auch kleinere lanzettenartige Blätter und Früchte. Die Mandarinen, die von Oktober bis Januar geerntet werden, unterscheiden sich von den anderen Zitrusvarianten durch ihre auffallend locker sitzende Schale. Wie leicht lassen sich doch ihre köstlichen Fruchtsegmente herauslösen und verspeisen; geradezu ideal zum Schulbrot der Kinder oder als Pausensnack im Büro. Kaum bekannt ist, dass die Mandarine – wie die Pampelmusen – zu den ältesten Zitrusfrüchten gehört. Aus

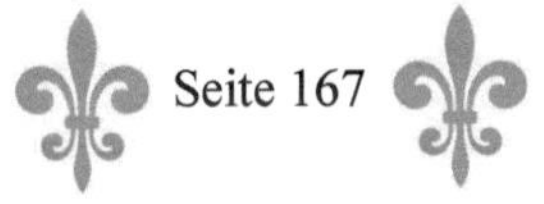

ihren Kreuzungen entstanden die uns heute noch bekannteren Orangen. (121)
Unter allen Zitrusbäumen ist die Mandarine die süßeste Frucht und besitzt dennoch
einen gut wahrnehmbaren feinen Säureanteil. Chemisch gesehen ist die Süße eine
Säure, denn Zuckersäuren sind auch Säuren; dies ist im Geschmack der Früchte
jedoch aufs feinste ausgeglichen. Die orangene Farbe signalisiert eindeutig den
Reifezustand, leuchten sie doch herrlich aus den grünen Bäumen heraus wie sanft
untergehende kleine Sonnen.

GESCHICHTE

Die Mandarinen stammen ursprünglich aus China. Eine erste Erwähnung der
Kultivierung dieser süßen Früchte findet man dort bereits im 12. Jahrhundert vor
Christus. Im alten China war diese wertvolle Frucht ausschließlich dem Kaiser
vorbehalten und seinen wichtigen Beamten, den Mandarinen. Diese durch das
leuchtende Orange so sichtbare Bevorzugung der hohen Beamten des Kaisers
führte dazu, dass sie im Volk nach den Früchten, den Mandarinen, benannt wurden
und nicht anders herum, wie öfters zu lesen ist. In Asien wurden die Mandarinen
nach und nach verbreitet, gelangten so nach Japan. Nach Europa kamen sie erst
spät, nämlich 1805 mit Abraham Hume von China nach England. In der damals
wie auch heute intensiv in Großbritannien gepflegten Gartenkultur wurden die
Mandarinen in den Gewächshäusern mit Vorliebe gepflegt. Über diesen Weg
gelangten sie schließlich in den Mittelmeerraum, wo sie heute – dank der für die
Bäume günstigen klimatischen Voraussetzung - sehr präsent sind, ja uns scheint,
als wüchsen diese Zitrusfrüchte dort schon immer.

HEILWIRKUNGEN

Das scheinbar so harmlos-heitere ätherische Mandarinenöl hat es in sich: Durch
den Gehalt an Anthranilsäure-Ester wirkt es sehr entspannend und muskellockernd.
Deshalb wird es in Schmerz- und Muskelkater-Mischungen genutzt. Zugleich
verbessert der Duft oftmals recht „gesund" riechende Mischungen anderer
hilfreicher Öle. In Frankreich wird Mandarinenöl als ungefährliche Arznei für
Kinder bei Schluckauf und Magenverstimmung angewendet sowie zur Stärkung
und Unterstützung von Verdauung und Leber eingesetzt. In England sagt man:

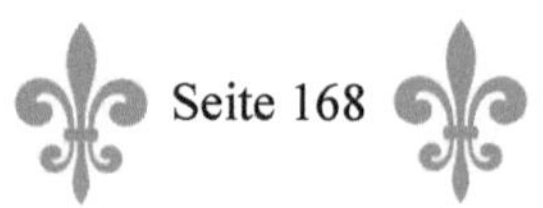

mandarines makes children happy. Eine insbesondere bei Kindern wirksame Beruhigungs- und Einschlafmischung enthält rotes Mandarinenöl. Jedoch gilt bei der Anwendung für Kinder folgendes zu beachten: *In höherer Dosierung wirkt Mandarinenöl belebend und anregend – also ein Umkehreffekt -, sie könnte Kinder in Unruhe führen.* Bei einem Auftrag auf der Haut gilt: Die kleinen stark lipophilen Monoterpene durchdringen blitzschnell die Zellmembranen unserer Haut und *bitte beachten: eine Baby- und Kinderhaut ist extrem empfindlich.*

Laut Prof. Dr. Dr. Dietrich Wabner wirkt Mandarine in hohem Maße antidepressiv: Hierfür verantwortlich ist der Ester *Methyl-N-Methylanthranilat* – eine Aminosäureverbindung. (122) Der fruchtig süße Duft von *Citrus reticula* kann uns bei Stress und Gereiztheit helfen. Die Inhaltstoffe wirken beruhigend auf unser Nervensystem. Es heißt, Menschen mit Einschlafschwierigkeiten sollten nach dem Abendessen Mandarinen speisen. Aber man kann sich mit dem feinen Duft auch eine Einschlaf-Mischung zubereiten, die als Raumduft im Schlafzimmer für gute Träume sorgt (siehe Rezept).

DÜFTE BEEINFLUSSEN UNSERE TRÄUME
Der Geruchsforscher Prof. Dr. Dr. Dr. Hanns Hatt notiert über diesen Versuch im Schlaflabor (123):

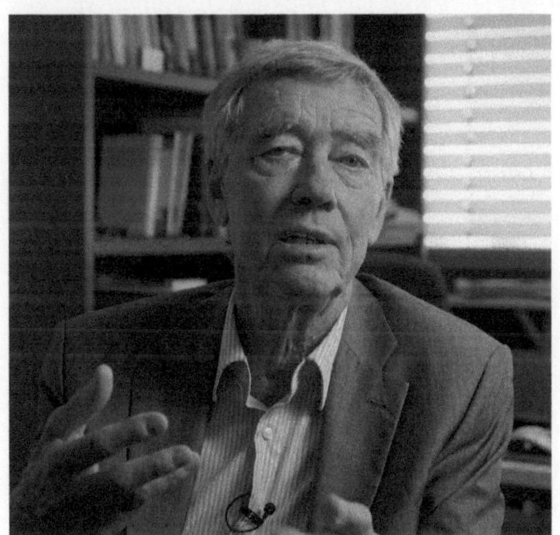

„Bei unseren Experimenten im Schlaflabor des bekanntesten deutschen Schlafforschers Jürgen Zuley, damals noch am Max-Planck-Institut für Psychiatrie in München, wollten wir testen, wie bestimmte Duftstoffe auf Blutdruck, Atemfrequenz, Gehirnströme oder Trauminhalte wirken, und bei dieser Gelegenheit gleichzeitig die interessante Frage beantworten:

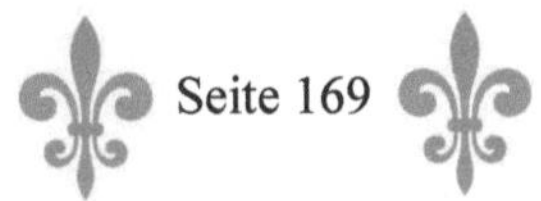

Können Menschen während des Schlafes überhaupt Düfte wahrnehmen? Oder, anders gesagt: Ist unsere Nase tatsächlich rund um die Uhr im Dienst?

Als Teststoff wählten wir den weltweit beliebtesten Duft Orange und als Negativbeispiel Skatol, den Geruch von Fäkalien. Außerdem eine Mischung aus weiblichen Körperdünsten (Achselschweiß und Vaginalsekret), denn die Versuchspersonen waren alle Männer. Frauen konnten wir aus praktischen Gründen nicht berücksichtigen, weil die gesetzlichen Auflagen zu Umkleidekabinen, Toiletten und Personal zu aufwendig waren. Unseren Testschläfern wurden Messgeräte angelegt, unter der Nase befestigten wir eine kleine Düse, aus der ständig frische Luft strömte. Sobald die Probanden eingeschlafen waren und die Messelektroden anzeigten, dass die Traumphase bevorstand (REM-Schlaf), mischten wir der Luft einen der drei Teststoffe in ganz geringer Konzentration bei. Zehn Minuten lang wurden dann die Körperreaktionen aufgezeichnet. Anschließend weckten wir die Personen und ließen uns ihre Träume erzählen, danach durften sie weiterschlafen.

Das spannende Ergebnis war: Alle drei Düfte veränderten jeweils sehr spezifisch die Herz- und Atemfrequenz, aber auch die Trauminhalte. *Zum ersten Mal konnte durch unsere Versuche gezeigt werden, dass unsere Nase sich im Schlaf nicht abschaltet, sondern 24 Stunden täglich riecht und uns unbewusst beeinflusst.“*

REZEPTE
Übungen zur Intensivierung unserer Duftwahrnehmung: Lassen Sie das eben Gelesene, intellektuell Erfasste in eine sinnliche Erfahrung münden.

„Tangerine Dreams“ *- gute Träume Duftmischung*
20 Tropfen Mandarine rot *Citrus reticulata*
10 Tropfen Orange *Citrus sinensis*
10 Tropfen Lavendel fein *Lavandula angustifolia*
Leere Flaschen 10 ml, mit Tropfer (Apotheke)
Geben Sie die ätherischen Öle nacheinander in eine Flasche mit einem Tropfer.

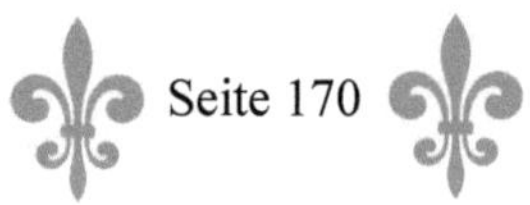

Schütteln und je nach Raumgröße des Schlafzimmers und Standort einer Duftlampe etwa 8 Tropfen der Duftmischung in das Wasser der Duftlampe geben. So werden Sie schön in „Tangerine Dreams" träumen können...

Hinweis

Die Beatles besangen schon „Tangerine dreams"; ein idealer Name also für einen wohltuenden Einschlafduft. TIPP: Selbstverständlich gehören TV-Geräte, Notebook, Handy & Co. nicht in einen Schlafraum. Dort werden nämlich „unsere Batterien" in der Nacht aufgeladen und eine ruhige, entspannte Atmosphäre ist hier für uns förderlich.

„Kreuzband-Massageöl" *für Schwangere*

5 (7) Tropfen Mandarine rot *Citrus reticulata*

2 (2) Tropfen Jasmin Absolue *Jasminum grandiflorum*

1 (3) Tropfen Rosmarin ct. Cineol *Rosmarinus officinalis ct. Cineol*

1 (3) Tropfen Wacholderbeere *Juniperus communis*

50 ml Mandelöl

Geben Sie die Tropfen der ätherischen Öle direkt in die Flasche mit dem fetten pflegenden Öl; hier Mandelöl. Für nicht schwangere Personen, *empfiehlt die Berliner Apothekerin Katharina Zeh,* kann diese Mischung etwas stärker dosiert werden. Hier nehmen Sie die Zahlen in den Klammern. (124)

„Apfelpunsch für frostige Tage" *einfach lecker!*

Schritt 1: Grundlage Apfelgetränk

1,5 Liter Apfelsaft

500 ml Wasser

2 Bio-Orangenfrüchte

1 Zimtstange

3 Eßl. *Zimt-Orange-Honigsirup* (siehe unten)

Apfelsaft und Wasser in einen Topf geben und zusammen mit der Zimtstange langsam, abgedeckt, erwärmen (nicht kochen). Vom Herd nehmen; die gewaschenen Orangen in Scheiben geschnitten hinzufügen. Etwas mit

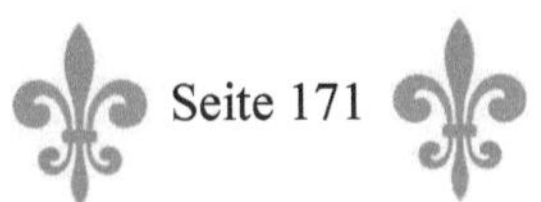

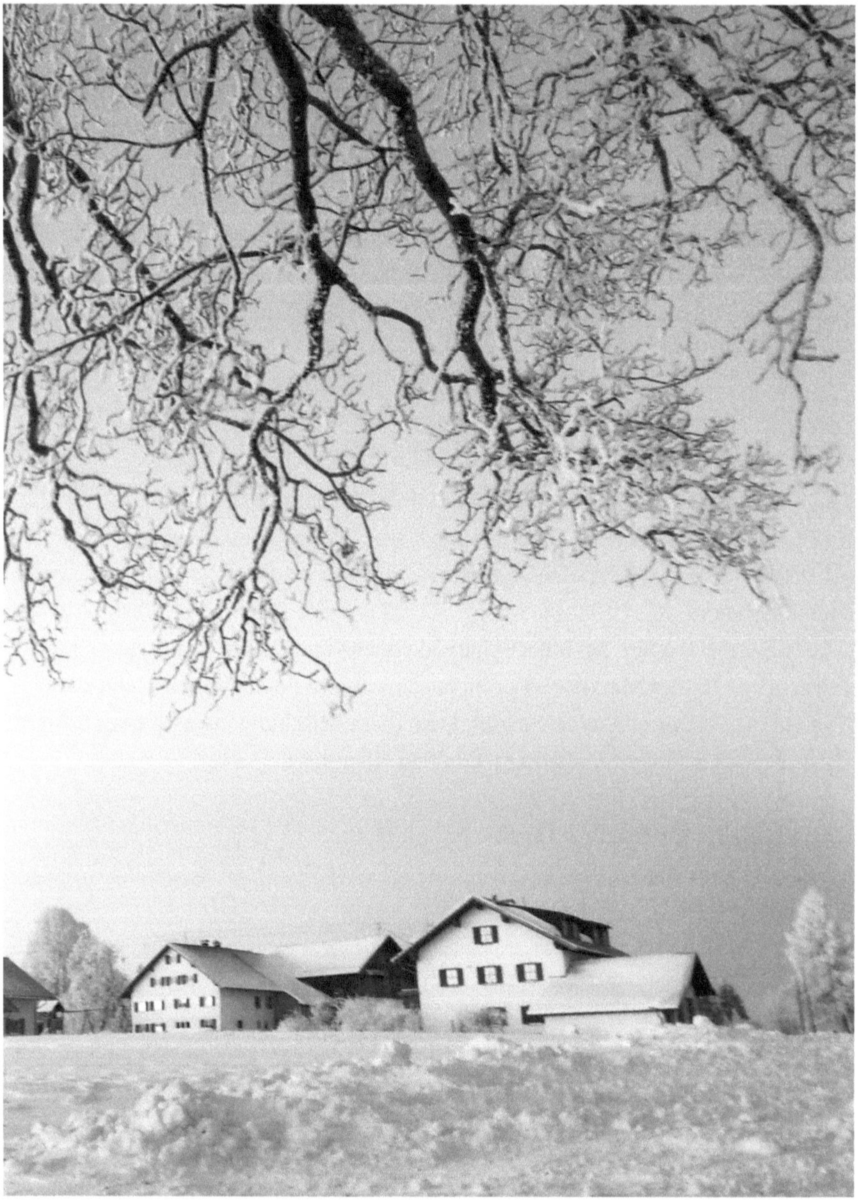

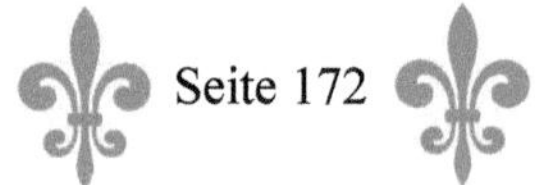

geschlossenem Deckel ziehen lassen und kurz vor dem Servieren den aromatischen Sirup einrühren.

Schritt 2: Zimt-Orangen-Honigsirup
50 ml Akazienhonig
50 ml Ahornsirup (oder Agavendicksaft)
1 Tropfen Kardamom *Elettaria Kardamomum*
1 Tropfen Zimtrinde 60% *Cinnamomum verum*
3 Tropfen Ingwer *Zingiber officinalis*
3 Tropfen Vanilleextrakt *Vanilla planifolia*
5 Tropfen Orange *Citrus sinensis*
3 Tropfen Mandarine rot *Citrus reticulata*
Mischen Sie zuerst den Honig mit dem Ahornsirup. Dann fügen Sie nacheinander die ätherischen Öle tropfenweise hinzu. Gut mischen. Damit haben Sie eine feine Grundsubstanz, die Sie in den Apfelpunsch oder auch in eine Schlagsahne – zu einem köstlichen Apfelkuchen - einrühren können.

Hinweis
Dieses *Apfelpunsch Rezept von Maria M. Kettenring* (125) liebe ich seit vielen Jahren im Winter und habe meine Gäste mit diesem Getränk schon oft überrascht. Sie finden hier ein Rezept zum guten Schlafen, eines gegen „Kreuzband-Beschwerden" und ein leckeres Getränk. Die Vielseitigkeit ätherischer Öle erstaunt doch immer wieder!

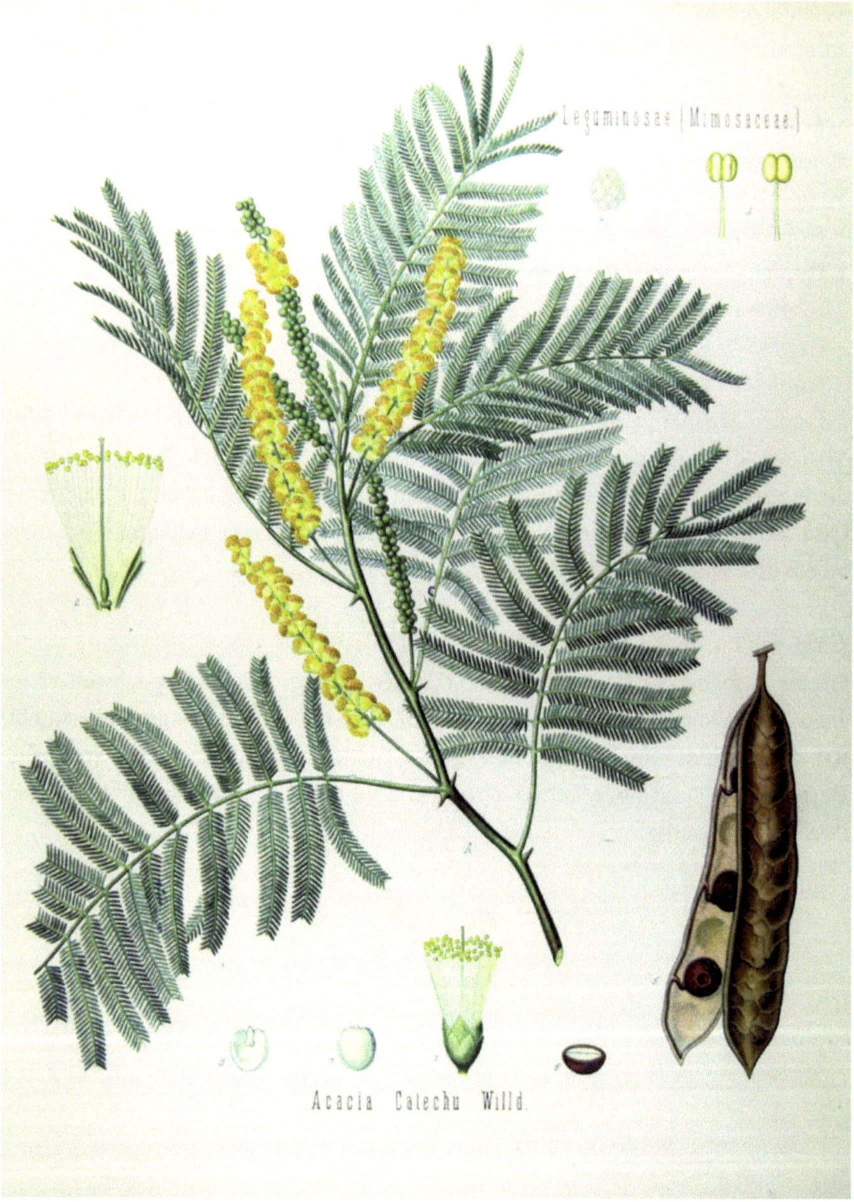

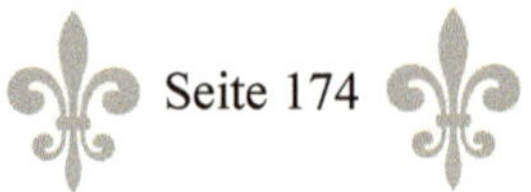

Leguminosae. (Mimosaceae.)
Acacia Catechu Willd.

MIMOSE / CASSIE / SILBERAKAZIE
Acacia dealbata

Gattung: Akazien / Acacia, *Unterfamilie:* Mimosengewächse / Mimosodeae
Synonyme: Akazie, Cassie, falsche Mimose
Duft-Charakteristik: einhüllend, lieblich, weich, zart-blumig, sinnlich
Parfümzuordnung: Herzduftnote (Coeur), florale, asiatische Parfüms
Herkunft: Italien, Marokko, Südfrankreich
Gewinnung / verwendete Pflanzenteile: Lösungsmittelextraktion aus den Blüten und Zweigspitzen
Wirkung:
Körperlich: entspannend, hautpflegend
Psychisch: stimmungsaufhellend, ausgleichend, einhüllend
Besonderheit: Mimosenduft wird von Silberakazien gewonnen

PARFÜMERIE / DUFT / PERSÖNLICHE ERLEBNISSE

In den 1920er Jahren waren florale Parfüms unter anderem mit dem kostbaren echten Inhaltsstoff von Cassie berühmt geworden. Wir sehen diese rauschenden Feste mit ihren noblen Trägerinnen in ihren fließenden Kleidern förmlich vor uns. Die Damen favorisierten Parfüms mit Cassie, diesem Geheimnis umwitterten Duft.

ABSOLUE

Die Gewinnung des Mimosenduftes aus den gelben Blüten der Silberakazie erfolgt durch eine Lösungsextraktion; beispielsweise mittels Hexan. Man erhält dann das sogenannte *Concrète*, welches anschließend mit Alkohol versetzt und gefiltert wir. Nun steht es uns als ein *Absolue* für unsere Kreationen zur Verfügung.

WAS NUR IST CASSIE?

Nur Wenigen dürfte bekannt sein, dass mit den Namen „Cassie" oder „Mimose" ein Duft gemeint ist, der von Silberakazien stammt. Die Namensverwirrung rührt wohl daher, dass man Mimosen als eine Unterfamilie *Mimosodeae* botanisch zu

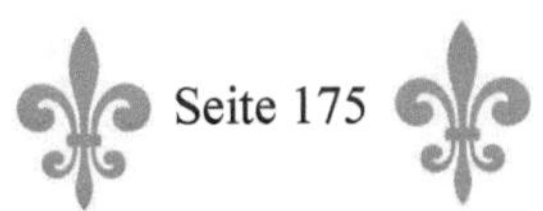

den Akazien *Acacia* zählt. Durch die sehr geringe Ausbeute bei der Herstellung –
nur 0,8% - kostet diese Rarität dann auch ein kleines Vermögen. Fälschungen sind
– wie könnte es anders sein - an der Tagesordnung. Um ihren Duft in einem Parfüm
zu integrieren braucht es ein gutes Fingerspitzengefühl. So darf diese noble zarte
Kostbarkeit im Coeur von keiner anderen Ingredienz übertönt werden. Es sind
zarte Kompositionen, eine verspielte Sinnlichkeit klingt an, gern von mir verwandt
für asiatische Parfüms. Gelingt diese Komposition, so darf ein edles *Eau de Haru*
(*Haru* – japanisch *Frühling*) mit einer deutlichen Cassienote uns auch heute wie in
den 1920er Jahren mit ihren Duftschleiern umwehen.

BOTANIK

Die Silberakazie (*Acacia dealbata*) ist ein immergrüner Baum mit fedrigen blaugrün
silbrigen Blättern und sonnengelben Blütenköpfchen, die sich traubenförmig
wie winzige Wattebällchen aneinanderreihen. Ihre ursprüngliche Heimat ist
Südostaustralien. Heute trifft man sie jedoch auch in den warmen Klimazonen des
Mittelmeeres an. Der Akazienbaum vermag bis zu 12 Meter hoch zu wachsen.
Viele Akazien haben duftende Blüten, aber nur die Blüten zweier Spezien, *Acacia
decurrens var. dealbata* und *A. farnesiana*, werden für die Parfümerie verwendet.

CASSIE, KASSIA UND CASSIS – EIN BEGRIFFSWIRRWARR

Als *Cassie* wird das Absolue der Silberakazie in der Parfümerie meist bezeichnet.
Cassie - also der mimosenartige Duft der Silberakazie wie weiter oben ausgeführt.
Die Verwirrung mit diesem Duft geht jedoch noch weiter. Cassie darf nicht
mit *Cassia* oder *Kassia* verwechselt werden, dem gänzlich anderen Duft des
chinesischen Zimts. (125) Dann haben wir als dritten Namen noch *Cassis* im
Spiel der Begriffsverwirrung. Hier handelt es sich meist um einen synthetischen
Riechstoff, der an den Geruch schwarzer Johannesbeeren erinnern soll.

MIMOSE – MIMOSA PUDICA

Die Spezie mit dem Namen *Mimosa pudica* wird als „schüchtern" beschrieben,
denn sie verschließt ihre Blätter nach innen, sobald man sie berührt. Es handelt sich
hierbei um sogenannte Nastien. Die Pflanze reagiert auf Erschütterung, schnelle

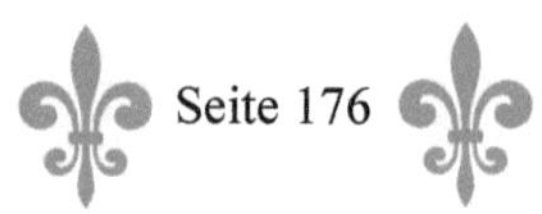

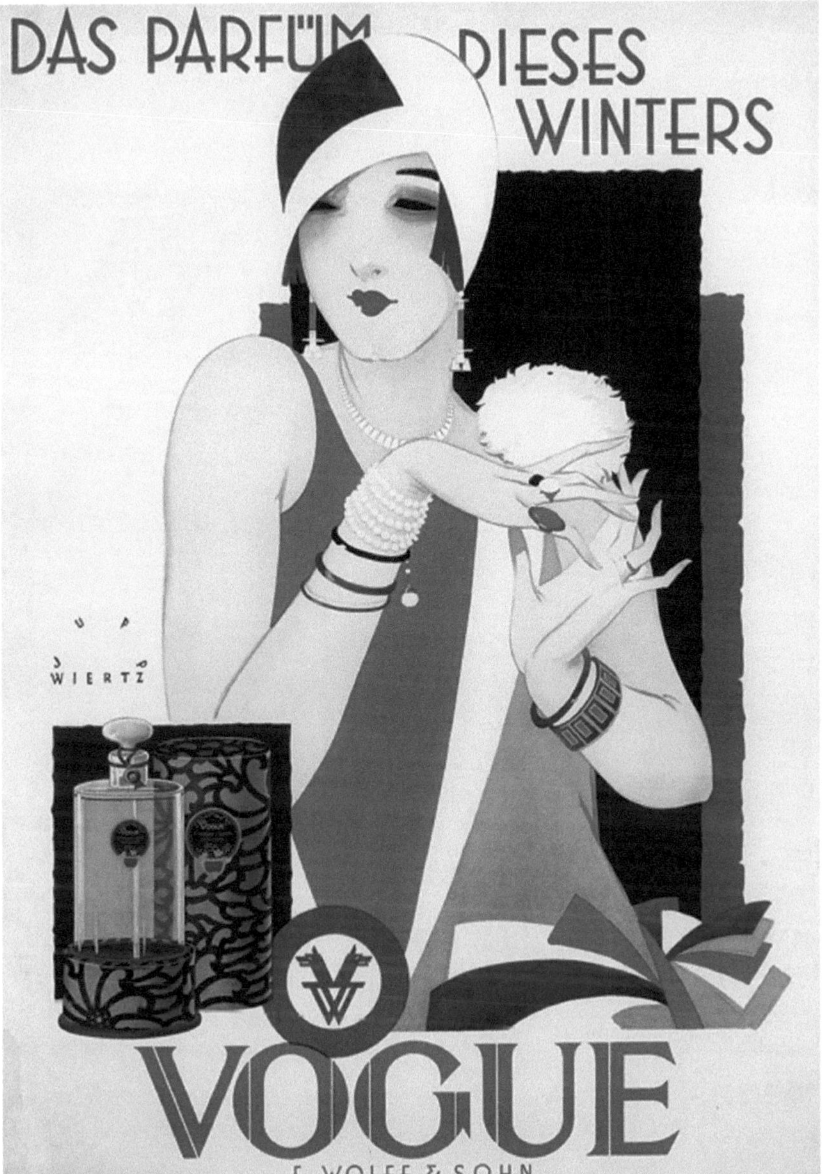

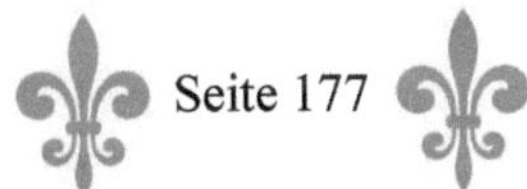

DAS PARFÜM DIESES WINTERS
WIERTZ
VOGUE
F. WOLFF & SOHN

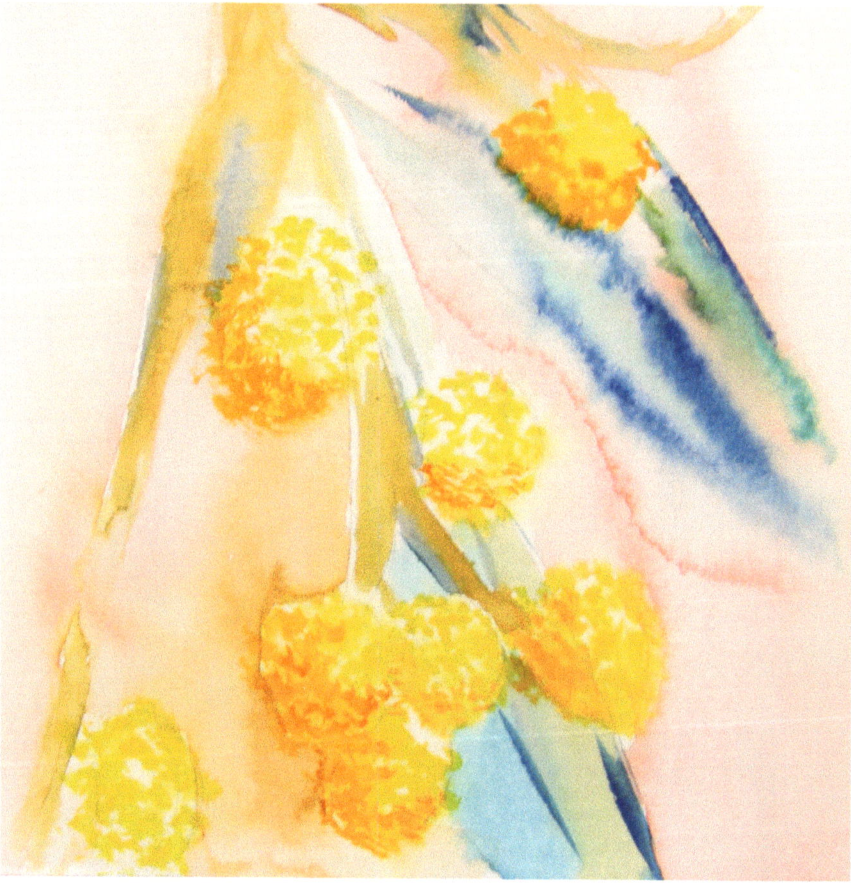

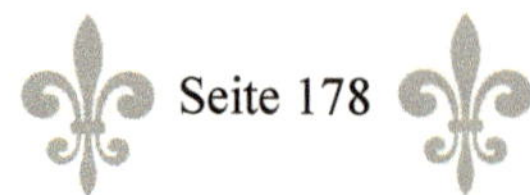

MIMOSE / AKAZIENBLÜTEN
Beate Nagel

Aquarell, März 2014

Abkühlung, Erwärmung oder Änderung der Lichtintensität. Dabei wird nur die betroffene Region der Pflanze blattweise eingeklappt. Nach einigen Minuten strecken sich die eingezogenen Zweige und Blätter wieder aus... so entstand „do not touch me" („berühre mich nicht") oder das „Mimosenhafte".

REZEPTE
Zur Intensivierung unserer Duftwahrnehmung: Lassen Sie das eben Gelesene, intellektuell Erfasste in eine sinnliche Erfahrung münden.

„Geborgen-sein" - *fein duftendes Körperöl*
2 Tropfen Veilchenblätter Absolue 13% *Viola odorata*
2 Tropfen Tuberose Absolue 5% *Polianthes tuberosa*
4 Tropfen Mimose 15% *Acacia dealbata*
8 Tropfen Mandarine rot *Citrus reticulata*
100 ml feines Mandelöl
Am einfachsten gestaltet es sich, wenn Sie das Absolue der Mimose schon verdünnt, beispielsweise in einer 15%igen Lösung (15% reiner Mimosenduft, 85% Weingeist) verwenden; so lässt es sich leichter dosieren. Geben Sie die Tropfen der Düfte nacheinander direkt in die 100 ml Glasflasche des Mandelöls. Gut schütteln und schon haben Sie ein fein duftendes, wundervoll einhüllendes Körperöl zur Verfügung.

Hinweis
Besonders angenehm empfinde ich es, abends nach einem heißen Bad mich mit dem Körperöl „Geborgen-sein" einzubalsamieren. Das duftende Öl zieht dabei besonders gut in die noch leicht feuchte Haut ein und der feine Duft sorgt für ein wohlig-schönes Gefühl.

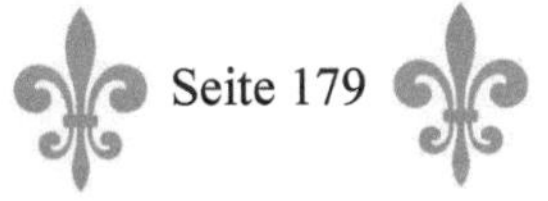

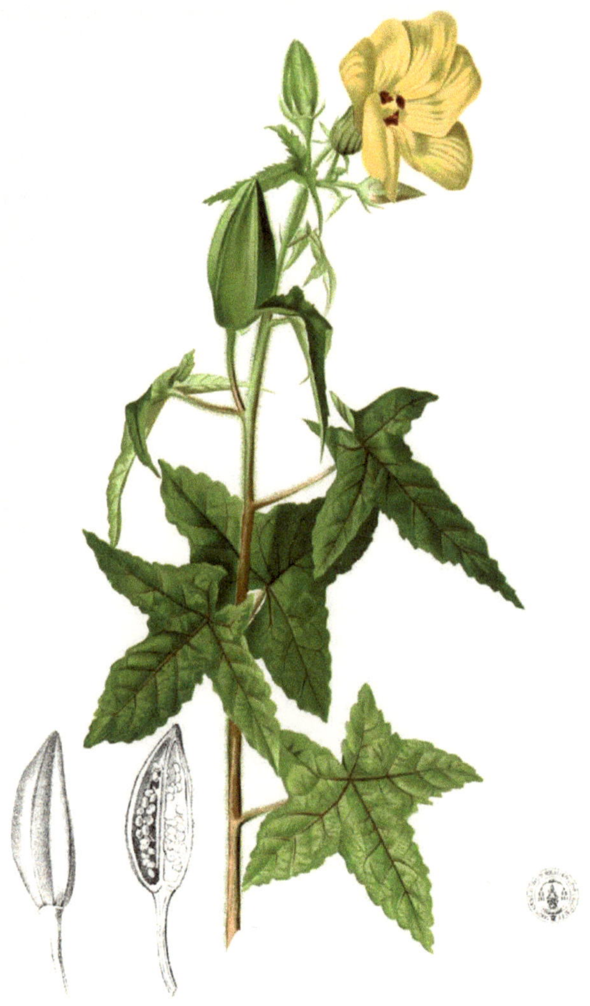

HIBISCUS ABELMOSCHUS. — Linn. — Blanco.
ABELMOSCHUS MOSCHATUS. — Moench. — Miq.

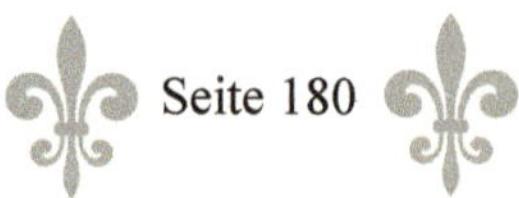

Seite 180

MOSCHUS
Abelmoschus moschatus

Familie: Malvengewächse – *Malvaceae*
Synonyme: Ambrette, Moschus-Malve
Duft-Charakteristik: moschusartig, tief balsamisch, warm, deutlich erotisierend, sinnlich-animalisch
Parfümzuordnung: Basisduftnote (Fond), florale, orientalisch, asiatische Parfüms
Herkunft: Brasilien, Indien
Gewinnung / verwendete Pflanzenteile: Wasserdampfdestillation der getrockneten und zerkleinerten Samenkörner
Besonderheit: Einer der stärksten erogenen Duftstoffe, pflanzlichen Ursprungs

PARFÜMERIE / DUFT / PERSÖNLICHES

Der Begriff *moschuatus* bedeutet „parfümiert" bzw. „nach Moschus duftend".
In den europäischen Sprachen geht der Name unseres beliebten Gewürzes
Muskatnuss auf diesen Ursprung zurück.

ANIMALISCH EROGENE DUFTNOTEN

Animalische Duftnoten bewegen sich über eine „Hotline" zu unseren Emotionen,
dem direkten Zugang über das Riechhirn und damit Reaktionsfeld von Antipathie
oder Sympathie. In der Entwicklung von Parfüms bis zum 19. Jahrhundert griff
man hier auf vier Duftstoffe aus dem Tierreich zurück: *Moschus* (Hirschart),
Ambra (Wal), *Zibet* (Katze) und *Castoreum* (Biber). Riecht man diese Duftnoten
in einer normalen Konzentration, so wirken sie auf uns aufdringlich, penetrant,
riechen schlichtweg sehr unangenehm nach Fäkalien, nach Schweiß. Erst in hoher
Verdünnung kommt es zu der Wirkung, dass diese Duftstoffe einem Parfüm eine
erotische „Wärme" zu geben vermögen. Als verantwortungsvolle Parfümeurin
verbietet sich für mich die Verwendung dieser tierischen Duftstoffe – bis auf Ambra
(siehe hierzu Duftportrait Styrax/Amber), da hiermit kein Tierleid verbunden ist.
Zum Glück gibt es ungeahnte Alternativen.

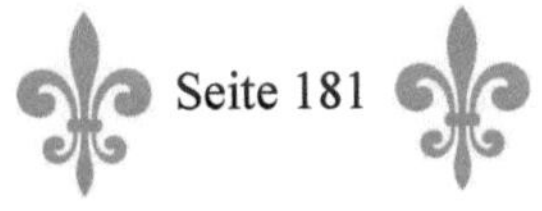

SEXUALITÄT - EIN PERSÖNLICHES WORT

Diese Urkräfte gehören unter eine bewusste Ich-Führung, ohne jede Einseitigkeit. Und mit „Ich" – manche sprechen auch von einem „Selbst" - ist hier nicht etwa das „Ego" gemeint. Es gilt vielmehr, diese Triebe weder animalisch, also ohne Ich-Führung auszuleben, noch in eine strenge Ablehnung zu geraten; beide Extreme führen zu unnötigem Leid. Gerade für junge Menschen sollten wir Erwachsene hier Vorbild sein und einen respektvollen Umgang in Würde zeigen.

Als ich vor kurzem in einem Buch über Modelle für eine „Transparente Demokratie" las - konzipiert auf Grundlage buddhistischer Philosophie - fand ich im Kapitel über die Erziehung junger Menschen einen hier ergänzenden Text (126): „Jungen Menschen sollte vermittelt werden, dass es für sie lohnender ist, ein einzelnes, wunderschönes Juwel auf einer fernen Insel zu finden, als einfach so aus den vielen zu wählen, die auf der Straße vor dem Haus liegen. Junge Menschen werden so viel stabilere und befriedigendere Beziehungen eingehen können, wenn sie die Würde als Begleiter ihres natürlichen sexuellen Verlangens erkennen."

PFLANZLICHE PHEROMON ÄHNLICHE STOFFE

Was kaum bekannt sein dürfte, jedoch hoch interessant ist: *Es gibt nicht wenige ätherische Öle, die von Pflanzen gewonnen werden und über Stoffe verfügen, die für uns Menschen ähnlich duften wie unsere eigenen Körperdüfte.* „Denn es menschelt mächtig in den pflanzlichen Düften. Sie imitieren buchstäblich unsere Intimgerüche. *Indol* im Jasmin riecht alles andere als fein mit seinem Fäkaliengeruch. Karottensamen riecht gar schweißig. Manche Öle riechen urinös, während der Übergang – nach Jellinek – von sandelig zu Bockgeruch recht fließend sein kann. Irisöl mit etwa 85% *Myristinsäure* besitzt eine der stärksten animalischen Noten (Fett und Schweiß). Diese Duftkomponenten sind höchst erogen und psychisch stark wirksam." Die von mir geschätzte Biologin und Heilpraktikerin Ruth von Braunschweig schreibt eindrucksvoll (127): „Hier passiert etwas total Spannendes! Die Öle können unsere Duftaura, unsere Pheromone, wieder auf Vordermann bringen, da diese bei Stress, Angst und Unterforderung gewaltig in die Knie gehen. Sie übertönen nicht nur den Angstschweiß, sondern wirken angstlösend und lassen uns in ‚altem Duft' neu erstrahlen."

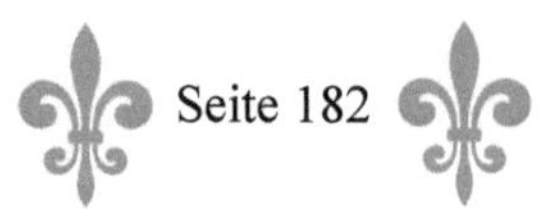

Moschus ist die Bezeichnung für ein Drüsen-Sekret des im ostasiatischen Hochland lebenden Moschushirsches. Bis zu 30 g Sekret befindet sich in einer walnussgroßen Drüse am Bauch des Hirsches vor den Geschlechtsorganen. Zur Gewinnung des Moschus wurde und wird leider noch immer dem erlegten Tier die Drüse entfernt. Getrocknet wird die zuvor salbenartige rotbraune Masse nun schwarz und körnig-pulvrig. Moschustiere sind kleine hirschartige Paarhufer. Sie erreichen eine Körperlänge von 86 bis 100 Zentimetern und eine Schulterhöhe von 53 bis 80 Zentimetern. Die Kommunikation zwischen Moschustieren findet hauptsächlich über Geruchsstoffe statt, die die Tiere über Körperdrüsen absondern. Der Moschusduft wirkt auf die Moschustiere aphrodisierend, so dass sie sich begatten. Dieser berauschende Geruch wurde ihnen damit leider zum Verhängnis; werden Moschushirsche doch seit Jahrhunderten gejagt und getötet. *Besonders tragisch*: Bei der Jagd mit Schusswaffen und Schlingen werden auch weibliche und junge Moschustiere getötet, so dass drei bis fünf Tiere sterben, bevor ein männliches Tier mit einer zum Verkauf geeigneten, ausreichend großen Moschusdrüse erlegt wird. Neben der Wilderei sind die Moschustiere zudem durch die fortschreitende Zerstörung ihrer Lebensräume bedroht. (127)

Als „Der Geruch des Todes - Moschus, der teuerste Duft der Welt" titelte die ARD einen TV-Beitrag in 2013 (128): „Animalisch erotisierend wirkt der Duft in edlen Parfüms, schmerzlindernd und potenzfördernd der Extrakt in der asiatischen Medizin. Moschus, ein Stoff, der Begierde weckt. Das hat seinen Preis: über 50.000 Euro werden für ein Kilo Moschus gezahlt. Und weil für jedes Kilo Hunderte von Moschushirsche in den Wäldern Sibiriens und Chinas sterben müssen, ist das kleine Tier gefährdet. Das Washingtoner Artenschutzabkommen überwacht den Handel mit Moschus sehr streng, die Europäische Union hat tierischen Moschusduft für Parfüms inzwischen verboten."

SYNTHETISCHER MOSCHUSDUFT

Synthetische Riechstoffe bilden jedoch - leider - keine Alternative zum tierischen Moschusduft. In der Parfümindustrie wird heute fast nur noch mit künstlich hergestelltem Moschus gearbeitet; auch bei sehr teuren Markenparfums. *Es*

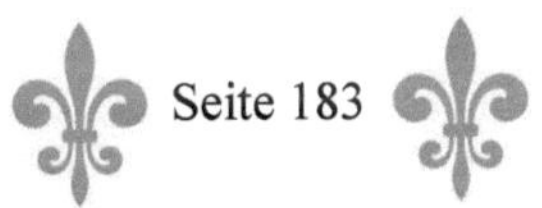

handelt sich hierbei um synthetische Moschusduftverbindungen, die heute relativ einfach und preiswert produziert werden können; und das in einer unvorstellbaren Größenordnung von Tausenden von Tonnen jährlich. Greenpeace: „Was aber kaum jemand weiß, diese künstlichen Duftstoffe sind schwer abbaubar und reichern sich zudem in der Umwelt an... Man findet diese Dauergifte auch im Fettgewebe von Tieren und Menschen, hier etwa in der Muttermilch und im Blut." Nitro- und polyzyklische Moschusverbindungen sowie die als Alternative propagierten, neuen makrozyklischen Moschusverbindungen... man weist sie nach u.a. in Waschmitteln, Reinigungs- und Geschirrspülmitteln, Toilettenwässern, Raumsprays, Räucherstäbchen – und ja, in Deodorants und allen Arten von künstlichen Parfüms. Das Verhängnisvolle hierbei: Als Konsument können Sie nicht feststellen, ob künstliche Moschusverbindungen in einem Produkt enthalten sind. Eine Deklaration ist nicht vorgeschrieben! Auch bei Kosmetika darf man einfach die Bezeichnung „Parfüm" oder „Aroma" in die Liste schreiben. Die sonst alles bis zur Gurkenkrümmung regelnde EU lässt so etwas zu, für mich unfassbar!

HODENSCHRUMPFUNG?

Das erwartet man von einem sexuell stimulierenden Duft ja gerade nicht oder? Man liest in Texten immer wieder den schönen Ausdruck „Moschus Ambrette (MA)" – damit ist leider ein synthetischer Moschusduft gemeint und nicht der rein pflanzliche natürliche Moschuskörner-Duft. *Eine bewusst hier von Chemiekonzernen gesetzte Namensverwirrung.* MA sensibilisiert die Haut gegenüber Sonnenlicht, was zu allergischen Reaktionen führen kann. Es schädigt das Nervensystem, steht im Verdacht krebserregend zu sein. *Und ja – unglaublich für einen angeblich erotischen Duft - führt dieser künstliche Moschusduft in Tierversuchen zu „Hodenschrumpfungen".*

Laut EU-Verordnung ist Moschus Ambrette seit 1995 verboten. Zwei weitere Nitromoschus-Verbindungen, Moschus Mosken (MM) und Moschus Tibeten (MT), dürfen seit 2000 nicht mehr angewendet werden (11). Dennoch fand Greenpeace bei einer Untersuchung von 36 Parfümprodukten im Jahr 2005 immer noch Parfüms, in denen Nitromoschus-Verbindungen nachgewiesen werden konnten (12). Als Ersatz für die Nitromoschus-Verbindungen haben sich Polyzyklische

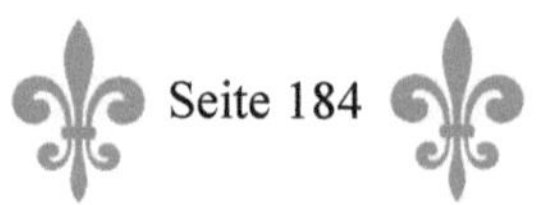

Moschusverbindungen wie Galaxolid und Tonalid etabliert. Auch ihre Verwendung ist jedoch umstritten. Aufgrund ihrer schweren Abbaubarkeit werden sie durch die Abwasseraufbereitungsprozesse in kommunalen Kläranlagen nur teilweise aus den Abwässern entfernt und sind in Wasser, Sedimenten und Schwebstoffen aller deutschen Flüsse nachweisbar.

EINE ECHTE ALTERNATIVE:
MOSCHUSDUFT – REIN PFLANZLICH
Will ich also einen Moschusduft in einem Parfüm einsetzen so kommt beides nicht infrage – weder der tierische Moschusduft noch das synthetische Produkt. Wenn ich dennoch nicht auf diesen Duft verzichten möchte, was steht mir denn dann zur Verfügung? Zum Glück gibt es eine kaum bekannte echte Alternative: Ein rein pflanzlicher Moschusduft, der aus den Samen einer Malvenart – Hibiscus abelmoschus - gewonnen wird. Diese rare, teure Basisduftnote besitzt ebenfalls den erotisierenden, herrlich moschusartigen Unterton in seinem Geruch. Es handelt sich hier um eines der effektivsten pflanzlichen Fixative, die ich in meinen edlen, exklusiven Parfüms einzusetzen vermag.

ORIENTALISCHE PARFÜMS

Bei orientalischen Parfüms haben wir üppig sinnliche Bilder vor Augen, mit Farben und Gerüchen wie aus den Märchen aus Tausendundeiner Nacht. Parfüms dieser Kategorie strahlen eine intensive Wärme, farbenprächtige Sinnlichkeit aus. Im Fond finden sich Gewürze wie Zimt, Nelke, Kardamom; jedoch auch die balsamisch duftenden Noten von Benzoe, Labdanum, Myrrhe und dem rauchigen Aroma des Olibanum (Weihrauch). Im Fond spielen auch die kraftvoll erotisierenden Düfte eine Hauptrolle wie eben pflanzlicher Moschusduft und die überaus ausdrucksstarke Note des asiatisch kostbaren Sandelholzes oder raren Ouds (Adlerholz). Im Coeur treffen wir auf eine üppig duftende Blütenfülle von Rosen, Jasmin, Ylang-Ylang. Auffallend ist, dass kaum Kopfduftnoten in dieser Parfümklasse zu finden sind; die Hauptakzente bewegen sich eindeutig im Fond und Coeur-Bereich.

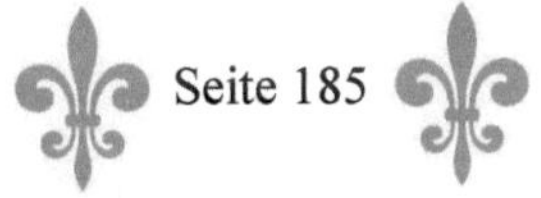

RAUMDUFT - BURJ DUBAI

Anfang der 2000er Jahre war ich das erste Mal für arabische Kunden (130) tätig; der Glücksfall eines echten Premium-Auftrags für Aromata International: Die Entwicklung einer 8-teiligen Konzeption für das damalige Burj Dubai; heute als Burj Khalifa bekannt. Schon am Flughafen in Dubai wurden die Gäste in einer eigenen VIP-Lounge im zentralen, exklusiven BURJ-Raumparfum empfangen. Diese edle Duftspur – die auch das rein pflanzliche *Abelmoschus moschatus* beinhaltet - setzte sich dezent fort im Innenraum der Luxus Limousine, die die Gäste zum Eingangsbereich des alles überragenden Towers brachte. *Was für mich diese Entwicklungsarbeit besonders interessant machte: Es handelte sich hierbei um eine moderne Umsetzung von im Ursprung traditionellen arabischen Königsdüften.* Eine deutsche Wissenschaftlerin in Arabistik, die über persönliche Kontakte zum Königshaus verfügt, hatte hierzu über Jahre geforscht. Ihre Recherchen historischer Texte standen mir zur Umsetzung zur Verfügung.

BOTANIK

Der Bisameibisch (*Abelmoschus*) ist eine Pflanzengattung, die zur Familie der Malvengewächse (*Malvaceae*) gehört. Die Arten sind in subtropischen und tropischen Gebieten des südlichen und südöstlichen Asiens und im nördlichen Australien beheimatet.

Abelmoschus moschatus wurde 1787 von Friedrich Kasimir Medikus beschrieben und benannt. Der Name leitet sich wahrscheinlich vom arabischen *abul-l-mosk* „Vater des Moschus, Quelle des Moschus" ab und bezieht sich auf den Geruch der Samen. Diese Moschuskörner, auch *Ambrette* genannt, stammen von einer krautigen Pflanze, dem sogenannten Bisamstrauch, der in den Tropen und Subtropen beheimatet ist und bis zu 2 Meter hoch wächst. Seine radförmig fünfzähligen Blüten ähneln denen des Hibiscus; sie sind hellgelb mit einem dunklen Auge und können einen Durchmesser von bis zu zehn Zentimetern haben. Die Kapseln sind papierartig, behaart und enthalten die wichtigen braunen, später schwarzen nach Moschus duftenden Samen, woraus das rare, kostbare Moschuskörneröl destilliert wird. *Pflanzlicher Moschusduft ist äußerst rar; daher sollte diese Pflanze vermehrt angebaut werden. Sie bildet eine echte wirtschaftliche Chance für Anbauprojekte.*

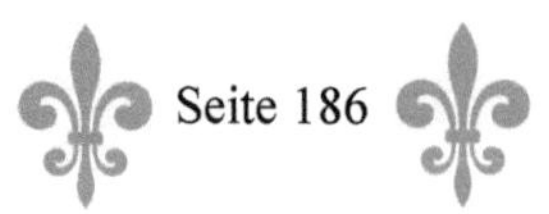

GESCHICHTE

Früher hieß es, der beste Moschusduft stamme aus Tibet. Hier in den Hochebenen des Himalaya würden die Moschushirsche - anders als in China – sich nicht ausschließlich von gewöhnlichen Gräsern ernähren, sondern auch von den seltenen Narden. Im Altertum war Moschus noch gänzlich unbekannt. Erst im 6. Jahrhundert trat er in Byzanz erstmalig in Erscheinung. Von Zentralasien aus erreichte dieser ungewöhnliche Geruch die islamischen Länder über die großen Karawanenwege, von Südostasien aus über den Seeweg. Arabische Moscheen rochen nach Moschus, denn der Duftstoff wurde dem Kalk beigemischt, mit dem man die Wände tünchte. *Moschus gehört von allen Duftsubstanzen zu den durchdringendsten Gerüchen.* Die Kapitäne von Schiffen, die Tee aus dem Fernen Osten transportierten, nahmen auch hundertfach versiegelten Moschus um keinen Preis der Welt an Bord. Er hätte ihre empfindliche Ware, den Tee, verdorben.

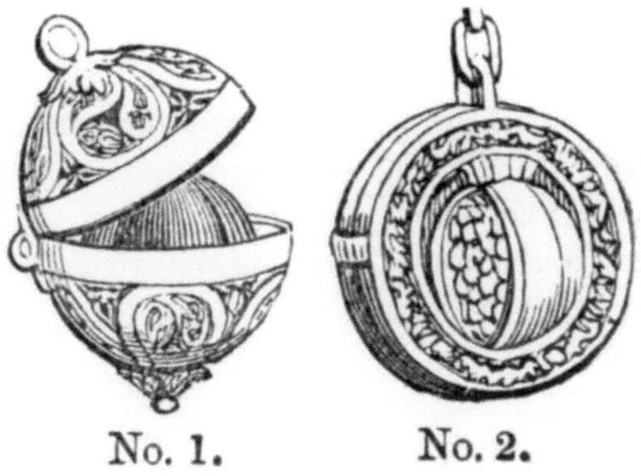

No. 1.   No. 2.

Unter den noblen Damen machte im 16. Jahrhundert ein extravagant geformter Duftspender orientalischen Ursprungs Furore: *der Pomander* (siehe Illustration oben). Dieses meist aus Gold oder Silber hergestellte Gefäß sah aus wie eine Orange, war von oben zu öffnen und hatte sechs Duftkammern. Jedes dieser Reservoirs enthielt einen bestimmten Duftstoff: Kügelchen die mit Rosenessenz,

Amber, Moschus, Zimt und Kampfer angereichert wurden. Sie dienten nicht nur zum Schutz vor Epidemien, sondern verhießen gleichzeitig, man würde damit lieblich duften.

Josephine Bonaparte (1763 – 1814), die Gemahlin Napoléons, galt als eine der parfümiertesten Damen ihrer Zeit. Sogar von der weit entfernten Insel Martinique ließ sich die Kaiserin seltene Parfüms liefern. Die geradezu exzessive Vorliebe Josephines für erotisch-sinnlich starke Gerüche wie Moschus, Ambra und Zibet behielt sich die Kaiserin nicht nur für Ihre Parfüms, Kosmetika vor. Die Wände in ihrem Boudoir im Schloss Malmaison waren derart mit starkem Moschusduft durchtränkt, dass die Räume noch Jahrzehnte nach ihrem Ableben danach rochen.

REZEPTE
Zur Intensivierung unserer Duftwahrnehmung: Lassen Sie das eben Gelesene, intellektuell Erfasste in eine sinnliche Erfahrung münden.

„Königin der Nacht" - ***exklusives Parfüm***
5 Tropfen Moschuskörner 15%ige Version *Abelmoschus moschatus*
3 Tropfen Sandelholz indisch *Santalum album*
4 Tropfen Jasmin 4%ige Version *Jasminum grandiflorum*
8 Tropfen Limette furocumarinarm *Citrus aurantiifolia* (siehe Seite 303)
8 Tropfen Mandarine grün *Citrus reticula*
20 Tropfen destilliertes Wasser
ca. 8 ml Alkohol 96%
Leere 10 ml Flasche (zum Mischen) und Flakon

    o   Tropfen Sie die Parfum-Ingredienzien nacheinander in die kleine Flasche, geben den Alkohol dazu und das destillierte Wasser. Schütteln und etwa 14 Tage reifen lassen.

    o   Prüfen Sie das Parfüm anschließend auf Ihrer Haut. Ist es Ihnen so intensiv genug? Reicht Ihnen die Haftung? Gegebenenfalls geben Sie noch etwas von der ein oder anderen Note nach.

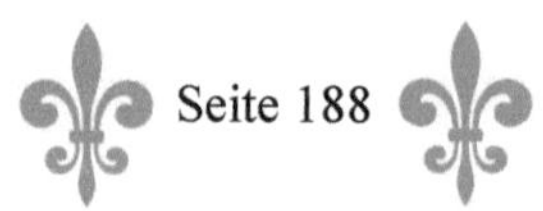

o   Füllen Sie Ihr Parfüm in einen schönen Flakon um. Es gibt interessante Einzelstücke wie etwa *Vintage-Modelle*. Diese verfügen über einen Glasstößel und sind somit ohne weitere Filterung (siehe „Allgemeine Hinweise") einsetzbar.

Hinweis

Mischen Sie sich dieses feine, jedoch zum Glück nicht komplizierte Parfüm einmal selbst. So werden Sie den Umgang – und auch Wirkung - dieses außergewöhnlichen Moschusduftes kennenlernen. Erweitern Sie die Formulierung, wenn Sie mehr Erfahrung haben. Verringern Sie dann den Jasminanteil und fügen stattdessen zur Hälfte den Duft von Tuberosen hinzu. Wenn Sie weitere orientalische Basisduftnoten im Fond hinzufügen wird Ihr Parfüm intensiver. Spielen Sie auf der Basis des Moschusduftes unterschiedliche Komponenten aus.

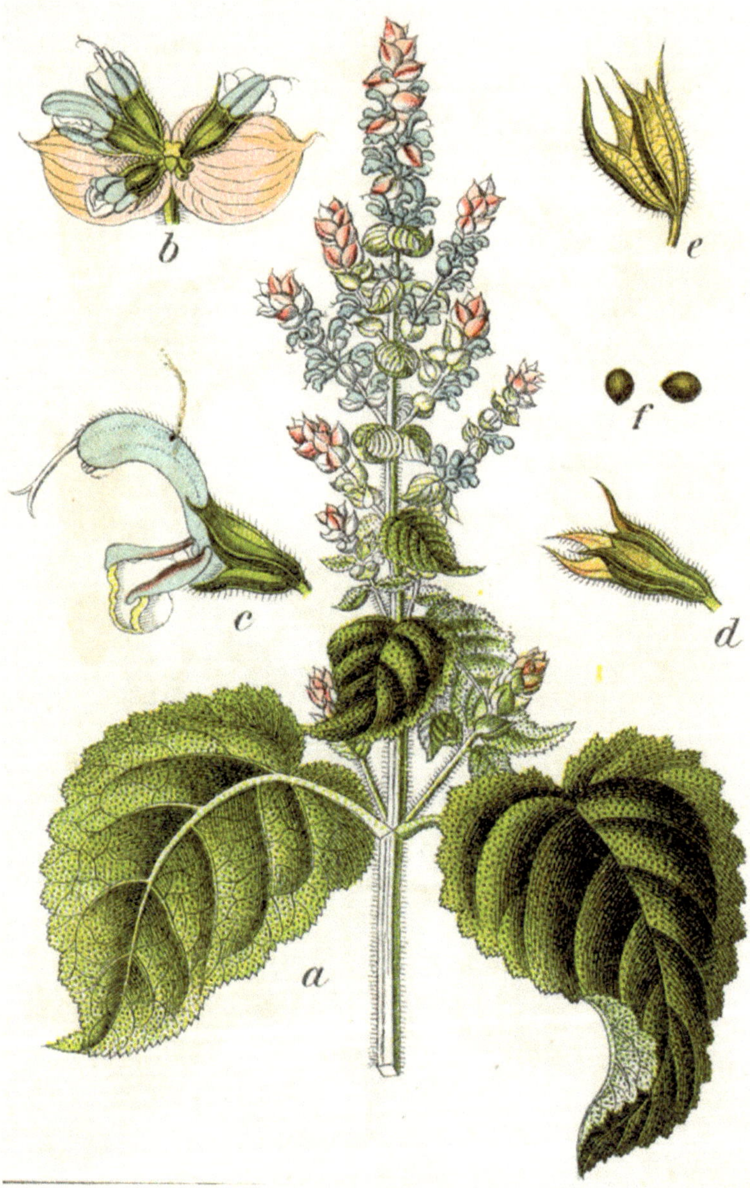

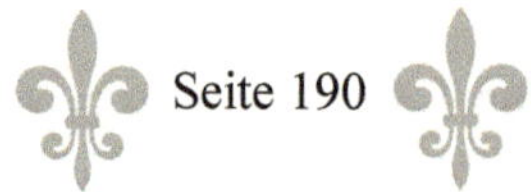

MUSKATELLERSALBEI
Salvia sclarea

Familie: Lippenblütler / Lamiaceae
Synonyme: Scharlachsalbei, Muskat-Salbei, Römischer Salbei
Duft-Charakteristik: blumig – krautig, heuartig, leichte Ambra-Ähnlichkeit
Parfümzuordnung: Kopfduftnote (Tête) / Herzduftnote (Coeur), florale, sportive und Fougère-Parfüms
Wirkung:
Körperlich: stark krampflösend, normalisiert Menstruationsunregelmäßigkeiten
Psychisch: euphorisierend, stark stimmungsaufhellend, entspannend, aphrodisierend
Herkunft: Frankreich, Italien, Russland
Gewinnung / verwendete Pflanzenteile: Wasserdampfdestillation blühendes Kraut
Besonderheit: Muskatellersalbeiöl wirkt euphorisierend. Man sollte es nicht mit Salbeiöl (*Salvia-officinalis*) verwechseln, das bis 45% Thujon enthält und neurotoxisch, abortiv wirken kann

PARFÜMERIE / DUFT / PERSÖNLICHES

Mit der Parfümessenz des Muskatellersalbeis lernen Sie etwas kennen, das ich mit dem „Griff in eine Wunderkiste" vergleiche. Wenn man einfach so an dem Fläschchen riecht, käme man nie darauf, was denn da so Zauberhaftes enthalten sein könnte. Wie so oft im Leben eröffnen sich die besonderen Dinge nicht auf den ersten Blick oder Geruch, sondern das wahrhaft Geheimnisvolle liegt im Verborgenen. Neugierig geworden? Auch das „dürfen" wir Nasenkundige in einem wahrhaftigen Sinne ja durchaus sein. Es geht bei der Zugabe des Muskatellersalbeiöls in einer Parfümformulierung um ein feines Gespür, um ein ausgeprägtes Fingerspitzengefühl. Es erstaunt mich in manchen veröffentlichten Parfüm- oder kosmetischen Rezepten, wenn der Anteil des mir doch recht krautig duftenden Muskatellersalbeis vergleichsweise hoch angesetzt ist. Riechen Seminarteilnehmer mittels Duftstreifen diesen Einzelduft, so reagieren sie selten mit der Euphorie, die man ja angesichts der Beschreibungen in vielen Büchern erwarten sollte. Wie

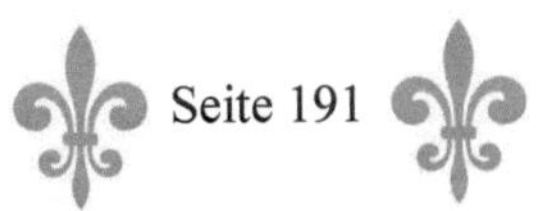

"

kann das sein? Zum Teil ist es wieder einmal eine Qualitätsfrage: So hat man im Joanneum in Graz / Steiermark vor etwa 10 Jahren genau untersucht, aufgrund welcher Anbaufaktoren und Destillationszeiten die Zusammensetzung dieses eigenwillig riechenden Öles so stark variiert. Der Gehalt an *Linalylacetat* (auch der Hauptinhaltsstoff in Lavendelöl, circa 35 Prozent) ist jedenfalls am höchsten (circa 70 Prozent), wenn vermehrt Blüten und weniger das ganze Kraut destilliert werden. Eine hohe Blütendestillation bringt eben die schönste Qualität an Muskatellersalbeiöl hervor, zudem den höchsten Ertrag an ätherischem Öl. (131)

Das Besondere dieses Muskatellersalbei-Duftes: *Die geradezu erstaunliche Wirkung des ätherischen Öls vermag uns zu entspannen und gleichzeitig zu euphorisieren.* Das ist selten! Entweder wird man durch Substanzen „aufgekratzt" oder eher schläfrig. Aber eine entspannte Euphorie? Gekonnt kombiniert, vermag dieser so wenig bekannte Muskatellersalbei – vereint mit sinnlichen Noten wie der von Jasmin oder Champaka - das spielerisch Aphrodisische in uns zu erwecken. Wir lassen damit einen hektischen Arbeitstag hinter uns und treten ein, in „eine Welt, die monden ist" – wie es Rainer Maria Rilke poetisch ausdrückte.

Auch unserem kreativen Schaffen vermag dieser ungewöhnliche Wirkstoffcocktail des Muskatellersalbeiöls Flügel zu verleihen. So werden wir auf die schönste Weise inspiriert, werden leicht, etwas übermütig, euphorisch und das so ganz ohne ungewollte Nebenwirkungen. In der Parfümerie gilt Muskatellersalbeiöl als ein natürliches Fixativ. Zudem liegt eine Verbindung zu Ambra ähnlichen Gerüchen vor; wird das in diesem ätherischen Öl enthaltende *Sclareol* doch als Rohstoff für die Synthese verschiedener Ambra-Substanzen genommen.

Und es geht noch weiter mit den Überraschungen: Dieser Inhaltsstoff Sclareol hat eine dem Östrogen verwandte Molekularstruktur; einige hormonähnliche Wirkungen lassen sich so erklären. Studien zeigen, dass entsprechende ätherische Öle wie Muskatellersalbei den Thalamus anzuregen vermögen. *Dabei ist der Gehalt an Sclareol vom Erntezeitpunkt abhängig:* Zu Beginn der Blütezeit enthält das Öl fast kein Sclareol, mit der zunehmenden Menge an Samen wächst der

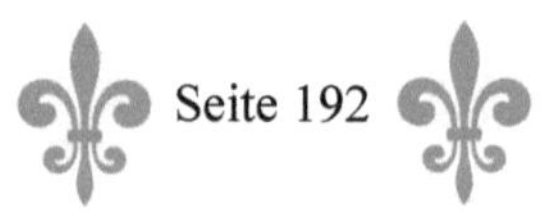

Gehalt an (bis zu 12%). (132) Wegen seines ätherischen Öls wird Muskatellersalbei heute vor allem in Frankreich und Russland angebaut. *Wichtig*: Muskatellersalbei ist botanisch mit dem gewöhnlichen (Garten-) Salbei (*Salvia officinalis*) zwar verwandt, die ätherischen Öle der beiden sind jedoch sehr verschieden und dürfen auf keinen Fall verwechselt werden (kann abortiv wirken).

BOTANIK

Muskatellersalbei ist im Mittelmeerraum und in Vorderasien heimisch. Es handelt sich um eine auffällige 1 bis 1,5 Meter hohe Staude mit großen rauen, grau-grünen Blättern. Fasst man Blüte, Stängel und die jungen Blätter an, dann klebt es wie Harz an den Händen. Mit bloßem Auge erkennt man, wie alles mit einem Teppich aus Öldrüsenhaaren überzogen ist. Schön zu beobachten: Zuerst bildet sie auf der Erde eine Rosette, woraus dann ein kräftiger Stängel sich erhebt, der sich in mehrere Seitentriebe verzweigt. Blütezeit ist von Mai bis September und der Farbenreichtum ist beachtlich: Reicht er doch vom zartesten rosa über violett und lila bis zu magenta und blau. Sowohl die Blüten wie auch die Blätter verströmen einen starken Duft.

Während einer Studienreise nach Frankreich habe ich ganze Felder mit Muskatellersalbei gesehen. Die Luft ist während der Blütezeit erfüllt von diesem würzig-krautigem Aroma und mit dem Summen von Tausenden von Bienen. Die Destillation des ätherischen Öls ist jedoch für die Anbauer mit speziellen Risiken verbunden. So müssen die schon geernteten Pflanzen vor dem Destillieren etwa 48 Stunden trocknen; eine echte Ausnahme in der Kunst der Destillation. In dieser Zeit dürfen die hohen Pflanzen keinen Regen abgekommen; ein kräftiger Schauer würde die empfindlichen Ölzellen zerreißen und somit die ganze kostbare Ernte vernichten.

GESCHICHTE

Der berühmte englische Arzt, Apotheker und Astrologe Nicholas Culpeper (1616 – 1654) empfahl Muskatellersalbei als hilfreiches Mittel, das bei Anspannung beruhigt und bei Erschöpfung belebt.

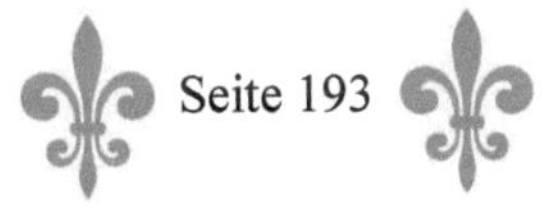

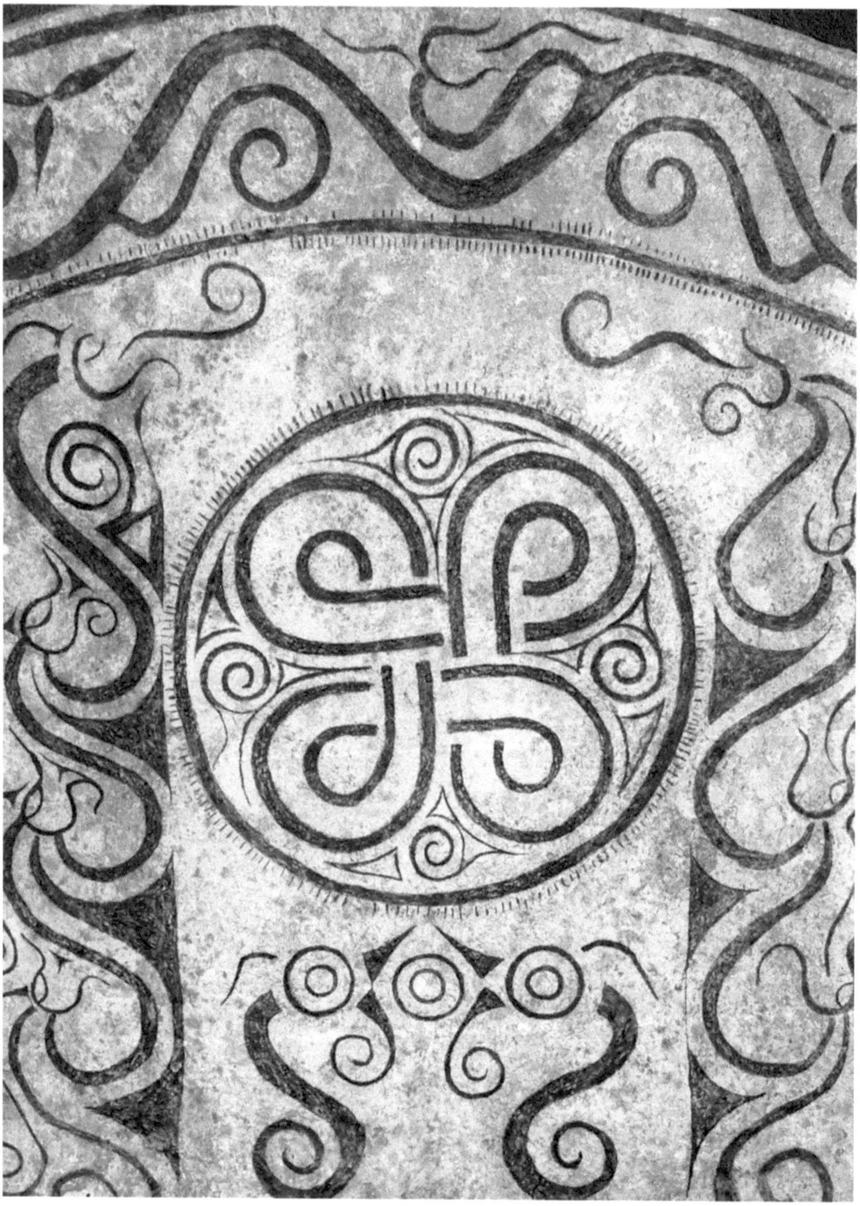

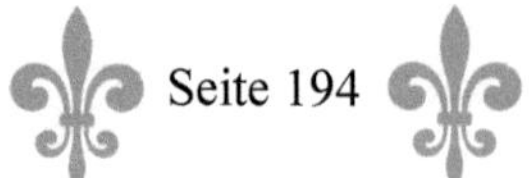

SCHAMANENDROGEN, KELTISCHER ZAUBERTRANK

Muskatellersalbei war eine der wichtigen heiligen Pflanzen der Kelten. Seine berauschende Wirkung wurde genutzt, um Wein und andere Getränke zu aromatisieren, ihre Wirkung wesentlich zu verstärken. Auszüge aus Blüten und Blättern verhalfen den Druiden (keltische Priester) sich in religiöse Trance zu versetzen. Es heißt, dass der Geheimtrank der Kelten aus Wein bestand, der sich an Eichen hochrankte. Eines der besonderen Zusätze dieses Weins soll Muskatellersalbei gewesen sein. Es war wohl ein solcher Zaubertrank, den der Comic-Held Asterix und seine gallischen Mitstreiter als echte Kelten tranken, bevor sie sich - so mit Zauberkraft gestärkt - in die Kämpfe mit den Römern stürzten. *Vorsicht* ist allerdings geboten bei der Kombination von Muskatellersalbei und Alkohol: Die Konzentrationsfähigkeit lässt deutlich nach.

An dieser Stelle gern ein klärendes Wort zu diesem Thema: Man nimmt halluzinogene Kräuter oder macht Rituale nicht einfach nur so aus Spaß oder oberflächlicher Neugierde, denn sie können in schwierige Geisteszustände ausarten. Druiden und Schamanen führten diese Rituale verantwortlich aus einem triftigen Grund durch: Es ging um gelenkte Gruppenprozesse oder auch etwa um Fragen zur Heilung eines Stammesmitglieds. Hier gilt es also besonders achtsam zu sein, um nicht dieser Begierde nach „Spirituellem" zu verfallen – heutzutage, in der Zeit einer eher seelischen Hungersnot, durchaus ein Problem. Die Menschen sind so begierig nach seelisch-geistiger Nahrung, wie es eben Hungernde sind. Von dem in den USA lehrenden, inzwischen verstorbenen tibetische Lama Tschögyam Trungpa hatte ich in den 1980er Jahren ein eindrucksvolles Buch zu dieser Thematik gelesen: „Spiritueller Materialismus - Vom wahren geistigen Weg" (133) Auch nützlich zum Thema ist die Lektüre des Ethnobotanikers Dr. Wolf-Dieter Storl: „Schamanentum – die Wurzeln unserer Spiritualität" (134) oder mein Buch „Vater Unser Land" mag hilfreich sein, in dem ich Biografisches zu meinem eigenen Weg notiere. (135)

Bild links: Bildstein mit Schleifenquadrat aus Stora Havor (Burganlage in Halingbo, auf der schwedischen Insel Gotland)

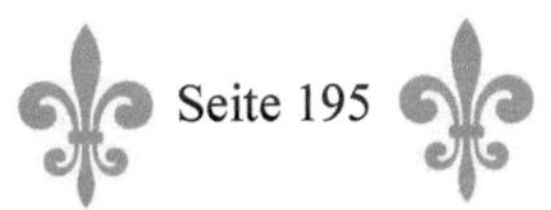

Hinweis: Nicht verwechseln sollte man „Muskateller" mit dem heute häufig verwendeten Sammelbegriff für Muskatsorten von Weintrauben und deren Spielarten, Kreuzungen bzw. Neuzüchtungen mit Muskat-Beteiligung.

HEILWIRKUNGEN

„Entspannung pur" ist das erste große Thema des Muskatellersalbeiöls. Es hilft bei allen Arten von Beschwerden, die auf Verspannungen oder auf Stress mit nachfolgenden Verhärtungen zurückzuführen sind: verhärtete Muskeln, Bauchkrämpfe, Stresskopfweh und alle Beschwerden rund um das Thema Menstruation. Hier helfen Bäder, Massagen, Umschläge. (136)

Die Heilpraktikerin und Aromatherapeutin Monika Werner empfiehlt (137): „Ein Teil meiner therapeutischen Tätigkeit besteht in Partnerschafts- und Lebensberatung, bei der es häufig gilt, Missverständnisse und Verhärtungen zu klären, aufzuarbeiten. Dabei ist Muskatellersalbeiöl eine wertvolle Hilfe, durch seine entkrampfende und entspannende Wirkung eignet es sich vorzüglich, unsichtbare Mauern aufzulösen und neue Energien freizusetzen. Zugleich wirkt es vitalisierend, anregend, inspirierend, erotisierend. Kurz, dieses Öl ist mein „Geheimtipp" bei Partnerschaftsproblemen, denn es regt die Phantasie an und aktiviert kreative Kräfte, die das Zusammenleben wieder lebendiger und farbenfroher werden lassen." Ob mit oder ohne Probleme, ein partnerschaftliches Zusammenleben profitiert von dieser wundervollen Pflanze.

Sclareol im Muskatellersalbei hat eine dem Östrogen verwandte Molekularstruktur. Darauf sind einige der hormonähnlichen Wirkungen zurückzuführen wie zum Beispiel der Einsatz bei Infertilität oder in der Menopause. Studien zeigen, dass das Öl – ebenso wie Rosen-, Jasmin- und Grapefruitöl - den Thalamus anregt und die Absonderung von Encephalinen zur Folge hat, was u.a. Wohlbefinden erzeugt und eine gewisse Euphorie. *Muskatellersalbei ist das wichtigste Öl bei Problemen, die vor, während und nach der Menstruation auftreten.* Das Öl wirkt psychisch erhellend.

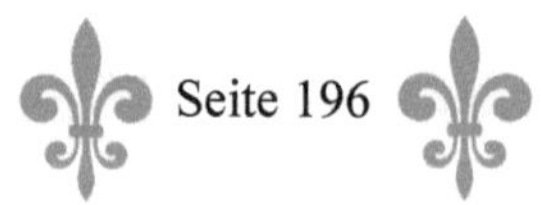

GEBURTSVORBEREITUNG: DAMMMASSAGEÖL (138)

Ingeborg Stadelmann - erfahrene Hebamme und Aromatherapeutin – empfiehlt in ihrem Bestseller „Die Hebammen-Sprechstunde" (139) zur Geburtsvorbereitung ein hilfreiches „Dammmassageöl". Dieses beinhaltet Johanniskraut- und Weizenkeimöl, mit der Zugabe der ätherischen Öle Muskatellersalbei und Rose. Die ausführliche Beschreibung, Anwendungshinweise empfehle ich in der angegebenen Literatur nachzulesen (siehe auch Einkaufsempfehlung).

REZEPTE

Zur Intensivierung unserer Duftwahrnehmung: Lassen Sie das eben Gelesene, intellektuell Erfasste in eine sinnliche Erfahrung münden.

„Loslassen" - mit einem entspannenden Bad und Körperbalsam

Schritt 1: Duftmischung

2 Tropfen Muskatellersalbei *Salvia sclarea*

20 Tropfen Mandarine rot *Citrus reticulata*

3 Tropfen Osmanthus *Osmanthus fragrans*

4 Tropfen Kardamom *Elettaria Kardamomum*

8 Tropfen Tonka *Dipteryx odorata*

10 ml leeres Fläschchen

Geben Sie die ätherischen Öle tropfenweise in ein leeres Fläschchen, schütteln und so vermischen.

Schritt 2: Aromabad

Tropfen Sie circa 8 Tropfen der „Loslassen" Duftmischung in ein Gefäß und fügen hier 3 Eßlöffel flüssige Sahne (als Emulgator) hinzu. Nun diese Mischung ins warme Wasser eines Vollbades geben und alles Schwere des Tages „loslassen".

Schritt 3: Körperbalsam - vorbereiten vor dem Baden

Geben Sie 2 Eßlöffel eines Mandelöls in eine kleine Schale und mischen dieses mit circa 6 Tropfen der „Loslassen" Duftmischung; nach dem Bad in die noch leicht feuchte Haut des Körpers sanft einbalsamieren. So entspannt werden Sie wie in einem königlichen Himmelbett aromafein schlummern.

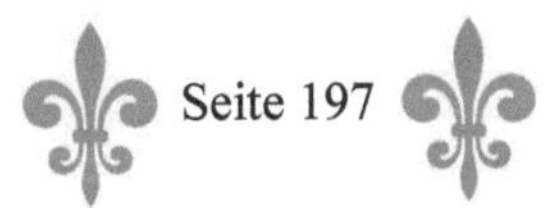

Burseraceae
A
B
1
2
3
4
5
Balsamodendron Myrrha Nees v. Es.
185

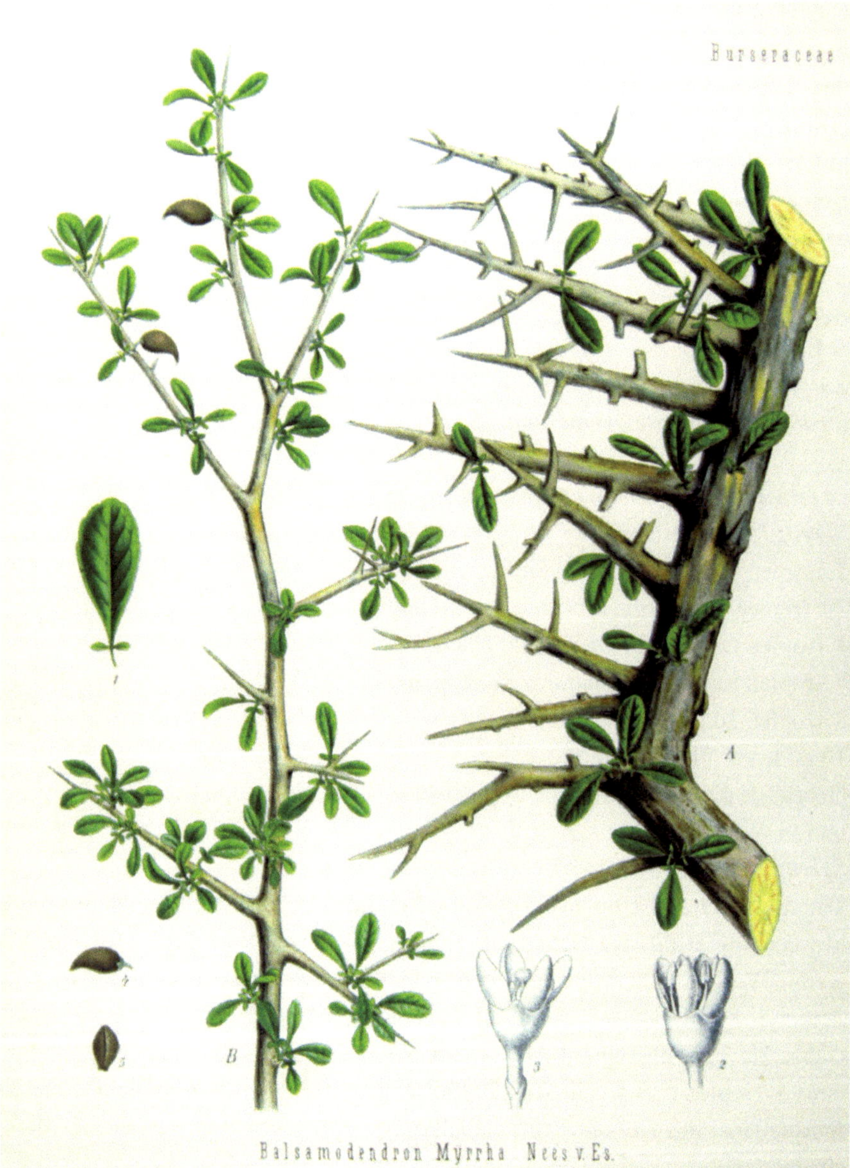

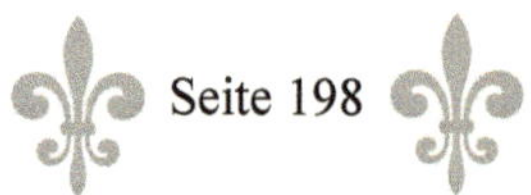

MYRRHE

Commiphora myrrha (ehem. Commiphora molmol)

Familie: Balsambaumgewächse / *Burseraceae*
Synonyme: Gummi Myrrha, Punt oder Phun (altes Ägypten), Myrrhe Resinoid
Duft-Charakteristik: warm-balsamisch, bittersüß, charaktervoll, geheimnisvoll
Parfümzuordnung: Basisduftnote (Fond), florale, orientalische Parfüms
Wirkung:
Körperlich: entzündungshemmend, vor allem auf Schleimhäute, gut
hautverträglich, mild
Psychisch: stabilisierend, strukturierend, erdend
Herkunft: Somalia, Jemen, Äthiopien
Gewinnung / verwendete Pflanzenteile: Wasserdampfdestillation des Harzes
Besonderheit: Myrrhe ist die Gabe des Jüngsten der drei Weisen aus dem
Morgenland zur Geburt Jesu

PARFÜMERIE / DUFT / PERSÖNLICHES

Wenn wir einmal der Göttin Myrrha lauschen würden, dann bekämen wir vielleicht
folgendes zu hören: „Ja, den Weihrauch, den kennt ihr. In euren Kirchen wird das
dampfende Weihrauchfass von Messdienern kräftig geschwenkt. Aber mich?
Wer kennt noch mich, die edle Myrrhe? Mich habt ihr völlig vergessen. Nur an
Weihnachten, am Tag der Heiligen Drei Könige, da hört man mal meinen Namen.
Aber kennt ihr auch meinen herrlichen Duft? Wisst ihr um dieses Aroma des Glücks,
mit seinem zutiefst empfundenen Gefühl von Geborgenheit und Urvertrauen?"
Hört sich interessant an, oder? Zeit wird es also, die Myrrhe mal etwas stärker zu
beleuchten. Denn mit ihr können wir uns regelrecht auf eine Zeitreise begeben.
Bedenken Sie, wie lange es schon diese Verbindung gibt zwischen der Myrrhe und
dem Menschen. Gehen wir zurück zum Gilgamesch-Epos aus dem babylonischen
Raum, worin Utnapischti sich bei den Göttern für die Rettung aus der Sintflut mit
einem Rauchopfer bedankte, das aus Zedernholz, Süßholz und Myrrhe bestand.
Bei der Myrrhe handelt es sich um das Harz eines großen Strauches bzw. kleinen
Baumes mit dem botanischen Namen *Commiphora myrrha* (Nees); englisches

Synonym *Commiphora molmol* (engl.) aus der Familie der Balsambaumgewächse (Burseraceae), zu denen auch der Weihrauch gehört. Myrrhenharz liefern einige Commiphora-Arten, die sich in ihren Inhaltsstoffen leicht unterscheiden. Es ist bekannt, dass die Myrrhe bereits als Teil des Sonnenkultes in Räucherungen des alten Ägypten verwendet wurde. Hier hieß die Myrrhe „Punt" oder „Phun" und wurde als ein wesentlicher Zusatz in duftenden Salben, der früher geläufigen Form eines Parfüms, eingearbeitet. Es heißt, auch hebräische Frauen verwendeten in ihrer Parfümsalbe gern den Zusatz von Myrrhe, um so in ihren Verführungskünsten eine edel duftende Unterstützung zu finden. Der vielfältige Einsatz von Myrrhe bei Heil- wie auch Parfümmitteln übersteigt all unsere heutigen Vorstellungen. In der Parfümerie dient Myrrhe als eines der wenigen wirkungsvollen pflanzlichen Fixative mit einer zusätzlichen Eigenschaft:

Man stellt eine erstaunliche synergetische Verstärkung mittels der Myrrhe fest. Dies kommt besonders anderen Balsamgerüchen zugute wie der des Weihrauchs, des Labdanums oder auch eine sanfte feine Vanille erfährt so eine Verstärkung in ihrem Ausdruck.

OPOPONAX

Opoponax *(Commiphora Erythraea)* stammt aus Eritrea, Somalia und Äthiopien und ist das Harz der Bisabol-Myrrhe. Diese Myrrhenart wird auch als „Süße Myrrhe" bezeichnet und in der Parfümerie als herb-weiche Nuance eingesetzt. Das Harz selbst wird auch zum Räuchern genommen.

GUGGUL

Guggul - das Harz der Baumes *Commiphora mukul* (Mukul-Myrrhe) - ist die interessante indische Verwandte unserer Myrrhe. Das gelbliche bis braune Baumharz wird gleichfalls durch Einschneiden des Stammes gewonnen und gilt als ein wichtiger Bestandteil von Arzneien der ayurvedischen Medizin. In asiatischen Parfümkompositionen kann man das selten erhältliche Guggulöl im Fond hervorragend einsetzen.Guggul war bereits zu römischer Zeit bekannt unter dem Namen Bdellium und wurde zu dieser Zeit aus Indien ins Zentrum des römischen Reiches importiert.

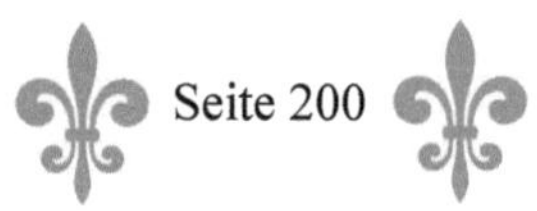

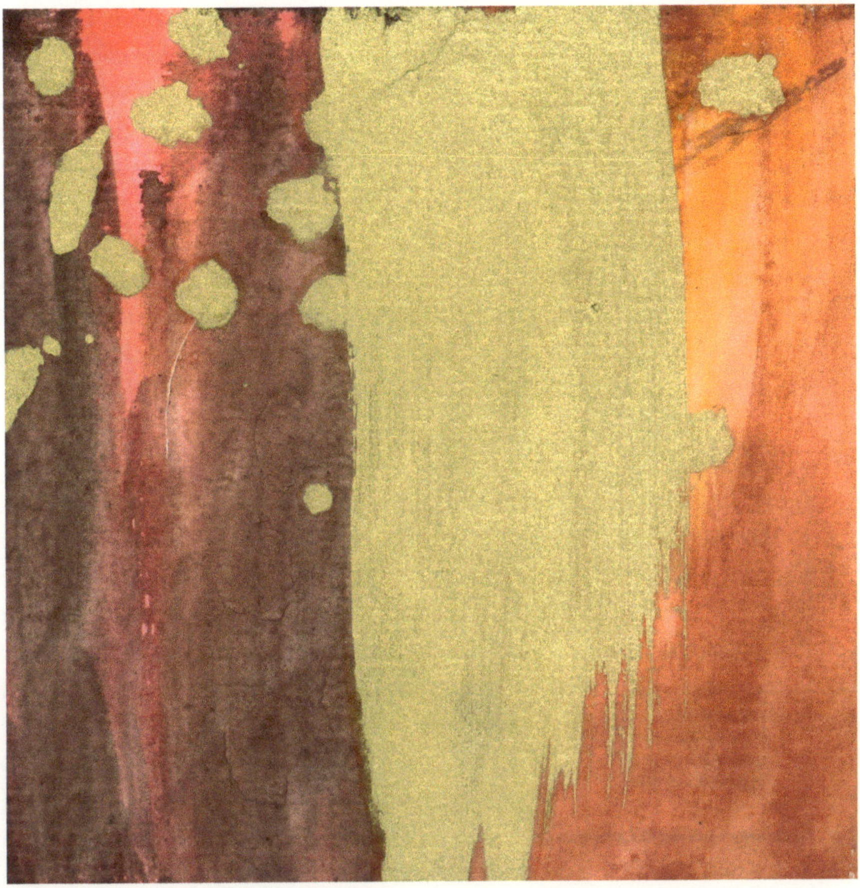

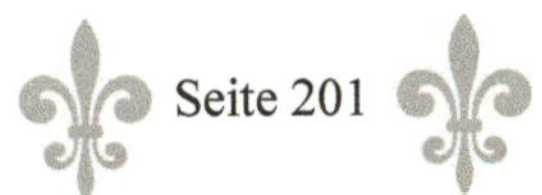

MYRRHE & GUGGUL
Beate Nagel

Aquarell, Oktober 2017

Zum Räuchern greift man in Asien gern zu diesem einprägsamen Duft des Guggulharzes. Ich verknüpfe damit eine ganz besondere Erfahrung. *Während einer Meditation zuhause, damals in den 1980er Jahre lebte ich in Augsburg, nahm ich auf einmal einen ganz erstaunlichen Duft wahr; ein Duft, der physisch nicht in meinem Zimmer sein konnte.* Ich kannte ihn auch gar nicht. Bis ich diesem Geruch wieder begegnet bin, während einer sogenannten Einweihung. Hierbei handelt es sich um ein buddhistisches Ritual zu einem Buddhaaspekt (Mitgefühl, Weisheit o.ä.), ausgeführt von einem tibetischen Rinpoche (buddhistischer Ehrentitel). Noch heute, nach so vielen Jahren, bin ich daher von Guggul absolut begeistert. Um so erstaunter war ich, als ich erfuhr, dass es sich um eine Myrrhenart handelt, die ja auch in unserem abendländlischen Kulturkreis eine wichtige Rolle spielt.

BOTANIK

Myrrhe (semitisch *murr* für „bitter") ist das Harz des Baumes *Commiphora molmol*, einem Balsambaumgewächs, der in den heißen, trockenen Gegenden im Osten Afrikas, beispielsweise Somalia und der südlich-arabischen Halbinsel beheimatet ist. Durch Rindeneinschnitte im Myrrhenbaum fließt das Harz und härtet zu kleinen rotbraunen Harztränen aus. Die Blätter der Myrrhe sind unpaarig gefiedert und für die heißen arabischen Gegenden, in denen die Pflanze wächst, geradezu erstaunlich weich. Die Myrrhe kann sich diese Weichheit ihrer Blätter auch in diesen sehr heißen trockenen Gegenden der Welt „leisten" – ähnlich wie der Weihrauch -, weil sie dermaßen viel Harz enthalten. *Ein Harz ist eine festgewordene Flüssigkeit, ein festes Ätherisches sozusagen.* Weihrauch und Myrrhe haben in den arabischen Ländern ähnliche Wachstumsbedingungen; also dort wo die Sonne sehr heiß scheint, der Boden steinig ist.

GESCHICHTE

Dank Ausgrabungen am Todestempel von Deir el-Bahari ist bekannt, dass die Königin Hatschepsut (1504 – 1468 v. Chr.) per Boot etwa 30 Weihrauch- und Myrrhebäume einführen ließ. Die Ägypter importierten Myrrhe aus Somalien, dem Sudan. Die Königin von Saba, eine biblische Gestalt, soll im 10. Jahrhundert v. Chr. eine Reise zum Hofe König Salomos in Jerusalem unternommen haben. Außer

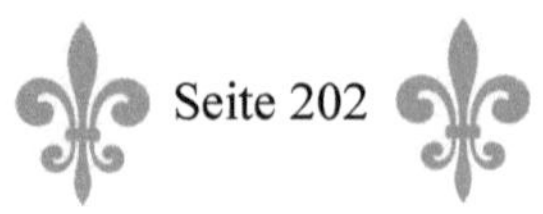

im Alten Testament wird sie auch im Koran und in äthiopischen Legenden erwähnt, nicht jedoch in Quellen aus dem antiken Saba selbst, im heutigen Jemen. Ob ihr Reich tatsächlich dort oder in der Region um Aksum in Äthiopien gelegen hat, ist daher bis heute ebenso ungeklärt wie die Frage, ob die legendäre Königin eine historische Person zum Vorbild hatte. Es heißt, die Königin von Saba überbrachte König Salomo bei ihrem Besuch als Geschenk auch das so begehrte Myrrhenharz.

Die Myrrhe wird als eine wesentliche Zutat in der Herstellung eines Heiligen Salböls im Alten Testament beschrieben. Berühmtheit erlangte das *Hohelied im Alten Testament*, das man König Salomo als Urheber zuspricht. Die Bezeichnung „Hoheslied" geht auf die Bibelübersetzung Martin Luthers zurück, der das Buch „Das Hohelied Salomonis" nannte. (140) Es handelt sich um eine Sammlung von zärtlichen, teilweise explizit erotischen Liebesliedern, in denen das Suchen und Finden, das Sehnen und gegenseitige Lobpreisen zweier Liebender geschildert wird. Der hebräische Buchtitel lautet *Schir ha-Schirim* und bedeutet „Das Lied der Lieder"; drückt damit einen hebräischen Superlativ aus, sinngemäß „das schönste aller Lieder". Allein siebenmal wird darin die Myrrhe erwähnt – hier ein Auszug:

13 Ein Lustgarten sproßt aus dir, /
Granatbäume mit köstlichen Früchten, / Hennadolden, Nardenblüten,
14 Narde, Krokus, Gewürzrohr und Zimt, / alle Weihrauchbäume,
Myrrhe und Aloe, / allerbester Balsam:
15 Die Quelle des Gartens bist du, /
ein Brunnen lebendigen Wassers, / Wasser vom Libanon.
16 Nordwind, erwache! Südwind, herbei! /
Durchweht meinen Garten, / laßt strömen die Balsamdüfte!
Mein Geliebter komme in seinen Garten /
und esse von den köstlichen Früchten.
5 Ich komme in meinen Garten, Schwester Braut; /
ich pflücke meine Myrrhe, den Balsam;
esse meine Wabe samt dem Honig,
trinke meinen Wein und die Milch.
Freunde, eßt und trinkt, / berauscht euch an der Liebe! (141)

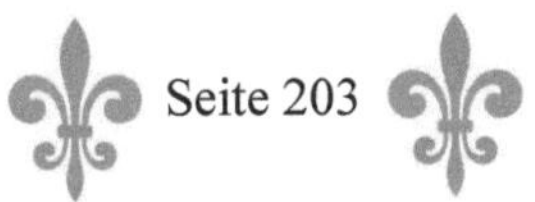

DIE GABEN DER DREI WEISEN AUS DEM MORGENLAND

Im Neuen Testament wird von Drei Weisen aus dem Morgenland berichtet, die einem besonderen Stern gefolgt seien; auf der Suche nach dem neuen König der Juden. Ihre Geschenke, die sie mitbrachten - Gold, Weihrauch und Myrrhe (Mt 2,11 EU) - beinhalten eine tiefe Symbolik. *Sie stehen für drei Grundkräfte des Menschen: Denken, Fühlen und Wollen.*

Denken (Gold): Das Gold steht für das Licht, die Sonne. Alle Metalle haben einen Bezug zu Planeten wie Silber zum Mond, Kupfer zum Merkur und eben Gold zur Sonne. Jesus Christus, mit seinen sonnenhaften Qualitäten, ward zum Licht der Welt. *Die Kraft des Denkens*: Im Sinne von „Wissen verpflichtet"; unsere Erkenntnisse, unser Wissen sollte nicht nur im Kopf, in der Theorie hängen bleiben. Es ins Tun zu bringen, ist wesentlich.

Fühlen (Weihrauch): Das Geschenk des *Weihrauchs* deutet darauf hin, dass Jesus göttlichen Ursprungs ist. Dieser archaische Duft verbindet mit dem Himmel; er ist auch ein Ausdruck des Vaters, des Männlichen. *Die Kraft des Fühlens*: Erspüren lernen. Es wagen, mit dem Herzen dabei zu sein. Der Mut eines „Löwenherzens", das beherzt Dinge in Angriff nimmt.

Wollen (Myrrhe): Mit der Myrrhe ist unsere Willenskraft verbunden, zugleich liegt etwas Zukünftiges in ihrer Botschaft. Es ist daher kein Zufall, dass sie vom Jüngsten der drei Weisen zur Geburt Jesu geschenkt wird. Mit der *Myrrhe* wird die Menschwerdung Christi angedeutet; dass er zu einem Kind von Mutter Erde wurde - hierin liegt die Verbindung Christi zum Weiblichen. *Die Kraft des Wollens:* Sich zu fragen, was will ich wirklich? Welche Richtung gebe ich meinem Leben? Oder lasse ich mich – weil ich unklar bin in meinem eigenen Wollen - „fremdbestimmt" in Dinge hineintreiben? Wie leicht lasse ich mich von meinen mir selbst gesteckten Zielen durch Widerstände abbringen?

Die Myrrhe steht am Anfang des Lebens Jesu, so wie an seinem Ende. So spendete der Pharisäer Nikodemus zur Bestattung Christi eine Mischung aus hundert Pfund Aloe und Myrrhe und man bettete den Leichnam in Binden zusammen mit wohlriechenden Salben (Joh 19,39 EU).

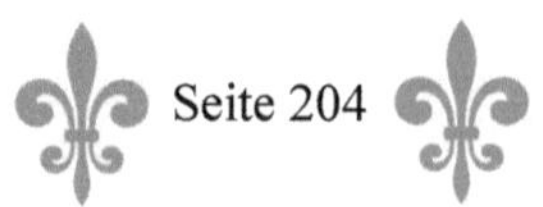

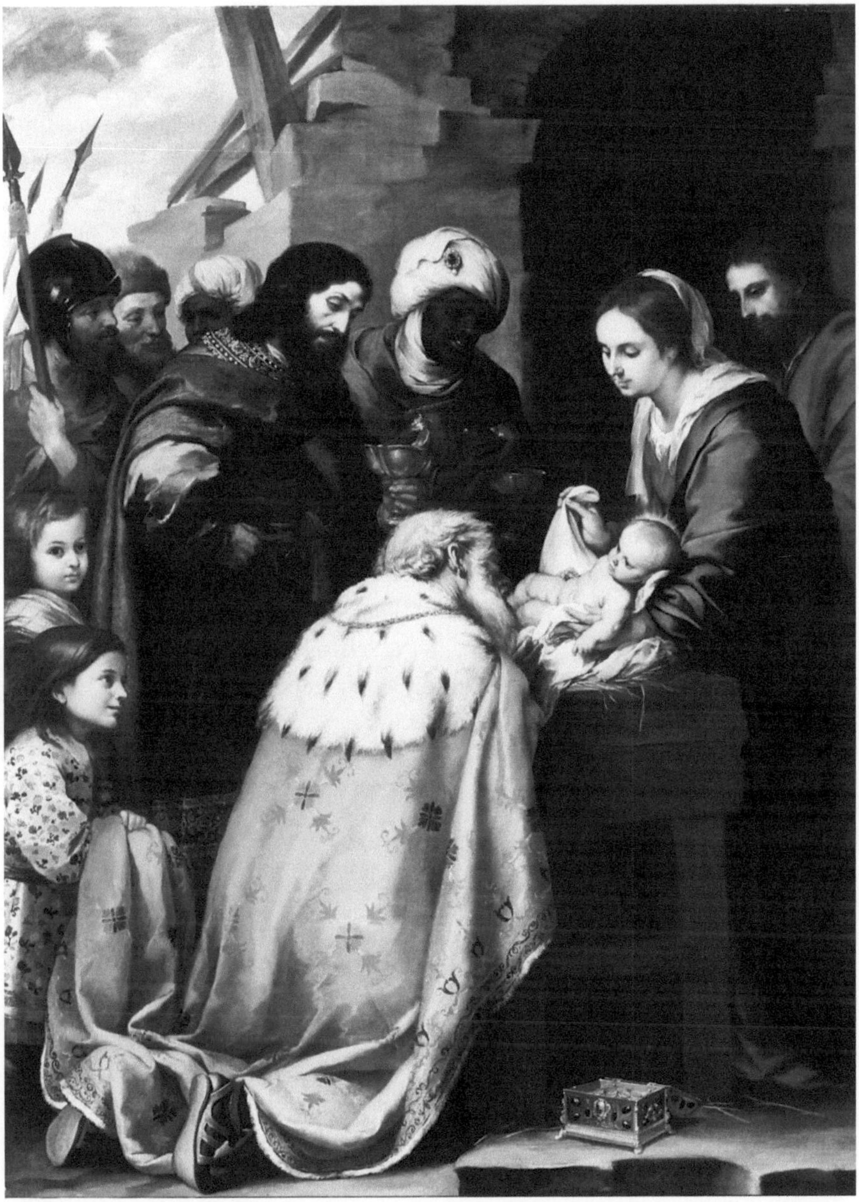

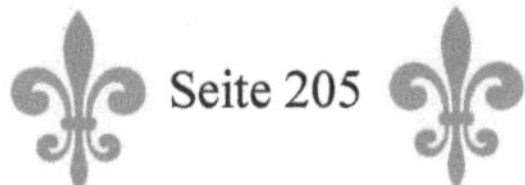

HEILWIRKUNGEN

Der antike griechische Geschichtsschreiber Herodot (490/480 - 424 v. Chr.) berichtet aus dem persischen Krieg, dass die Wunden der Kämpfer mit Myrrhe behandelt wurden. Traditionell wirkt das Harz der Myrrhe als bestes Heilmittel bei Schnittverletzungen und Wunden aller Art. Sie besitzt eine zusammenziehende oder anders ausgedrückt, eine ausgesprochen adstringierende Wirkung. Daraus erfolgt eine gute Narbenbildung. Noch heute werden myrrhehaltige Salben und Pflaster in der ägyptischen Medizin bei Wunden verwendet.

Der griechische Schriftsteller Plutarch (um 45 – 125 n. Chr.) schreibt in seinen „Moralia, Isis et Osiris" über die Myrrhe: „Wegen ihres angenehmen Dampfes wird nicht allein die Luft verändert, der durch sie erschütterte Körper wird auch zum Genuss des Schlafes geschickt gemacht. Die Sorgen, welche den Tag über bedrücken, werden zerstreut, ja auch die Einbildungskraft wird gleich einem Spiegel geglättet." Vom bedeutenden Arzt des Mittelalters, Ibn Sina (lat. *Avicenna*, um 980 n. Chr.) weiß man, dass er bei Magenbeschwerden zur Myrrhe griff. Auch die Äbtissin Hl. Hildegard von Bingen (1098 – 1179) führt aus (142): Wer an Magenschmerzen leidet, die von schädlichen Säften herrühren, soll sich eine Salbe aus Myrrhe, Aloe und Fünffingerkraut mit Honig zubereiten, damit ein Hanftuch bestreichen, das man auf den Bauch bindet.

Gaius Plinius Secundus berichtet über feine Liköre, den „aromatites", die mit Myrrhe hergestellt, auch den Damen zu trinken erlaubt waren – denen ansonsten das Weintrinken verboten war. Es ist bekannt, dass man im alten Rom gereinigte Weinfässer mit Myrrhe ausräucherte; eine Methode, um den Wein haltbarer zu machen. Noch heute findet man beim griechischen Retsina-Wein eine ähnliche Tradition vor; hierzu werden heute jedoch Kiefernharze genommen.

Der Übergang vom Mittelalter zur frühen Neuzeit wird im deutschsprachigen Raum durch den ersten Druck eines Kräuterbuchs geprägt, dem „Gart der Gesundheit", das im Jahr 1385 in Mainz herauskam. Im Kapitel über die Myrrhe (Kap. 270) heißt es, dass Myrrhe mit Wein eingenommen, die Verdauung fördert und den Magen erwärmt. Außerdem solle Myrrhe die Empfängnis der Frauen verbessern. An der

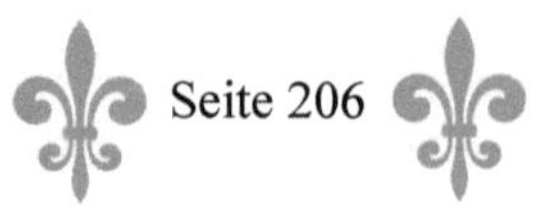

Wende vom 18. zum 19. Jahrhundert gehörte Christoph Wilhelm Hufeland zu den maßgeblichen Ärzten in Deutschland. In zahlreichen Veröffentlichungen rühmt er die Myrrhe unter anderem als Tonikum (Stärkungsmittel) für Magen, Herz und Nerven.

MYRRHENTINKTUR

In der Zahnmedizin wird die Myrrhe als desinfizierende und adstringierende Substanz eingesetzt; z. B. in Zahnpasten, Mundwässer und Gurgellösungen. Ein Myrrhe-Resinoid (143) kann entzündliche Haut und Schleimhäute hervorragend regenerieren. Die Tinktur wird unverdünnt auf die entsprechenden Stellen aufgetupft oder man verdünnt sie mit etwas Wasser und nimmt sie zum Gurgeln im Mund- und Rachenbereich.

Während des Schreibens dieses Textes war ich bei meinem Vater im Altersheim und las ihm und seiner langjährigen, liebevollen Lebensgefährtin die gerade frisch getippten Zeilen über die Myrrhe vor. Dazu reichte ich ihnen einen Riechstreifen mit dem Duft. Interessant, wie die 90jährige Hildegard darauf reagierte: Sie kannte nämlich diesen Duft über ihre Mutter, die als Krankenschwester während des 1. Weltkriegs in Berlin, im Rudolf-Virchow-Krankenhaus, gearbeitet hatte. Der Duft der Myrrhe führte sie in ihrer Erinnerung zurück in ihre Kindheit, als es bei Entzündungen im Mund diese bittere jedoch hilfreiche Medizin – Myrrhentinktur – von der Mutter aufs Zahnfleisch gab.

REZEPTE
Zur Intensivierung unserer Duftwahrnehmung; lassen Sie das eben Gelesene, intellektuell Erfasste in eine sinnliche Erfahrung münden.

„Meine Schönheit" - *eine fein duftende Körpersalbung*
2 Tropfen Weihrauch arabisch *Boswellia sacra*
2 Tropfen Myrrhe *Commiphora myrrha*
5 Tropfen Rosenextrakt Absolue *Rosa damascena*

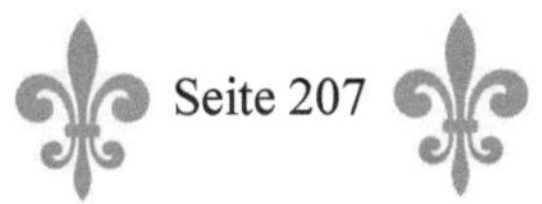

3 Tropfen Jasmin 4% *Jasminum grandiflorum*
6 Tropfen Orange *Citrus cinesis*
40 ml Mandelöl
8 ml Wildrosenöl
5 Tropfen Vitamin E (optional)
Geben Sie die fetten Öle in eine leere Glasflasche (50 ml) und fügen Sie tropfenweise das Vitamin E und die ätherischen Öle hinzu. Falls die Myrrhe etwas zäh ist, erwärmen Sie das Fläschchen vorsichtig und machen die Myrrhe so wieder flüssiger.

Diese edle Körpersalbung kann auch zur Intimpflege genutzt werden; so wie dies Generationen von Prinzessinnen und Königinnen zu tun pflegten (siehe im historischen Text Teil 1).

Hinweis
Wir reduzieren unseren wertvollen Körper, der uns ein Leben auf der Erde ermöglicht, häufig auf eine Mangel-Sichtweise wie „zu dick" oder „zu dünn". Wir erleben uns nur aus einer „vermeintlichen" Außensicht – heute zudem medial überzeichnet durch Beurteilungen in den „Asozialen Medien". Sehen wir doch auf das, was wir haben, was wir können und klopfen uns innerlich auf die Schulter. Beim Einbalsamieren mit kostbarsten Parfüm-Ingredienzien spüren wir uns königlich, würdevoll.

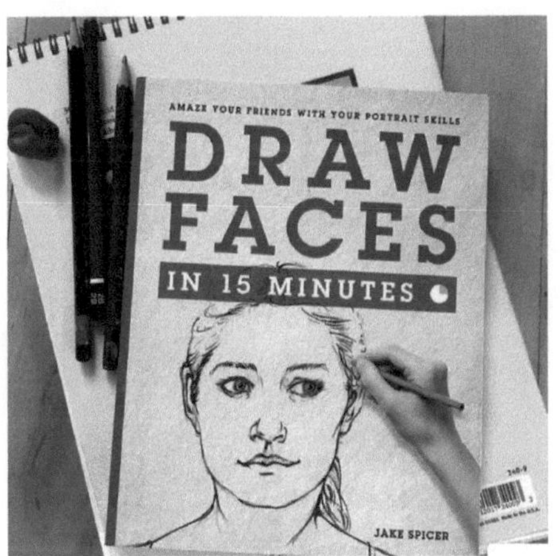

EIN GUT MEINENDER MENTOR IN UNS

Wir neigen dazu, viel zu kritisch mit uns umzugehen. Das betrifft unsere Haltung zu unserem Körper, kann jedoch auch unser kreatives Schaffen behindern. *Ein Experiment*: Stellen Sie sich vor, Sie hätten einen inneren wohlmeinenden Mentor! Eine Stimme im Kopf, die Sie freundlich anstupst, ermutigt, ein Detail zu schärfen oder die Richtung einer Linie neu zu überdenken. Ich habe es schon oft erlebt. Wenn ich etwas gemalt habe, finde ich es manchmal nicht gelungen, lege es weg. Dann irgendwann später - wenn ich die „perfekte" Vorlage nicht mehr vor Augen habe - auf einmal finde ich es doch ganz gut.

Jake Spicer in seinem Buch „Draw Faces in 15 Minutes" (144):
„Wenn Sie mit dem Zeichnen beginnen, werden Sie häufig von einem internen Kritiker begleitet, der auf Ihre Fehler hinweist und Sie dazu bringt, Ihre Zeichnung in Frage zu stellen. Dies kann einschränkender sein als ein Mangel an Fähigkeiten. Sie brauchen Zeit, um ohne interne Kritik zu suchen und zu zeichnen. Versuchen Sie stattdessen, einen internen Mentor zu entwickeln, der es Ihnen ermöglicht, zurückzutreten und objektiv auf Ihre Zeichnung zu schauen und die besten Eigenschaften und Verbesserungsmöglichkeiten auszuwählen."

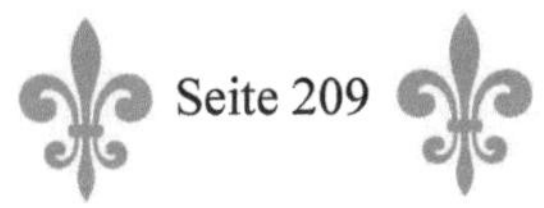

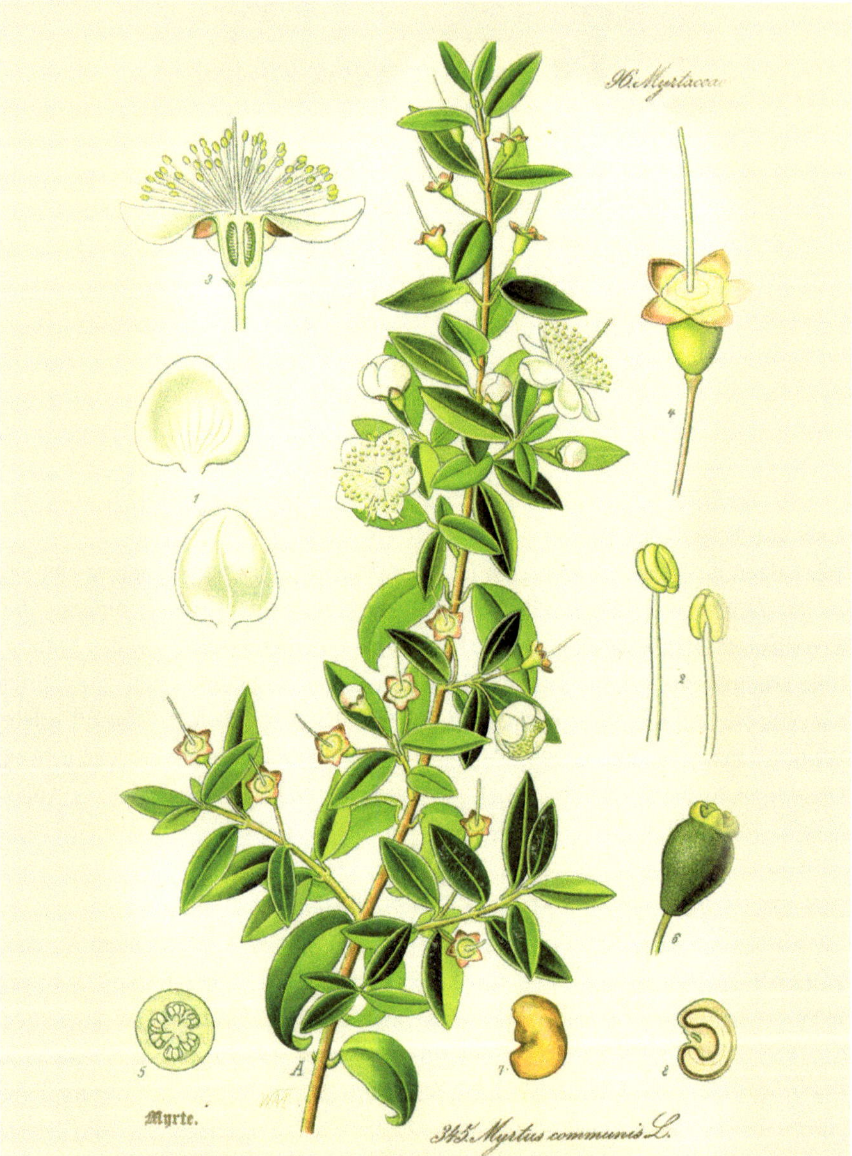

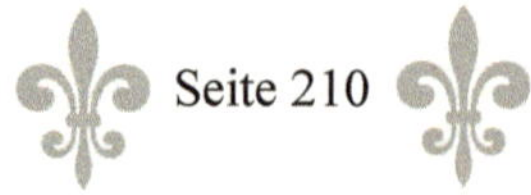

96. Myrtaceae
Myrte.
345. Myrtus communis L.

MYRTE

Myrtus communis

Familie: Myrtengewächse / Myrtaceae
Synonyme: Brautmyrte
Duft-Charakteristik: jung, edel, stärkend, kampferartig, krautig
Parfümzuordnung: Herzduftnote (Coeur), florale, sportive Parfüms
Wirkung:
Körperlich: schleimlösend, antiallergisch, leicht zusammenziehend bei Couperose (erweiterten Äderchen)
Psychisch: sanft stärkend – fördert Gelassenheit
Herkunft: Mittelmeergebiet, Peru
Gewinnung / verwendete Pflanzenteile: Wasserdampfdestillation der frischen Zweigenden und Blätter
Besonderheit: Die Myrtenöle wirken und duften unterschiedlich

PARFÜMERIE / DUFT / PERSÖNLICHES

Jungfrauen sind keineswegs immer nur zarte Wesen. Jungfräuliche Kräfte können durchaus etwas Wildes haben, gehören sie doch zu unseren Urkräften; Eigenschaften die man in früheren Zeiten mit der Myrte verband. Dabei sind die Kräfte der Jungfräulichkeit und der Gebärfähigkeit weitgehend die gleichen Kräfte, nämlich die der *jungen Weiblichkeit*. Und damit hängen auch die Liebeskräfte zusammen, die ja über das Physische hinausreichen, also auch über den Tod hinaus.

MYTHOLOGIE - FALSCH VERSTANDEN

Die Myrte wurde der Schönheits- und Liebesgöttin Aphrodite geweiht. Ihr zu Ehren flocht man Myrtenzweige in Brautsträuße ein; ein gewundener Myrtenkranz schmückte dabei die junge Braut. Der Sage nach stieg einst Aphrodite, die Meeresschaum-Geborene, unbekleidet in vollendeter Schönheit aus dem Wasser ans Land. Um ihre Nacktheit vor den lüsternen Blicken des sie beobachtenden Satyrn zu schützen, verbarg sie sich hinter einem Myrtenstrauch.
Hier lässt sich eine Symbolik zum Myrtenkranz erkennen. Durch das Winden der

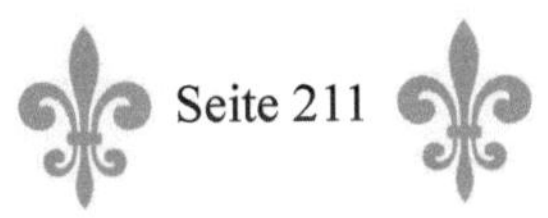

Urkräfte der Myrte in einen gewundenen Kranz wendet man sich ab von einer allzu animalischen Lüsternheit und vermag so die Liebe in Schönheit zu verwandeln. Es steht hierbei also die Verwandlung bzw. Durchdringung der Sexualität in Liebe an. Ein geschlossener Myrtenkranz wurde auch als Symbol des Hymens einer Jungfrau verstanden; dabei hatte man die Lebenskräfte der Gebärfähigkeit einer jungen Frau im Sinn. Eigentlich, muss man sagen, denn meist wird hier eine andere Geschichte erzählt, die nämlich der Fixierung auf ein intaktes Hymen vor der Eheschließung. Diese Sicht rekrutiert sich aus patriarchalischen altertümlichen Stammeskulturen. Dabei bildet man sich ein, ein Recht auf diese männliche Fixierung zu haben, mit allen negativen Begleiterscheinungen für die Frau.

Übrigens diese Frage: "Hab ich eins oder hab ich keins?" bezüglich eines Hymens, untersuchte die dänische Psychologin Ann-Marlene Henning, weil viele Mädchen nämlich ganz und gar ohne Jungfernhäutchen zur Welt kommen würden. (145)

Die Myrte: die glänzenden, glatten Oberflächen der spitzen Myrtenblätter wirken fast wie kleine Spiegel, das helle Sonnenlicht reflektierend. Wenn man die Blätter zerreibt, dann riechen sie ein wenig nach Eukalyptus und überraschend etwas nach Weihrauch. Der Duft eines Myrtenöles, das aus diesen aromatischen Blättern destilliert wird, kann sehr unterschiedlich sein. Werden die Blätter im angetrockneten Zustand destilliert, wie in Nordafrika üblich, ist es besonders mild; der Gehalt an entspannungsfördernden *Monoterpen-Estern* ist hierbei erhöht. Hingegen enthält das türkische Öl, das aus den lanzettförmigen kleinen Blättern gewonnen wird, mehr *Eukalyptol* und ist somit eher im Heilbereich zu finden. Für meine Parfümkompositionen hat es mir vor allem ein seltenes, qualitativ hochwertiges Myrtenöl angetan, das in den hohen Gebirgszügen der Anden gewonnen wird. Es duftet weniger medizinisch, eher elegant. Dieser Duft ist der Schönheit einer Liebesgöttin würdig, er wirkt jung, edel und dennoch stärkend.

Die Schönheit der Myrte zeigt sich auch in ihren außergewöhnlichen Blüten. Sie sind insgesamt weiß, was mit ihren unschuldigen, wenn auch wilden Kräften zusammenhängt. Sie besitzen eine unglaubliche Strahlkraft in ihrem Weiß. Ihre vielen Staubblätter wirken wie Lichtstrahlen oder wie auf unsere Erde gefallene

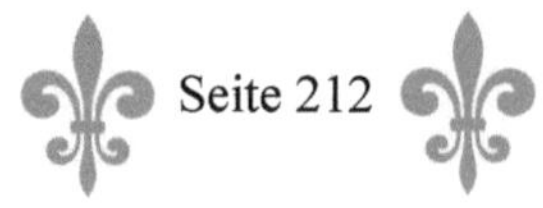

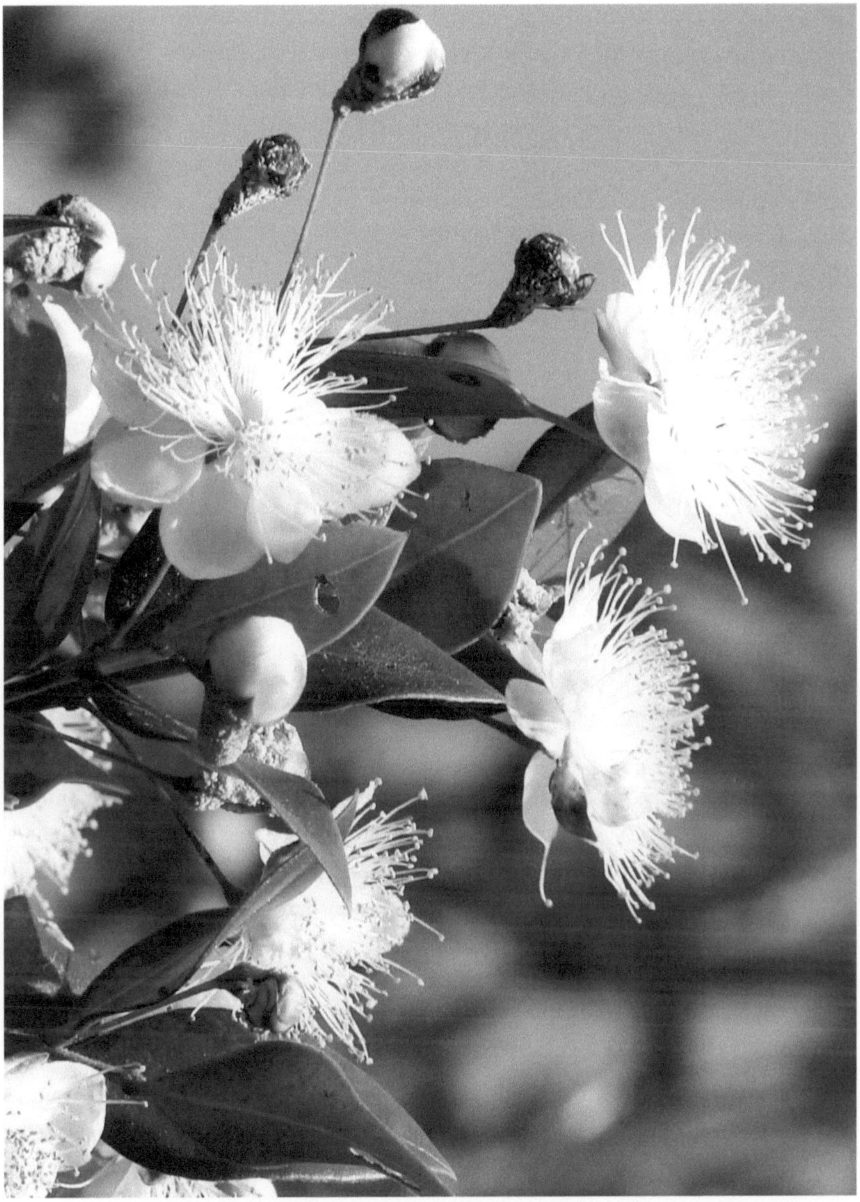

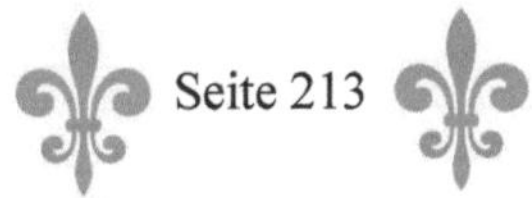

leuchtende Sterne. Himmlische Aspekte sind bei der Myrte wohl nicht von der Hand zu weisen, wenn wir in historischen Texten von einem ganz besonderen Engelswasser - dem „*Eau d' Anges*" – lesen. Aus Blättern, Blüten und der Rinde der Myrte wurde im 16. Jahrhundert dieses sehr geschätzte Gesichtstonikum gewonnen. Heute bedienen wir uns eines fein duftenden Myrtenwassers, das bei der Destillation entsteht. Die darin enthaltenen adstringierenden und tonisierenden Wirkstoffe klären den Teint. Um die jugendlichen Kräfte der Myrte wissen vor allem die Frauen Südfrankreichs, die – um jung und schön zu bleiben – häufig einen Aufguss der herb-bitteren Blätter als Tee trinken.

BOTANIK

Die Myrte (*Myrtus communis L.*) ist ein typischer Mittelmeer-Strauch, der häufig zusammen mit Rosmarin in der Macchie wächst, einer Landschaftsform, die sich am Mittelmeer nach dem Abholzen entwickelt hat. Es handelt sich hierbei also nicht um eine Naturlandschaft, wie oft angenommen wird; dennoch wurde dieser Landstrich zu einer Art Sehnsuchtsland mit seinen intensiven Düften nach Rosmarin, Lavendel und Myrte. Das Verbreitungsgebiet der Myrte geht jedoch über den Mittelmeerraum hinaus, so Peru, die Kanaren und reicht östlich bis Zentralasien. Mit der Myrte sind einige Bäume wie der Eukalyptusbaum, Teebaum und der Gewürznelkenbaum verwandt, die auch zu den Myrtengewächsen gerechnet werden. Es ist der natürliche Wirkstoff *Myrtol*, der im ätherischen Öl dieser Pflanzen vorkommt. Zwischen Mai und August entwickeln sich zahlreiche weiße duftende Blüten. Sie stehen einzeln in den Blattachseln an bis zu 3 cm langen Blütenstielen und werden bis zu 3 cm breit. Die zahlreichen Staubblätter haben gelbe Staubbeutel. Im Herbst bringt die Myrte essbare blauschwarze Beeren mit süßlich-würzigem Aroma hervor.

Die Myrte wird seit dem Altertum kultiviert und ist entsprechend häufig verwildert. Als ältestes und größtes Exemplar in Deutschland gilt die Myrte im Schau- und Sichtungsgarten Hermannshof in Weinheim an der Bergstraße. Interessant ist die Myrte auch als Zimmerpflanze, so vertreibt sie – ähnlich wie Eukalyptus – Insekten. Es lohnt sich, zur Schnakenabwehr ein paar Pflanzen in der Wohnung zu

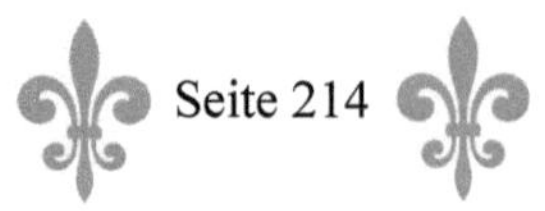

haben. Die Myrte reinigt mit ihrem leichten Kampferduft die Zimmerluft, was sich auf den Atemapparat positiv auswirken wird. Die herrlich weißen Myrtenblüten lassen sich getrocknet unter Potpourris mischen.

GESCHICHTE

Beliebt war bei römischen Frauen im April, dem Venusmonat, unter Myrtenbäumen zu baden, um sich Jugend und Schönheit zu bewahren. Die Myrte ist in alten Überlieferungen und Traditionen Ägyptens, Persiens, Arabiens, Griechenlands und Roms verwoben. Die Verwendung als Brautpflanze im mitteleuropäischen Raum setzt erst verhältnismäßig spät ein. Erstmalig wird davon bei einer Tochter Jakob Fuggers in Augsburg berichtet, die bei ihrer Hochzeit 1583 einen Myrtenkranz anstelle des damals üblichen Rosmarinkränzchens getragen habe. So gehörte es nun auch in Deutschland zur Tradition, die Myrte bei Hochzeiten zu verwenden. Der Bräutigam und die Trauzeugen erhielten Zweige zum Anstecken.

Teilweise wurden auch die Brautjungfern mit einem Myrtenkranz geschmückt. Es entwickelte sich der Brauch, dass die junge Ehefrau einen aus dem Brautkranz stammenden Zweig in die Erde setzte und bewurzeln ließ. Die grünende Pflanze wurde als Indikator für das beständige Eheglück angesehen und besonders gehegt. So fand die Myrte Einzug in die Wohnstuben und gilt als eine der ältesten Zimmerpflanzen.

KULINARISCHES

Man gab früher Myrtenblätter ins Essen, wie wir es heute mit dem Lorbeer zu tun pflegen. Die Blätter schmecken scharf, intensiv und auch etwas bitter; Bitterstoffe, die unserer Verdauung förderlich sind. Bekannter dürfte die Verwendung der Myrte bei zwei Likörvarianten sein. Volkstümlich werden sowohl Blätter, Beeren, als auch Blüten verwendet. In Sardinien bilden die Beeren die Grundlage des *Mirto Rosso* (roter Mirto), eines feinfruchtigen, eher süßen Likörs. Der *Mirto Bianco* (weißer Mirto) ist als Likör weniger süß, er wird aus den Blättern und Blüten der Myrte gemacht; so gehen eher die Lichtkräfte der Pflanze ein. Die korsische Variante des Mirto heißt *Myrtei*. Im Mittelmeergebiet umwickelt man Braten- oder Grillfleisch mit frischem Myrtenlaub, vor dem Verzehr wird das Laub entfernt. So kommen die

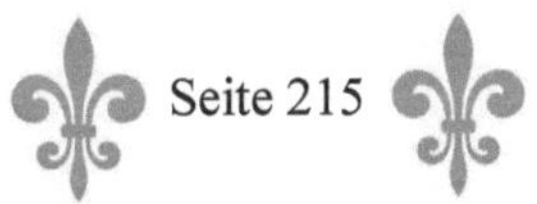

für die Verdauung förderlichen Bitterstoffe in die Nahrung, und auch der besondere Aromamix. Interessant ist auch die Verbindung der Mortadella mit der Myrte, die heute kaum noch bekannt sein dürfte. Bevor man den schwarzen Pfeffer kannte, nahm man die schwarzen Myrten-Beeren für Mortadella, woher auch der Name rührt. Die Wurst wurde damit verdaulicher.

HEILWIRKUNGEN

Griechische Ärzte verordneten im Altertum Myrte bei Lungen- und Harnwegsinfektionen. Sie legten dazu Myrtenblätter in Wein ein und extrahierten auf diese Weise die wirksamen Bestandteile. Myrtenöl wirkt bei Inhalation sehr entspannend. In der Hautpflege werden seine regenerierenden und antiallergischen Eigenschaften genutzt, ebenso die dem Lorbeeröl ähnliche straffende Wirkung. Nach Dr. Kurt Schnaubelt (146) ist Myrtenöl ein besonders brauchbares Öl zur Behandlung von Heuschnupfen. Auch die Hydrosole der Myrte, gemischt mit denen der Cistrose, werden gegen Heuschnupfen zur inneren Anwendung empfohlen. Dr. Schnaubelt berichtet weiter über die positiven Wirkungen von Myrtenwasser vor allem bei Entzündungen des Auges, wie z. B. Konjunktivitis und bei allergischen Reaktionen. Myrtenhydrolat ist in der englischsprachigen Duftwelt für die Behandlung von Konjunktivitis (Augen-Bindehautentzündung) bekannter als Rosenhydrolat, allerdings muss man auf eine alkoholfreie Qualität achten - steril abgefüllt und mit einem hygienischen Sterilfilter ausgestattet.

Myrte wirkt sehr gut bei Akne; die adstringierende Wirkung betrifft besonders fettige Haut, die so oft mit schwerer Akne einhergeht. In der Naturheilkunde wird sie bei Atemwegsbeschwerden und zur Raumluftverbesserung eingesetzt. Durch das ätherische Öl der Blätter, das stark sekretionsfördernd wirkt, hat die Pflanze Bedeutung bei der Behandlung der Atemwege. „Bei dem ätherischen Öl der Myrtenpflanze stellte man sogar eine starke Wirkung auf den für viele Krankenhäuser problematischen Erreger *Staphylokokkus aureus* fest, wie inzwischen in mehreren Studien bestätigt wurde." (147)

REZEPTE

„Schöne Beine" - *entstauend, mit gewebestraffender Wirkung*
4 Tropfen Myrte türkisch *Myrtus communis*
5 Tropfen Lavendel fein *Lavandula angustifolia*
3 Tropfen Lemongrass *Cymbopogon flexuosus*
3 Tropfen Wacholderbeer *Juniperus communis* (Zeder: *Cedrus atlantica*)
3 Tropfen Zypresse *Cupressus sempervirens*
50 ml fettes Öl z.B. Mandelöl
Geben Sie die ätherischen Öle nach und nach direkt in die Flasche mit dem
fetten Öl. Die Apothekerin Katharina Zeh (148) empfiehlt dieses Venenöl
mit der entstauenden und gewebestraffenden Wirkung der Myrte als ideales
Venenstärkungsmittel. Bei längerer Anwendung: Zedernholzöl statt Wacholder.

„Jungfrauen-Power" - *ein herrlich frisches Parfüm / Deo-Variation*
17 Tropfen Grapefruit *Citrus paradisii*
8 Tropfen Myrte *Myrtus communis*
5 Tropfen Jasmin, indisch *Jasmin sambac*
3 Tropfen Myrrhe 60% *Commiphora myrrha*
ca. 7 ml Alkohol 96% (Apotheke) und 20 Tropfen destilliertes Wasser
10 ml Taschenflakon
Tropfen Sie die eventuell etwas zähe Substanz der Myrrhe in die leere Flasche,
dann einwenig Alkohol dazu geben - etwas verrühren. Nun fügen Sie die weiteren
Zutaten, den restlichen Alkohol hinzu. Gut schütteln und 2 bis 3 Wochen vor
der ersten Anwendung reifen lassen. *Tipp „Deo"*: Lösen Sie die Düfte in wenig
Alkohol auf und geben dies in etwa 95 ml Orangenblütenwasser, so haben Sie ein
pflegendes Deo. Kurz schütteln.

Hinweis
Myrte und Myrrhe werden wegen ihrer Namensähnlichkeit gern verwechselt. Hier
begegnen sich beide: die jugendliche Myrte und die Göttin der Zukunft „Myrrha"
- wenn dieses Göttinnenparfüm kein „Frauen-Power"-Duft ist!

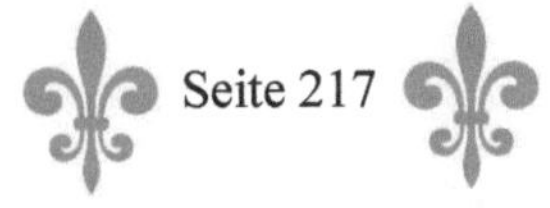

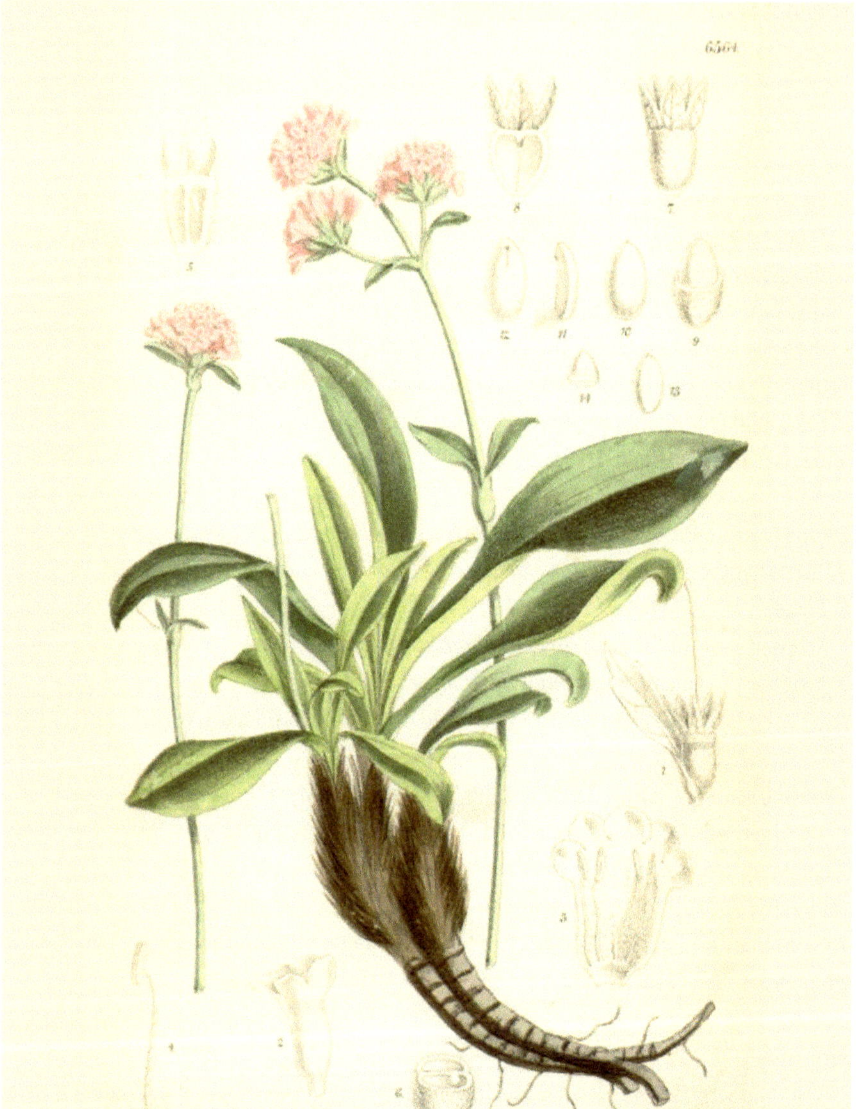

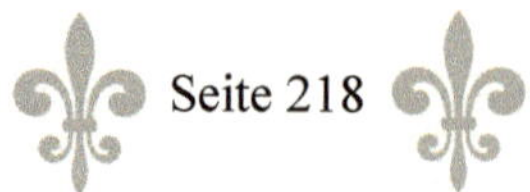

NARDE

Nardostachys jatamansi

Familie: Baldriane / Valerianaceae
Duft-Charakteristik: schwer, erdig, würzig-animalisch, patchouliartig, leichte Moschusnote
Parfümzuordnung: Basisduftnote (Fond), ein heute eher ungewöhnlicher Duft für Parfüms
Wirkung:
Körperlich: antibakteriell, entzündungshemmend, juckreizstillend, venentonisierend, bei Schuppenflechte, Burn-out-Syndrom, Nerventonikum
Psychisch: Selbstbewusstsein stärkend, stimmungsaufhellend, stabilisierend
Herkunft: Nepal, Bhutan, Tibet, Indien, China und Japan
Gewinnung / verwendete Pflanzenteile: Wasserdampfdestillation der getrockneten und zerkleinerten Rhizome
Besonderheit: Nardenöl - eine außergewöhnliche, archaische Parfumzugabe

PARFÜMERIE / DUFT / PERSÖNLICHES

Die Narde gilt als das „allerkostbarste Salböl des Altertums"; umso erstaunlicher, dass die Narde heute nahezu unbekannt ist! Sie spielte bei der Salbung Christi eine wichtige Rolle und wird immer wieder in den Schriften der Antike erwähnt. Im Grab von Tutenchamun fand man eine Salbe mit eben dieser Narde. Im Orient war sie schon zu frühesten Zeiten Bestandteil edelster Salbparfums. Griechische wie auch römische Parfümeure verwendeten sie zur Zubereitung von „Nardinum", einem der berühmtesten Parfüms der Antike. Für die reichen Mogulkaiser Nordindiens war die Narde Bestandteil ihrer best gehütesten, geheimnisvollen „Verjüngungsrezepturen".
Von Nicholas Culpeper gibt es die Aussage, dass die Narde „das Gehirn erquickt" und „der Leidenschaft und Entrückungen des Herzens" abhilft. Horaz versprach in der Blütezeit Roms seinem Dichterfreund Vergil ein ganzes Fass seines besten Weins im Tausch gegen ein einziges kleines Fläschchen Nardenöl.
Anlass also genug für mich, dieses hoch interessante Nardenöl in ein Parfüm einfließen zu lassen. So spielt es im Fond meiner aktuellen Neuschöpfung

NOCTURNE eine wesentliche Rolle. Der Duft der Narde erinnert schwach an Moschus, bildet mit all ihren Eigenschaften einen würdigen Untergrund im Fond.

AUSSTRAHLUNG

Die Heimat der Narde ist der Himalaya, wo sie in reiner, bester Luft in Höhen von 3000 bis 5000 Metern wächst. Nardenöl gilt in mehreren Kulturen als ein „heiliger" Duft; mit einem ausgeprägten Pheromoncharakter. So vermag es unsere Ausstrahlung spürbar zu verstärken. Gekonnt in einer Komposition eingebaut fühlen wir uns einen Tick sicherer, gewinnen so durch eine höhere Souveränität an Charme.

Klingt Ihnen das zu märchenhaft? Die Welt ist voller Wunder, Duftwunder! Lesen Sie, was die Dipl. Biologin, Heilpraktikerin und Kosmetikerin Ruth von Braunschweig (149) so herrlich beschreibt: „Heilige haben Charisma, Ausstrahlung, Charme, das gewisse Etwas. Sie können begeistern, nicht unbedingt auf die laute Art. Sie sind menschlich! ... Zedernholzöl, Vetiver, Myrrhe und eben unsere Narde können mit ihrem hohem Sesquiterpengehalt (79-80%) unsere persönliche Duftaura unterstützen, ebenso wie die Pheromenproduktion, die bei Stress mächtig in die Knie geht. Dann duften wir nicht mehr verführerisch. Und es kommen Gedanken hoch, wie: Ich weiß gar nicht, wer zu mir passt; meine liebenswerte Persönlichkeit verändert sich nachteilig. Diese Öle helfen uns, unsere Identität wiederzufinden, Vertrauen zu sich selbst zu finden." Wir werden vielleicht nun nicht gerade zu Heiligen, aber gegen Ausstrahlung und Charme ist nichts einzuwenden.

Nardenöl ist für uns heutige Nasen meist etwas gewöhnungsbedürftig. Diese Reaktion kenne ich von meinen Kunden und Kursteilnehmern, wenn sie an den meist intensiv duftenden Basisnoten schnuppern. Es braucht Wissen, Einfühlungsvermögen, um sich diese manchmal strengen Düfte - jedoch so voller erstaunlichster Wirkkraft – in einer stimmigen Komposition vorstellen zu können.

BOTANIK

Die Indische Narde oder Nardenähre (*Valeriana jatamansi*) (griech.: *nárdo*s, altpers.: *nárda*, von sanskr. *nálada* = die Wohlriechende) ist eine Pflanzenart aus der Gattung der Baldriane. Sie ist ein ausdauerndes, man spricht von einem

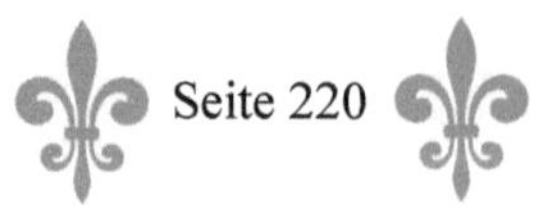

perennierendem Kraut. Die Blätter und der kurze Stamm sind dicht behaart, die rosanen Blütenbüschel klein. Alle Teile enthalten ein aromatisches ätherisches Öl, besonders aber der Wurzelstock. Narde ist ein mehrjähriges Kraut mit 10 bis 60 cm langem Spross und kräftiger holziger Wurzel. Sie wächst wild im Himalaya bis auf 5.500 Meter Seehöhe. Ihre Wurzeln werden von Juni bis Oktober gesammelt, getrocknet und im Dezember an Verarbeitungsbetriebe weiter verkauft. *Durch unkontrollierte Wildsammlung ist sie leider mittlerweile vom Aussterben bedroht* und darf z.B. aus Nepal nicht mehr als Rohware exportiert werden. In Nordindien und Nepal gibt es Versuche, die Pflanze zu kultivieren.

GESCHICHTE

Im *Periplus Maris Erythraei* wird die Narde als Handelsgut aus dem indischen Hafen Barbarikon genannt. *Nerd, naird* oder *nard* wird dreimal im Hoheslied (Bibel, Altes Testament) erwähnt und zweimal im Neuen Testament. Bibel - Hoheslied: *11 Honig und Milch ist unter deiner Zunge, und der Duft deiner Gewänder ist wie der Duft des Libanon. 12 Ein verschlossener Garten ist meine Schwester, meine Braut, ein verschlossener Born, eine versiegelte Quelle. 13 Was dir entsproßt, ist ein Lustgarten von Granaten nebst edlen Früchten, Zyperblumen nebst Narden; 14 Narde und Safran, Würzrohr und Zimmet, nebst allerlei Weihrauchgehölz, Myrrhe und Aloe nebst allen vortrefflichsten Gewürzen; 15 eine Gartenquelle, ein Brunnen lebendigen Wassers, und Bäche, die vom Libanon fließen.*

Im Neuen Testament findet sich diese Aussage zur Narde: „Und als er (Jesus) in Betanien im Hause Simons des Aussätzigen war, kam, während er bei Tische saß, eine Frau mit einer Alabasterflasche voll echter, teurer Nardensalbe; sie zerbrach die Alabasterflasche und goß sie ihm über das Haupt. (Markus 14,3) Bekannt ist die Salbung der Füße Jesu mit Nardenöl - siehe im historischen Teil. Nardenöl wurde in Parfüms und als Beigabe von Weihrauch im Tempel verwendet. „Die Übersetzung des hebräischen Wortes mit *Nardostachys* ist zwar nicht unbestritten", schreibt Professor Michael Zohary (150), Experte für Botanik und Ökologie des Mittleren Ostens, „wird aber von den meisten Übersetzern akzeptiert. Griechisch lautet das Wort *nardos*, lateinisch *nardus*, syrisch und persisch *nardim*. In Nepal und anderen Teilen des Himalaya-Gebietes, von wo die Pflanze nach Indien gelangte,

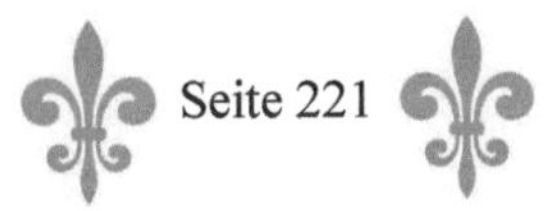

heißt sie *narada* oder *nalada*. Ovid berichtet von Männern, die ihre Haare mit Nardenöl salben. Plinius zählt in seiner „Naturgeschichte" sogar zwölf Arten von Nardenöl auf, schließlich standen sein Name und sein Duft jahrhundertelang für den Wohlgeruch eines verloren gegangenes Paradieses.

HEILWIRKUNGEN

Die nepalesisch-indische Heilkunde nennt eine Vielzahl von Anwendungen mit der Nardenwurzel; vor allem bei Störungen des Verdauungssystems und der Atmungsorgane. *Fernöstliche Mediziner sehen in ihr auch ein Nerventonikum*; in der Antike weiß man von der Verwendung von Nardensalbe in der Medizin zur Behandlung von Nervenkrankheiten. Prof. Dr. Dr. Wabner und Dr. Baier (151): „Die beruhigende Wirkung des Nardenöls ist nahezu ausschließlich auf seine Sesquiterpen-Verbindungen zurückzuführen. Als Massageöl am Solarplexus und in der Herzgegend wirkt es stark beruhigend. Der hohe Gehalt an Sesquiterpenen ist für seine lindernde Wirkung auf die Haut verantwortlich; *Nardenöl ist eines der wichtigsten Öle, das gegen Schuppenflechte eingesetzt werden kann.*"

REZEPTE

„Freuden-Quell" - *königliches Parfümbalsam*
3 Tropfen Weihrauch arabisch *Boswellia sacra*
3 Tropfen Myrrhe *Commiphora myrrha*
2 Tropfen Narde *Nardostachys jatamansi*
4 Tropfen Labdanum / Cistrose *Cistus ladanifer*
15 Tropfen Honigextrakt
1 Tropfen Zimtrinde - *verdünnt*, siehe Hinweis unten *Cinnamomum verum*
6 Tropfen Rosenextrakt Absolue *Rosa damascena (Einkaufsempfehlung Seite 362)*
9 Tropfen Jasmin 4% *Jasminum grandiflorum*
ca. 48 ml Jojobaöl als Parfümgrundlage - für eine schöne Flasche 50 ml

Hinweis
Die Inspiration des Hohen Liedes fließen hier in meine Kreation „Freuden-Quell"

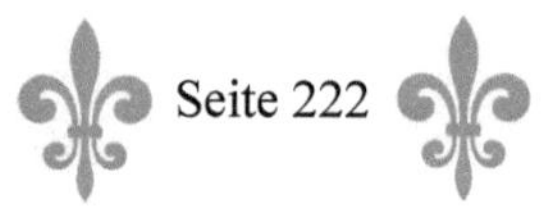

ein. Es handelt sich um Essenzen, wie sie auch eine Königin von Saba in ihren Salbparfums geliebt haben dürfte. *WICHTIG - Zimtrinde nur als Nuanceur*, da sonst hautreizend: Lösen Sie 2 Tropfen Zimtrinde (60%ig) mit 20 Tropfen Alkohol (96%) in einer kleinen Flasche zuvor auf. Hiervon geben Sie 1 Tropfen in die Formulierung.

PFLEGE – ALTEN- UND HÄUSLICHE PFLEGE

Während des Schreibens an der Narde für dieses Buch erreichte mich die Nachricht, dass mein 88-jähriger Vater infolge einer Dehydrierung sehr schlecht dran sei. Ich packte sofort meinen Koffer, Bücher, Notebook, Düfte und eilte 600 Kilometer nordwärts an den Rhein, um meine Familie zu entlasten. Im Altersheim - über Wochen mitwohnend - hat mir meine kreative Arbeit sehr geholfen. So entstand mein FRANCISCUS Kunstprojekt.

„Die gute Nardenhilfe" *in der Pflege*
15 Tropfen Lavendel fein *Lavandula angustifolia*
3 Tropfen Narde *Nardostachys jatamansi*
10 Tropfen Orange *Citrus cinesis*
100 ml Rapsöl
Geben Sie die ätherischen Öle tropfenweise einfach direkt in eine Flasche
mit dem 100 ml Rapsöl, gut schütteln und schon ist dieses herrliche Narden-Lavendelöl fertig. Einfach herzustellen; aber so wirkungsvoll! Vor dem Schlafen damit die Arme nach unten zu den Händen, dann die Waden zu den Füßen hin einreiben. Ich spreche noch ein Abendgebet. Zusammen mit dem feinen Duft ergibt das eine besondere, eine schöne Atmosphäre im Raum.

Hinweis
Im historischen Teil haben Sie von der Fußsalbung Christi mit Nardenöl gelesen. Warum also nicht dieses besondere Öl für meinen guten alten Vater nehmen? Anhand der Lavendel-Einreibung (152) hatte ich die spontane Idee während der Pflege, die Narde in diese Rezeptur einfließen zu lassen. Sie erdet, sie „ehrt" geradezu den alten, kranken Menschen nochmals auf eine besondere Weise.

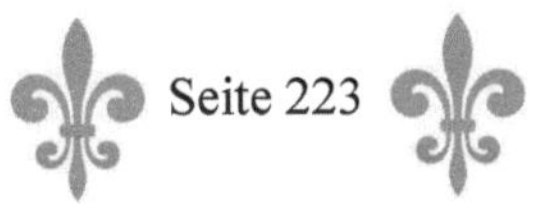

Myrtaceae.
Caryophyllus aromaticus L.

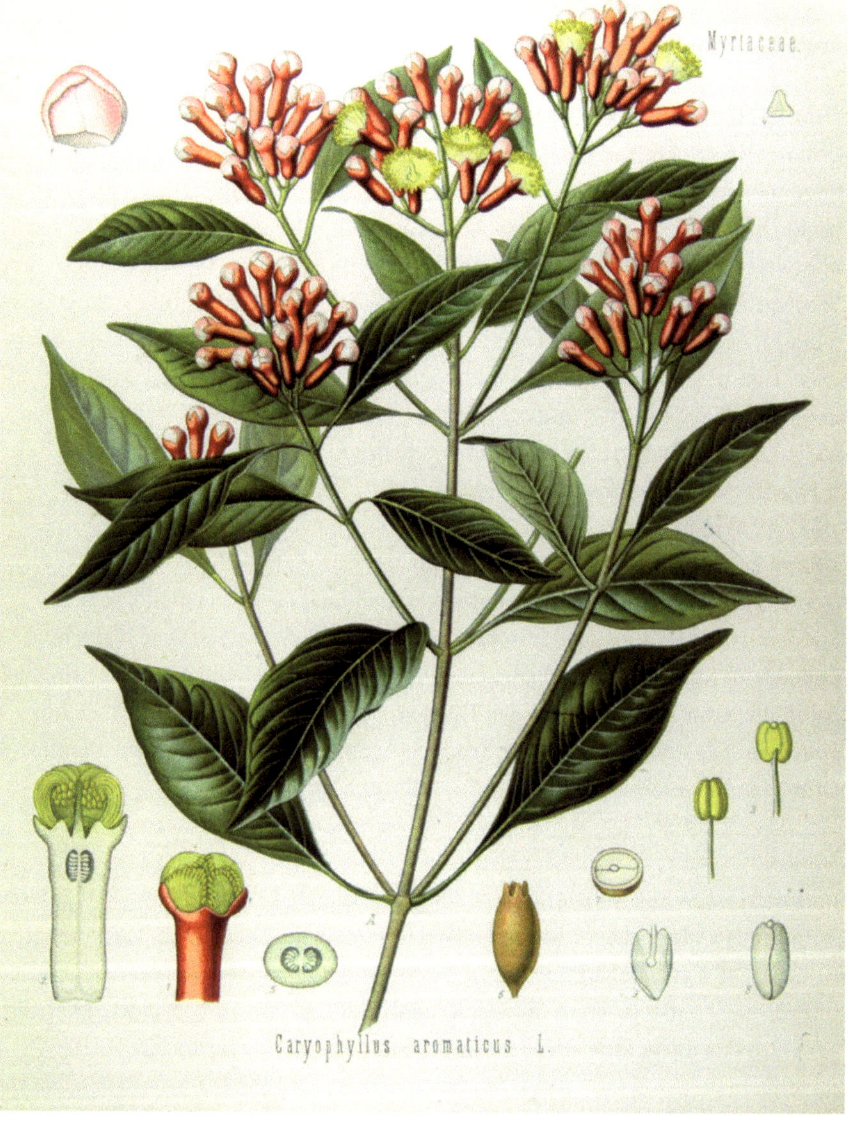

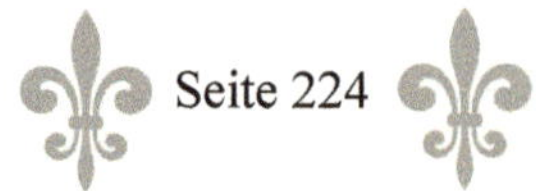

NELKE

Syzygium aromaticum

Familie: Myrtengewächse / Myrtaceae
Synonyme: Nägeli, Nelkenköpfchen
Duft-Charakteristik: würzig, warm, intensiv, charakteristisch, spitzig-feurig
Parfümzuordnung: Herzduftnote (Coeur), orientalische Parfüms
Wirkung: wirkt wärmend, anregend
Herkunft: Indonesien
Gewinnung / verwendete Pflanzenteile: Wasserdampfdestillation der getrockneten, noch geschlossenen Nelkenknospen bzw. Nelkenblätter
Besonderheit: Es gibt ein Nelkenknospenöl sowie ein aus dem Blättern destilliertes Nelkenblätteröl; beide sind unterschiedlich in ihrem Duft und in ihrer Wirkung

PARFÜMERIE / DUFT / PERSÖNLICHES

Alle Teile des Gewürznelkenbaumes liefern ätherische Öle – Blätter, Stiele und die Blütenknospen. In der Parfümerie wird hauptsächlich das durch Wasserdampfdestillation gewonnene wertvolle Nelkenknospenöl verwendet. In der noch geschlossenen Blüte ist das Öl mit 15 bis 23 % ungewöhnlich reichlich vorhanden. Dieser ausgesprochen intensive Duft sollte nur sparsam eingesetzt werden; es gilt als klassischer Nuanceur gerade für orientalische Parfüms. Ein Zuviel des Nelkenknospenöl käme auch nicht in Betracht, da es stark hautreizend wirken kann. Würzig angelegte Aftershaves profitieren jedoch von dieser winzigen Spur Nelkenknospenduft. Bestimmend für den warm-würzigen typischen Duft ist der hohe Anteil an Phenolen wie Eugenol (70 bis 85%) mit einem gewissen Ausgleich durch Ester und Sesquiterpene.

NELKENBLÄTTERÖL

Die zweite Variante – ätherisches Nelkenblätteröl – verwende ich in Raumsprays; jedoch nicht für Parfüms. Es wäre hier zu aggressiv in seiner Wirkung auf die Haut. Dieses Öl sollte bei Schwangerschaft vermieden werden. *Achten Sie also*

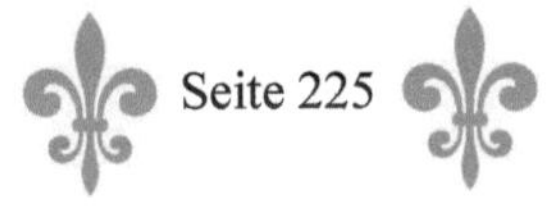

beim Kauf auf die Angabe der zur Destillation verwendeten Pflanzenteile (Knospe oder Blatt).

BOTANIK

Bei dem Gewürznelkenbaum handelt es sich um eine tropisch immergrüne Art mit einer Wuchshöhe von 10 bis 15 Meter. Die Blätter sind lorbeerähnlich, glatt. Die Blüten weisen eine gelblichweiße Farbe auf und sitzen am Ende der Zweige in dreiteiligen Schirmrispen. Ihr Duft ist außerordentlich intensiv, aromatisch süß.
Die Gewürznelken, auch Nelken genannt, sind die stark duftenden und brennend scharf schmeckenden, getrockneten Blütenknospen dieser ursprünglich auf den Molukken (Gewürzinseln) beheimateten Pflanzenart.
Die Bezeichnung im Mittelniederdeutsch *negelkîn* für Nägelchen kommt von der an Nägel erinnernde Form der Knospen. Sie werden vor dem Erblühen aufwendig von Hand gepflückt, wenn sie sich von grün nach rosa färben und noch bevor die Blütenblätter erscheinen. Nach dem Trocknen werden sie braun und hart und haben drei Viertel ihres Gewichts verloren.

Qualitätsprüfung: Gute, frische Nelken erkennt man daran, dass sie sich fettig anfühlen und etwas Öl absondern, wenn man mit dem Fingernagel gegen ihren Stiel drückt. Auch der Schwimmtest gibt Aufschluss über die Qualität: Hochwertige Nelken sinken im Wasser oder stellen sich zumindest senkrecht mit dem Köpfchen nach oben. Schlechte, das heißt mehr oder weniger entölte Nelken, schwimmen waagerecht auf der Wasseroberfläche.

GESCHICHTE

Die Gewürznelken gehören zu den bekanntesten Gewürzen weltweit und wurden schon vor Christi Geburt von malaiischen Händlern von den Molukken nach Indien und China verschifft. Die Araber, die die Gewürznelken dann in den Westen transportierten, schwiegen lange darüber, wo die Nelkenbäume wuchsen und erzählten manch abschreckende Geschichte über deren Heimat. So war der ursprüngliche Wuchsort auf den Gewürzinseln den Europäern lange unbekannt und auch geheimnisumwittert.

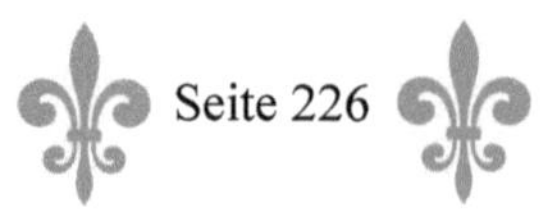

Immer wieder interessant, welche Bedeutung man Düften, Gewürzen in früheren Zeiten zuwies. Märchen, Gedichte, unser Liedgut geben darüber bestens Zeugnis. Wie in dem bekannten, schönen Wiegenlied „Guten Abend, gut' Nacht". Es handelt sich hierbei um ein seit Beginn des 19. Jahrhunderts bekanntes Gedicht, das besonders in der Vertonung durch Johannes Brahms unter dem Titel „Wiegenlied" zu einem beliebten Schlaflied wurde. Ja und hierin werden die Nelken mit einer uns heute kaum bekannten Symbolik besungen:

Guten Abend, gut' Nacht
Mit Rosen bedacht,
mit Näglein besteckt,
schlupf unter die Deck ...

Das kleine Kind wird in den Duft seiner Mutter, dem zu Herzen gehenden Rosenduft, eingehüllt, während der Nelkenduft vom beschützenden Vater stammt. Damit liegt das friedlich schlummernde Kind wohlig geborgen im Duft seiner es behütenden Eltern. Die Rose steht hier für die venusischen Kräfte der Mutter, während der spitzige, kraftvolle Nelkenduft in seiner feurigen Marsqualität den Vater symbolisiert.

Wir lieben das Nelkengewürz – neben dem mit ihm häufig parallel gebrauchten Zimt – in der traditionellen Weihnachtsbäckerei. Auch ein guter Gewürzkuchen bedarf des feinen Nelkengewürzes. Es befindet sich in curryartigen Mischungen, den originalen indischen Garam Masala-Gewürzen.

HEILWIRKUNGEN

Die würzigen Nelkenköpfchen wurden schon sehr früh in der aryurvedischen und insbesondere in der chinesischen Medizin und hier wegen ihrer stärkenden, aber auch bakteriziden und schmerzstillenden Wirkungen erwähnt. Der gelbe Kaiser empfahl die Akupunkturnadeln mit diesem Öl der Nelkenknospe zu desinfizieren. Von der stark desinfizierenden Eigenschaft wusste auch die westliche Medizin und setzte sie lange Zeit zur Reinigung chirurgischer Instrumente ein. Noch heute

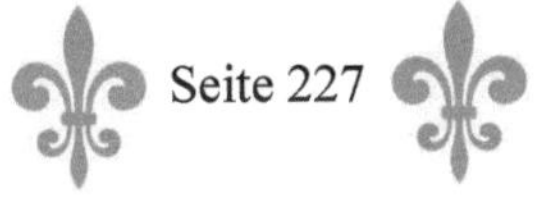

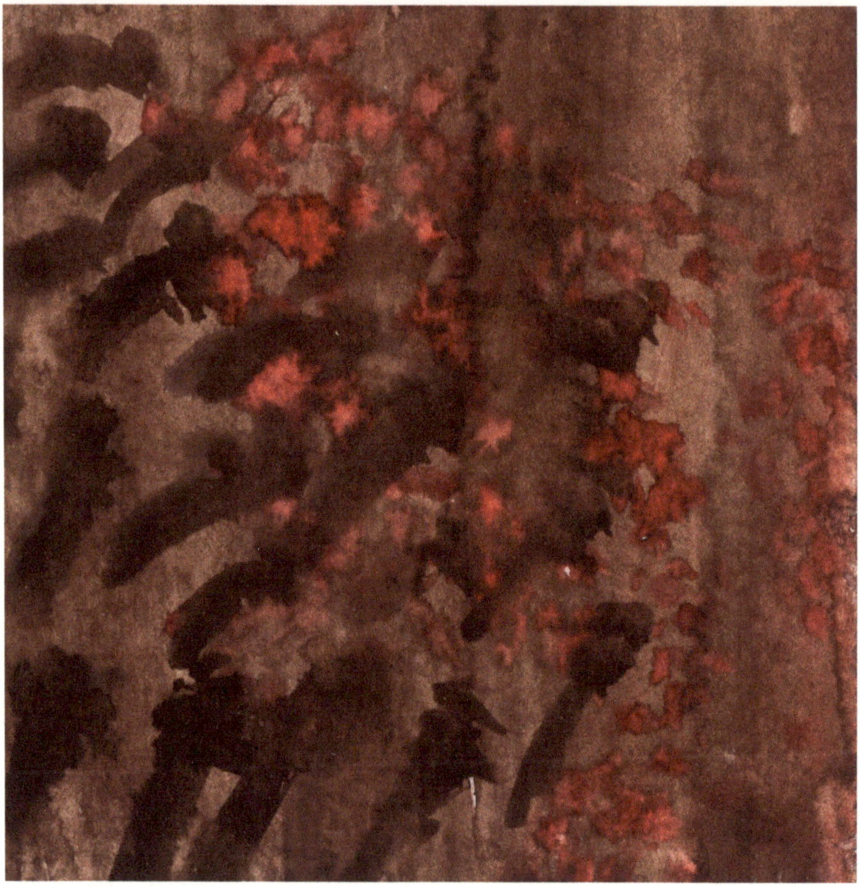

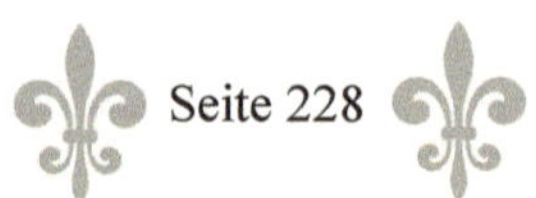

NELKEN
Beate Nagel
Aquarell, Dezember 2017

kommt Nelkenöl auch bei uns zur Anwendung als Zusatz zur Desinfektion und Schmerzlinderung bei Zahnbehandlungen. (153)

ANTIOXIDANTIEN

Man rechnet das Nelkengewürz zu den besten Heilmitteln mit natürlichen Antioxidantien. Diese Antioxidantien in den Gewürznelken schützen vor allem die Zellmembranen vor den sogenannten freien Radikalen. Bedingt durch ungesunde Ernährung, Umweltgifte und andauernder Stress kommen diese freien Radikalen immer häufiger im menschlichen Körper vor. Es handelt sich hierbei um Moleküle, denen ein Elektron fehlt. Und da Elektronen immer paarweise auftreten, versucht dieses freie Radikale mehr oder weniger mit Gewalt, ein zweites Elektron an sich zu reißen. Deswegen wirken diese freien Radikalen auf die Zellmembran bzw. die Proteine im Körper oder sogar auf die DNA ein und können dort ein Elektron entreißen. Hierdurch erfolgt die Schädigung der Zelle. *Diesen Elektronenklau nennt man Oxidation.* Die Anti-Oxidantien wirken diesem Prozess entgegen. Sie geben den freien Radikalen das verlorene Elektron zurück. Spanische Wissenschaftler haben herausgefunden, dass die Gewürznelken einen hohen Anteil an Phenolverbindungen aufweisen, die diese antioxidative bzw. entzündungshemmende Eigenschaften besitzen.

REZEPTE

Zur Intensivierung unserer Duftwahrnehmung: Lassen Sie das eben Gelesene, intellektuell Erfasste in eine sinnliche Erfahrung münden.

„Weihnachtsmärchen" - *Raumduft für stille Winterabende*
3 Tr. Nelkenknospe *Syzygium aromaticum*
2 Tr. Zimtrinde 60% *Cinnamomum verum*
3 Tr. Tonka *Dipteryx odorata*
34 Tr. Orange *Citrus sinensis*
24 Tr. Mandarine rot *Citrus reticulata*
10 ml Leerfläschchen mit Tropfer oder Pipette (Apotheke)

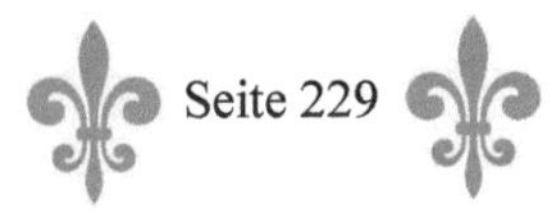

Diese einzelnen Düfte in ein leeres 10 ml Fläschchen tropfen. Etwa 6 Tropfen in eine Duftlampe mit Wasser träufeln, zur feinen Beduftung eines etwa 30 qm-großen Raumes.

Hinweis
Ein uns wundervoll weihnachtlich anmutender Duft, der auch noch die Luft idealerweise desinfiziert.

„Wärmt Leib und Seele" - *hilfreich in der kalten Jahreszeit*
2 Tr. Nelkenknospe *Syzygium aromaticum*
6 Tr. Cajeput *Melaleuca leucadendron* (Ersatz: ein mildes Eukalyptusöl)
12 Tr. Orange *Citrus sinensis*
12 Tr. Zitrone *Citrus limonum*
10 ml Leerflasche mit Tropfer oder Pipette (Apotheke)
Die ätherischen Öle nacheinander in ein leeres 10 ml Fläschchen tropfen. Etwa 6 Tropfen in eine Duftlampe mit Wasser träufeln – als Raumduft. Diese Mischung vermittelt innere Wärme, Stärke und Durchhaltevermögen. (154)

Hinweis
Raumdüfte tun uns gut, ganz besonders in der kalten Jahreszeit. Dass sie – je nach Inhaltsstoffen – auch noch eine Desinfektion der Raumluft bewirken, um so besser. Beide Mischungen, die ich hier aufführe haben sich diesbezüglich bewährt.

„Schokoladen-Gewürzkranz" - *ein altes Familienrezept*
6 Bio-Eier (mittlere Größe)
Ebenso schwer: Butter, Mehl (Bio-Dinkelmehl, fein ausgemahlen), Bio-Zucker
¾ Päckchen Weinstein-Backpulver
Gute Prise Vanillepulver (aus dem Bioladen)
Prise Salz
Messerspitze Nelkenpulver
Saft einer halben Zitrone
2 Eßl. Kakao

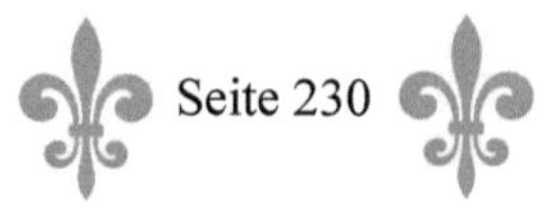

2 Handvoll Korinthen

Guß: Saft von 1 großen Zitrone und Puderzucker

- o Wiegen Sie zuerst die mittelgroßen Eier mit der Schale ab (es sind etwa 300 g).
- o Geben Sie die zimmerwarme gute Butter (Eier-schwer) in eine Schüssel und fügen den Zucker (Eier-schwer) hinzu. Das nun gut verrühren.
- o Hier hinein mixen Sie nach und nach die einzelnen Eier. Anschließend kommen die Gewürze hinzu: Das feine echte Vanillepulver, eine Prise Salz, das Nelkenpulver.
- o Nun das Mehl abwiegen und mit dem Backpulver gemischt, einsieben - alles zu einem Teig rühren; zum Schluss die Korinthen unterheben.
- o Eine Springform – Kuchenring – einfetten, etwas Mehl einrieseln lassen, gut verteilen (indem sie die Kuchenform hin und her wenden). So lässt sich der Kuchen leichter herauslösen. Nun füllen Sie den Kuchenteig in die Springform.
- o Die Kuchenform in den vorgeheizten Ofen geben, bei guter Mittelhitze (ca. 180 °C) circa 60 Minuten backen. Auf einem Küchendraht anschließend auskühlen lassen.

Für unseren Familienkuchen geben wir gern einen erfrischenden Guss über den erkalteten Kuchen. Hierfür Zitronensaft mit so viel feinem, durch ein Sieb gegebenen Puderzucker anrühren, so dass er nicht zu flüssig und auch nicht zu fest ist. Mit einem Löffel über dem Kuchen verteilen und trocknen lassen.

Hinweis

Die kulinarische Seite darf bei dem wundervollen Nelkenaroma nicht fehlen. Diese traditionellen „Ei-schwer-Kuchen" sind unkompliziert, jedoch für uns heute ungewöhnlich reichhaltig. *Tipp*: Ich ändere das Rezept ab, indem ich etwa 250 g Butter nehme und 180 g Zucker. Der Kuchen ist im Herbst und Winter bei uns besonders beliebt.

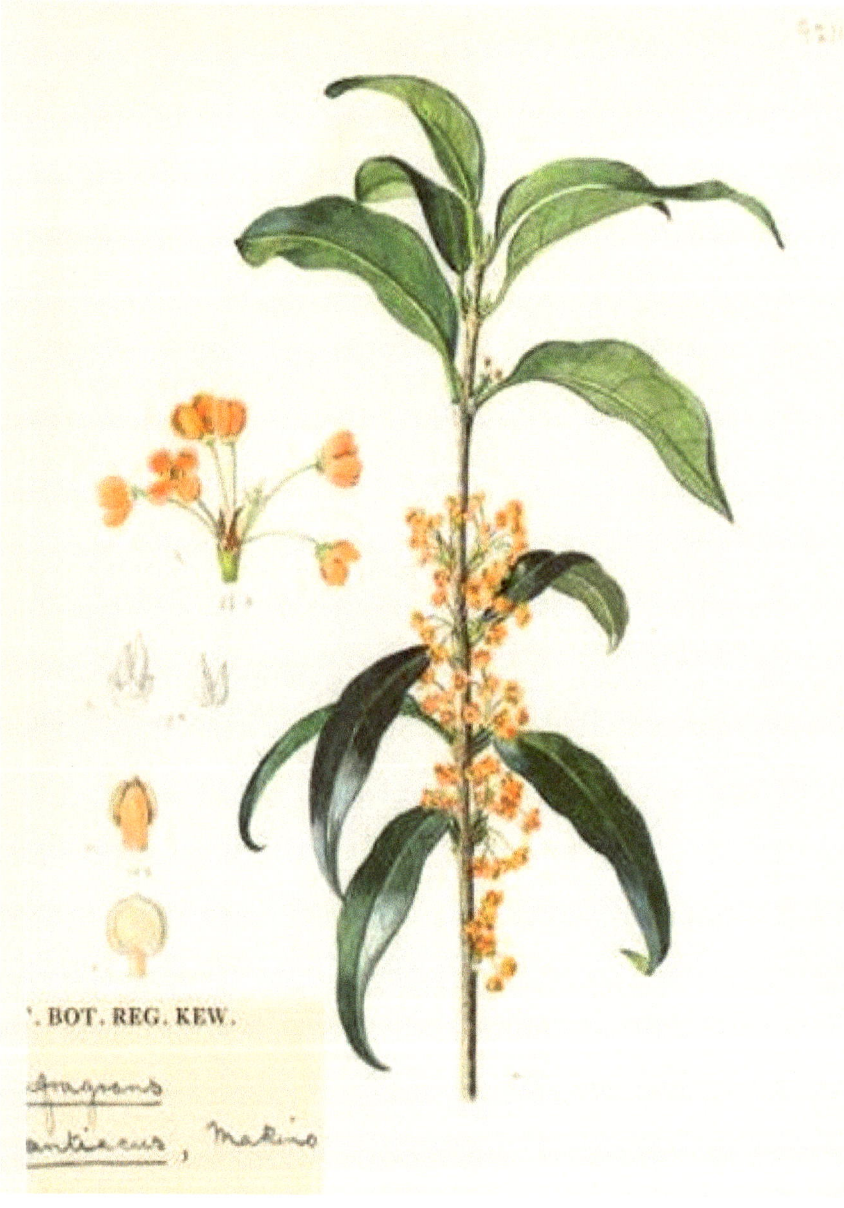

'. BOT. REG. KEW.
fragrans
aurantiacus, Makino

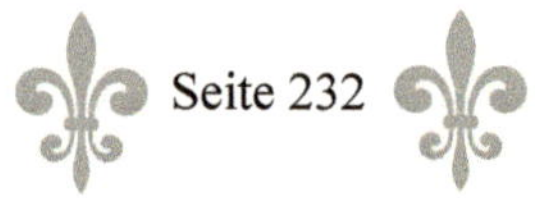

OSMANTHUS
Osmanthus fragrans

Familie: Ölbaumgewächse / Oleaceae
Synonyme: Duftblüten
Duft-Charakteristik: voll, exotisch, süß, weich blumig, verführerisch, fruchtig, ungewöhnliche Aprikosennote
Parfümzuordnung: Herzduftnote (Coeur), florale, asiatische Parfüms
Wirkung:
Psychisch: stimmungsaufhellend, schwungvoll, fördert die Kreativität
Herkunft: China, Südamerika
Gewinnung / verwendete Pflanzenteile: Lösungsmittelextraktion der Blüten
Besonderheit: Ein kaum bekannter edler Blütenduft, den es noch zu entdecken gilt

PARFÜMERIE / DUFT / PERSÖNLICHES

Osmanthus! Wer von Ihnen kennt diesen Duft? Hat den Namen schon einmal gehört? Hier die Wortbedeutung: *Osm* = riechen / Duft, *anthus* = Blüte. In seiner chinesischen Heimat geschätzt, kennen bei uns nur Wenige diesen außergewöhnlichen Blütenduft. Dabei werden wir bei seinem Duft geradezu euphorisch, fühlen uns ganz lebendig.

NUANCIERUNG

Allerdings kommt es nach meiner Erfahrung für die Zugabe von Osmanthus in eine Parfümformulierung mal wieder auf ein feines Fingenspitzengefühl an, auf die sprichwörtlich „gute Nase". Mich erstaunt die unglaubliche Intensität dieser Blüten. Wir bewegen uns also hier in allerfeinsten Duftnuancen und damit einem „Nuancieren", das man als Parfümeurin ständig trainiert. Es sind eben die gekonnt gesetzten manchmal winzigen Spuren, die ein Parfüm wie auch ihre Trägerin, Träger so einzigartig erscheinen lassen. Hat man den Duft dieser Osmanthus Blütendiva meisterlich verwandt, ja dann… ist ihre Wirkung grandios. Ich liebe das Blütenaroma vor allem in asiatisch edlen Parfüms, im Zusammengehen mit kostbarsten Hölzern und den reichen Gewürznoten Indiens oder chinesisch-

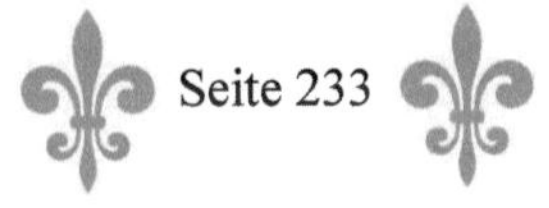

asiatischer Kulturräume. An dieser Stelle will ich gern Eliane Zimmermann (155), Aromaexpertin zitieren, die sich als wahrer Osmanthus-Fan outet: „Hier im Südwesten Irlands mit seiner beeindruckenden subtropischen Flora führe ich meine Gäste zu den zahlreichen Osmanthus-Sträuchern. Diese sind allerdings wesentlich kleiner als der schattenspendende gigantische Osmanthus-Baum, unter dem ich jahrelang als Kind in Brasilien spielte. Der fruchtig-getrocknete-aprikosen-ähnliche Duft enthält auch eine Spur Jasminduft und sogar Iris-Noten. Dieses Parfüm der winzigen Blüten muss sich tief in meine Neuronen eingebrannt haben. Die zahlreichen als Sträucher und Bäume wachsenden Osmanthusarten heißen auf Deutsch ‚Duftblüte‘." Der fruchtige Charakter des Duftes lässt sich im Zusammenspiel mit weiteren Fruchtnoten wie Mandarine, Grapefruit herrlich variieren. In China, von wo die Pflanze stammt, werden die getrockneten Blüten mit ihrem fruchtigen Aroma eingesetzt, um edle Grüntees zu beduften (Gui Hua), auch manche Weine sollen sie aufwerten."

Hexenylbutanoat und *Alpha-Ionon* tragen zum fruchtigen Charakter des Osmanthusblütenduftes bei. In der Parfümerie wird dieses Absolue, das aus den winzigen Blüten in Extraktion gewonnen wird, wegen seines seltenen fruchtigen Aromas geschätzt, erinnert es doch an sonnengereifte leuchtende Aprikosen. Wer gerät dabei nicht ins Schwärmen? Die Osmanthusblüten – und keine Synthetik, einzig die Natur vermag uns zu diesen Höhenflügen zu stimulieren - werden in Asien zur Förderung der Kreativität genommen. Die Fantasie erhält regelrecht Flügel; zur Entwicklung des nun zu beschreibenden Corporate Identity-Duftes war dies eine gefragte Qualität.

RAUMDUFT - MAYBACH

Im Jahr 2000 wurde ich vom Geschäftsführer von Aromata International (156) beauftragt einen Premium Kunden zu beraten. Also fuhr ich vom ruhigen Allgäu in den so quirlig-dichten Verkehr auf Stuttgart zu. Unser Auftrag lautete: Zur Premiere, zur ersten Präsentation der Luxuslimousine Maybach der Daimler AG sollte ein Corporate Identity-Duft entwickelt werden. Mir wurden Messepläne für den geplanten Erstauftritt zum Internationalen Genfer Automobilsalon 2002 gezeigt.

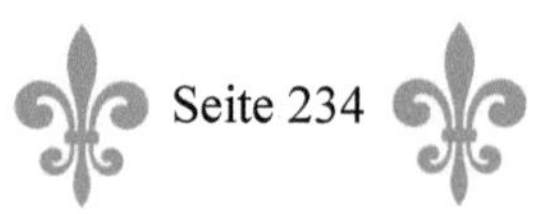

Die zu verbauenden Hölzer und Materialien – zum damaligen Zeitpunkt innovativ - waren komplett aus ökologischer Wirtschaft. Die Berater stellten sich vor, dass ich ätherische Öle dieser Messe-Holzarten in meine Entwicklung der Komposition einfließen lassen könnte. Eine Entwicklungsarbeit, die sich über einen Zeitraum von 2 Jahren hinzog. Für mich nicht erstaunlich; sondern ich mache diese Erfahrung immer wieder: Die Komposition nahm in diesem Zeitraum eine völlig andere Wende. Statt vorwiegend nordische Hölzer einzusetzen, entwickelte sich die Komposition hin zu einer asiatischen Flora mit balsamisch, exklusiven Holzduftnoten und zarten Blütenassoziationen wie etwa Osmanthus im Coeur. Nachzulesen bei Leffingwell: „Osmanthus absolute is very expensive and accordingly is used in only the most expensive perfumes and flavors." (157) Vom Unternehmen Daimler AG erhielten wir anerkennende Worte: „Die Beduftung wirke wie eine Insel im Messetrubel." (Siehe Referenzen: www.art-parfum.eu/referenzen)

BOTANIK

Die süße Duftblüte - *Osmanthus fragrans* - ist eine in Ostasien heimische Pflanzenart aus der Gattung der Duftblüten (Osmanthus) in der Familie der Ölbaumgewächse (Oleaceae). Sie wächst als ein immergrüner Strauch, seltener als kleiner Baum und erreicht Wuchshöhen von 3 bis 5 Metern, sogar bis zu 10 Metern. Vom Herbst - meist von September bis Oktober, seltener bis zum zeitigen Frühjahr - erscheinen ihre Blüten. Dann verströmen diese relativ kleinen vierzähligen Blüten ihr intensives, süßes, unvergleichliches Aroma.

HEILWIRKUNGEN

Düfte können in so vielen Fällen hilfreich sein, wie hier in einer wissenschaftlichen Arbeit aus Japan: In dieser randomisierten kontrollierten Studie erhielten 361 PatientInnen unterschiedliche Düfte vor einer *Darmspiegelung* zur Inhalation gereicht: Lavendelöl, Grapefruitöl, Osmanthus Absolue oder keinen Duft (Kontrollgruppe). Nach der Koloskopie, die bei keinem der PatientInnen Komplikationen hervorrief, sollten diese auf einer Skala Werte für ihre Angst und für ihr Gefühl von Unangenehmsein eintragen. Als Ergebnis notieren die Autoren, dass der Osmanthusduft die Angst signifikant reduzierte. (158)

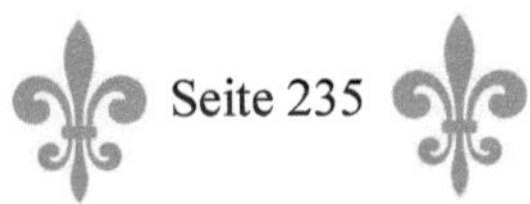

Zur Intensivierung unserer Duftwahrnehmung: Lassen Sie das eben Gelesene, intellektuell Erfasste in eine sinnliche Erfahrung münden.

„Glückliche Inspiration" - ***duftende Körpersahne***

6 Tropfen Osmanthus Absolue 5% *Osmanthus fragrans*

35 Tropfen Mandarine rot *Citrus reticulata*

10 Tropfen Tonka *Dipteryx odorata*

10 Tropfen Zitrone *Citrus limonum*

75 g Sheabutter

50 g Kakaobutter

90 g Aprikosenkernöl oder Mandelöl

- o In einem 1-Liter-Rührgefäß schmilzt man vorsichtig im Wasserbad (nicht über 40°C) die Sheabutter und Kakaobutter miteinander.
- o Wenn diese beiden Bestandteile nun aussehen wie flüssiges Speiseöl, fügt man das Aprikosen- oder Mandelöl hinzu.
- o Nun wird diese Mischung mit einem sauberen langstieligen Löffel kalt gerührt; das kann dauern. Um diesen Prozess zu beschleunigen, kann man das Gefäß auch in Eis oder Schnee gebettet rühren, so kühlt alles schneller ab. Die Mischung wird nun immer weißer, sahniger, fester.
- o Jetzt ist der Zeitpunkt, um die ätherischen Öle unterzurühren. Tropfen Sie die einzelnen Düfte nacheinander in die Masse hinein und nun kommt ein elektrischer Mixer zum Einsatz. Man rührt bis zu 10 Minuten lang, bis alles duftig sahnig wird. Mit zwei Löffelchen schöpft man die Masse vorsichtig in die mit Alkohol gereinigten Salbtiegel und verbraucht sie durch Entnahme mit einem Spatel.

Hinweis

Diese Körpersahne ist einfach fantastisch und mit diesen wenigen Düften gold richtig. Da bei der Zubereitung dieser Körpersahne auf wässrige Komponenten verzichtet wurde - wie dies etwa bei Lotionen der Fall ist -, so ist sie „zum Glück" auch noch lange haltbar (circa 5 Monate). Wenn doch das Glück und die beflügelnde Inspiration immer so leicht zu haben wären!

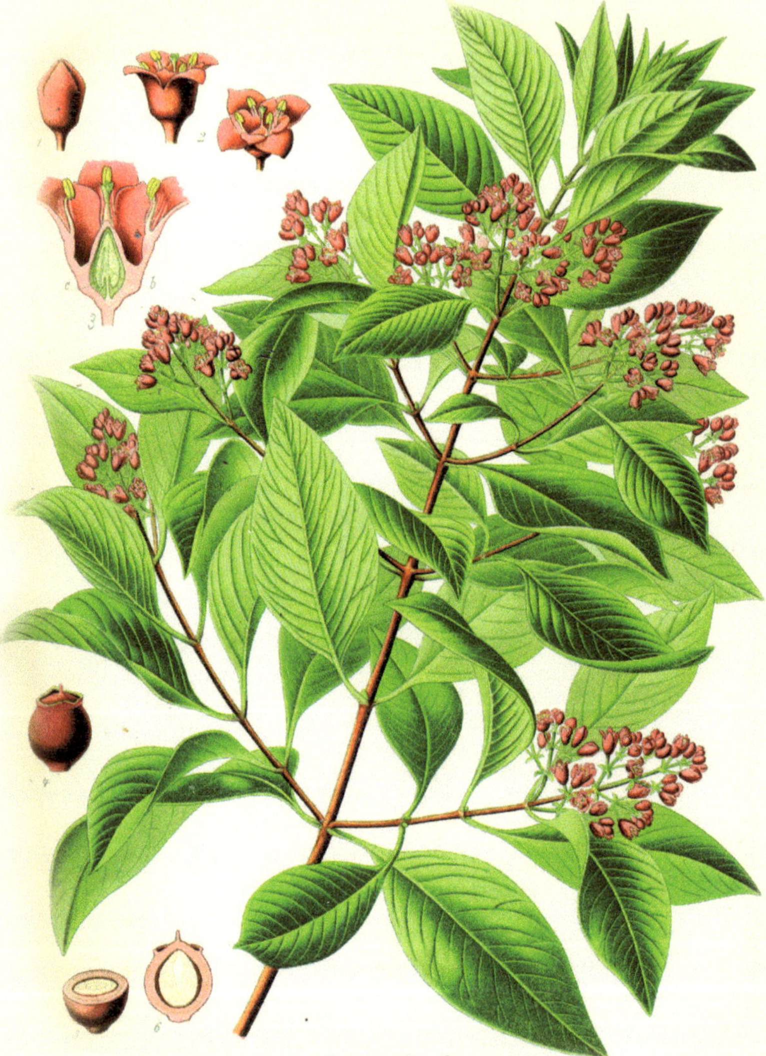

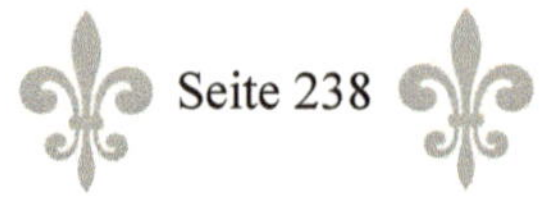

Santalum album L.

SANDELHOLZ

Santalum album

Familie: Sandelholzgewächse / *Santalaceae*
Synonyme: indisches Sandelholz
Duft-Charakteristik: maskulin, erotisch, sinnlich, balsamisch-samtig, exotisch holzig,
Parfümzuordnung: Basisduftnote (Fond), asiatische, orientalische, florale Parfüms
Wirkung:
Körperlich: sehr hautpflegend, hilft bei entzündlichen Hauterkrankungen, wirkt stark epithelisierend (hautregenerierend)
Psychisch: aphrodisierend, erdend, vermittelt kraftvolle Gelassenheit
Herkunft: Südostindien (Mysore), Indonesien, Sri Lanka
Gewinnung / verwendete Pflanzenteile: Wasserdampfdestillation des fein geschnittenen Kernholzes und der Wurzeln
Besonderheit: Eines der kraftvollsten Fixative für Parfüms, dabei sinnlich-erotisch, königlich im Ausdruck – seit uralter Zeit geschätzt

PARFÜMERIE / DUFT / PERSÖNLICHES

Düfte vermag man mit Musik zu vergleichen. Wie hört sich nun Sandelholz an? Es handelt sich um tief schwingende Bässe, deren Töne noch ganz lange nachklingen. Somit „k-ein" Wunder, dass diese edle Holzduftnote, sein schwer flüssiges, ätherisches Öl als eines der besten Fixative in der echten Parfümerie gilt. Sein balsamischer Duft - gewonnen aus dem Kernholz - wirkt hierbei harmonisierend, verlangsamend im positiven Sinne, maskulin erotisch. Sandelholzaroma vermittelt sprichwörtlich die Kraft, die aus der Ruhe kommt; eine Kraft, die entschleunigt.

DUFTSIGNALE, DIE WIR STÄNDIG AUSSENDEN

Der zwischenmenschliche Kontakt wird zu einem großen Teil unbewusst und durch winzige Duftsignale auf einer feinen Ebene gesteuert. Inzwischen hat die Wissenschaft herausgefunden, dass Androstenol – ein Botenstoff ähnlich Testosteron – im Achselschweiß von Männern nachweisbar ist. Interessant: Dieser

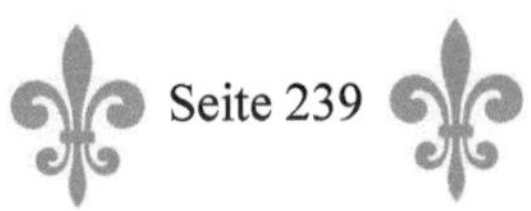

Botenstoff Androstenol riecht in ganz geringer Konzentration leicht sandelholzartig. Es verwundert nicht, dass Sandelholzduft in früheren Zeiten als heilig angesehen wurde. So wie Weihrauch mit christlich-jüdisch-moslemischen Ritualen, zuvor alt-ägyptischen, seit Jahrtausenden verbunden ist, so ist das uralte Äquivalent im hinduistisch wie auch buddhistischen Kontext Sandelholz. Diese Düfte haben eine weit ursprünglichere Bedeutung, als wir dies in unserem ach so modernen Alltag auch nur erahnen. Schulen wir uns wieder im Riechen, in der Wahrnehmung des Echten. Vermitteln uns diese archaischen Düfte doch auch heute, mitten in einer digital omnipräsenten Welt das Gefühl tief reichender Wurzeln und damit, dass wir Kinder dieser Erde sind!

Bei edlen maskulinen Parfümformulierungen geht mein Griff gern zu dieser ganz besonderen Duftnote, die ich zum Glück in bester Qualität zu erhalten weiß. Denn - gutes Sandelholz ist rar, extrem kostbar. Zum Glück kreiere ich in der Regel individuelle, persönliche Parfüms und keine Massenprodukte. So benötige ich keine Unmengen für diese Chargen – manchmal gar maßgeschneidert auf eine einzige Person, sozusagen allerfeinste „Parfüm Haute Couture".

Vorsicht Da das echte („ostindische") Sandelholzöl aus der Provinz Mysore/Indien überaus kostbar ist, werden häufig auch scheinbare „Sandelholz-Düfte" angeboten: „West Indian Sandalwood Oil" liest man immer wieder; dabei handelt es sich jedoch um ein Amyrisöl – botanisch: *Amyris balsamifera* – und hat keinerlei Verwandtschaft mit dem indischen Sandelholzbaum. Australien bietet ein verwandtes Öl an, das neukaledonische Sandelholz aus *Santalum spicatum bzw. australocaledoniucum;* hierbei gibt es sehr gute Qualitäten, die dem indischen Sandelholz im Charakter näher kommen. Achten Sie daher beim Kauf auf die eindeutige botanische Bezeichnung. 30 Jahre Wachstum benötigt der Sandelholzbaum, dann erst weist sein Kernholz eine Härte auf, die zur Destillation genommen werden kann; auch Sandelholzspäne aus traditionellen indischen Schnitzereien werden diesem Prozess hinzugefügt. Authentisches indisches Sandelholzöl wird auf staatlichen Auktionen gehandelt. Um den stark verbreiteten Schmuggel mit diesem weltweit hoch begehrten Holz zu unterbinden wurde der Export stark reglementiert und die Händler verpflichtet, durch Lizenzen die Herkunft des Sandelholzes zu dokumentieren. Indische Mysore-

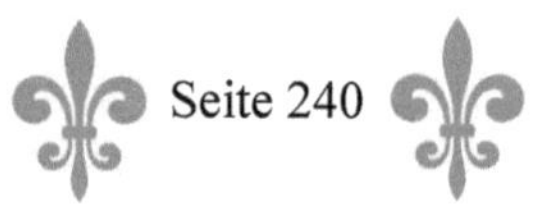

Ware ist die teuerste Qualität, die man am Markt kaum mehr erhält. Mittlerweile gelten etliche ölliefernde Baumarten aus Wildbeständen laut *CITES* (*Convention on International Trade in Endangered Species of Wild Fauna and Flora*) als stark gefährdet bzw. dezimiert, wie leider auch Sandelholz. Zum Glück gibt es auch verantwortungsvolle Ölanbieter, die nicht nach der Devise einer Umsatzsteigerung „auf Teufel komm raus" verfahren. Sie verantworten beispielsweise Plantagen, in denen Versuche des Anbaus von stark gefährdeten Pflanzen unternommen werden. (159) *Lagern wie ein edler Wein:* Ein Sandelholzfläschchen können Sie sich wie einen guten Wein über sehr lange Zeit kühl und dunkel lagern; sein Duft wird mit den Jahren immer schöner, reichhaltiger!

ATTAR ÖLE - EINE INDISCHE BESONDERHEIT

Manchmal hat man die gute Gelegenheit und erhält das Angebot einer weiteren raren indischen Besonderheit: *Oud-Attar* oder *Rosen-Attar*. Man gewinnt diese Qualitäten mittels einer Co-Destillation. Rosen Attar wird im Norden Indiens hergestellt, dem bedeutendsten Anbaugebiet von Rosen auf diesem Subkontinent. Die traditionelle Herstellung des Rosen Attar wird mit dem „Deg" durchgeführt, einer transportablen Destille, die vor der Destillation mit Lehm abgedichtet wird. Das Destillat wird über einem Bambuskühler in eine Auffangblase geleitet, in der sich bereits Sandelholzöl befindet. Das Sandelholzöl fängt die Duftmoleküle aus dem überdestillierenden Rosenwasser auf und bindet sie. Im Laufe vieler Destillationsvorgänge reichert sich das Sandelholzöl immer mehr mit Rosenöl an. Für eine hervorragende Qualität werden 200 kg Rosenblüten auf 1kg Sandelholz destilliert; bei einfachen Qualitäten nur 50 – 100 kg Rosenblüten. Mehrere Wochen dauert diese aufwändige Art der Duftgewinnung mit immer neuen Chargen von Rosenblüten über dem gleichen Sandelholzöl. So entsteht eine einzigartige Verbindung von Sandelholz und Rose; der Vereinigung eines aphrodisisch-noblen Duftes mit der balsamisch, maskulinen Note des Sandelholzes, sozusagen ein außerordentliches Duft-Liebespaar.

Oud-Attar. Noch seltener wird man ein echtes *Oud-Attar* finden: kostbarstes *Oud* (*Aquilaria agallocha*) oder auch als Adlerholz (Sanskrit „Agouru") bezeichnet geht hierbei mit Sandelholz eine direkte Verbindung ein. So entsteht eine sehr

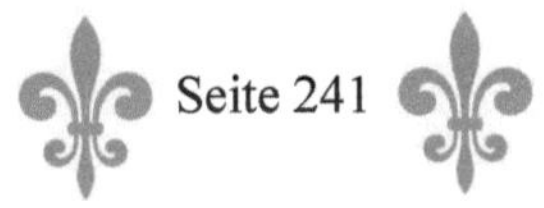

ungewöhnliche, reichhaltige Basisnote für alleredelste Parfümkreationen. Der Duft Oud wird über einen recht ungewöhnlichen Prozess gewonnen: Es handelt sich um eine Wasserdampfdestillation von einem Pilz befallenem Adlerholz, das sehr ölhaltig, schwarzgefärbt und schwer ist. Es ist eines der teuersten Parfüm-Ingredienzien weltweit, ein starkes natürliches Fixativ für besonders edle Parfüms. Die Verwendung von Oud weist eine ähnlich Jahrhunderte alte Tradition auf wie etwa die mit Sandelholz. Das kostbare, schwer-erdig duftende Öl hat eine beeindruckend tief gehende Wirkung auf psychische Prozesse und vermag Reifungsprozesse in Gang zu bringen.
Die vielen verschiedenen Duftnuancen dieses einzigartigen Räucherstoffes Oud bewusst wahrzunehmen, wird in Japan als Weg der inneren Vervollkommnung durch Achtsamkeit bezeichnet.

BOTANIK

Der Sandelholzbaum wächst als immergrüner, kleiner Baum, der Wuchshöhen in Australien von bis zu 4 Metern und in Indien von bis zu 15 Metern erreicht. Der zylindrische Stamm weist dabei einen Umfang von über 1,5 Metern auf. Manchmal wächst er auch als aufrechter oder selten als kletternder Strauch mit Wuchshöhen von bis zu 4 Metern. Der Sandelholzbaum ist ein Halbschmarotzer, d.h. er braucht zum Wachsen eine Wirtspflanze. Die zarten Wurzeln des Keimlings, der nach 20 Tagen aus der kleinen schwarzen Sandelholzfrucht entsteht, siedeln sich zu den Wurzeln von nahen Bäumen an. Das junge Pflänzchen muss sich sieben Jahre von diesem Wirt ernähren; dieser stirbt davon ab. Dann erst wächst der Sandelholzbaum noch bis zu 140 Jahre alleine weiter, bis er eine Höhe von 15 Metern erreicht. Der Holzschlag ist limitiert und es gibt zum Glück vorbildliche Sandelholz-Pflanzungen, in denen für jeden gefällten Baum 3 neue gepflanzt werden.

Das Foto zeigt Mahadevi, sich an einem Baum festhaltend, während der Geburt ihres Sohnes Siddhartha, dem späteren Buddha (der Name bedeutet „Der Erwachte") - eine Aufnahme während meiner zweiten Pilgerreise 2002 in Lumbini (Nepal).

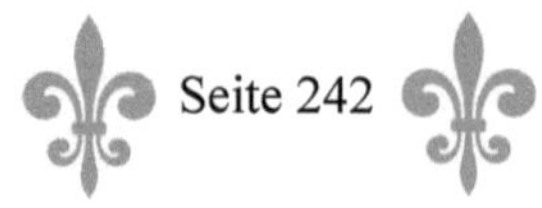

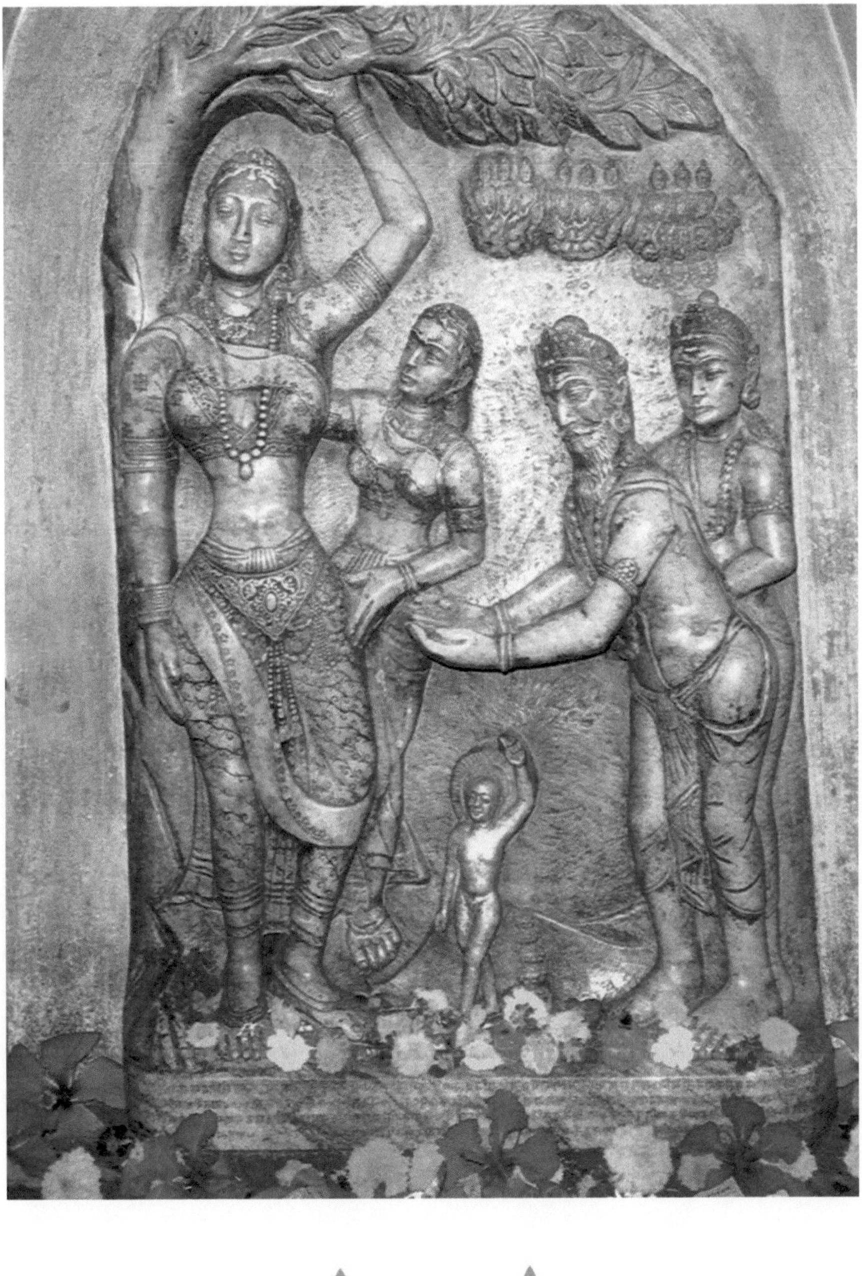

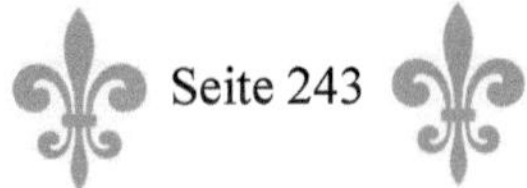

GESCHICHTE

Die Liebe der Inder zu Parfüms ist nicht weise und ausgeglichen wie die ihrer asiatischen Nachbarn, der Chinesen, sondern sie ist instinktiv, leidenschaftlich. Ob dies bedingt ist durch die tropische Lage mit ihrer überaus üppigen Natur, die so reich an intensiven Düften und Gerüchen zu finden ist? Indien scheint der ideale Standort für eine Vielzahl an Parfümpflanzen zu sein: Sandelholz, das früher wild in den Wäldern des Südens wuchs, gefolgt von Costuswurzel, indischem Jasmin (*Jasmin sambac*), Mangoblüte, Tulsi, Patchouli, Muskatnuss, Champaca, Pandang, Vetiver, Citronella, Labdanum, Davana und Benzoe. In den Museen von Delhi, Kalkutta und Bombay kann man Gegenstände besichtigen, die in früheren Jahrhunderten zur Parfümierung und zum Räuchern verwendet wurden. Im Museum des Maharadscha von Jaipur gibt es eine Vitrine, einzig allein gewidmet sinnlichen Parfüms der Liebe. Auch auf Reisen wollte er seine Parfüms nicht missen. So galt als wichtiges Reise-Necessaire ein „Gulabpach“, mit dem man Duftwasser auf Besucher und Freunde sprühte. Eine weitere sehr angenehme Art der Parfümierung bestand darin, dass man das Pulver „holi“ mit Safran und Sandelholz oder die Salbe „urguia“ mit Aloe- und Sandelholz und Jasmin seinen Freunden oder Besuchern anbot. (160)

LUMBINI, GEBURTSORT BUDDHA SHAKYAMUNIS

Der Duft von Blüten und Räucherwerk ist eng mit der Geburt des historischen Buddha Shakyamuni im Jahr 563 v. Chr. im nepalesischen Ort Lumbini, nahe der indischen Grenze, verbunden. Ein besonderer Ort, den ich im Jahr 2002 im Rahmen einer buddhistischen Pilgerreise aufgesucht habe. Wir meditierten dort an einem ruhig gelegenen See. Laut Legende erschienen unmittelbar vor der Geburt Buddhas wunderbare Zeichen. Feine Töne von Musikinstrumenten erklangen aus allen Richtungen, Bäume trugen gleichzeitig Blüten und Früchte. Aus einer wolkenlosen Luft rieselte ein feiner wohltuender Regen; bunte Blütenblätter wirbelten duftend herum. Die Luft war erfüllt von köstlichen Düften wie beispielsweise dem des Sandelholzes. In der tibetisch-buddhistischen Tradition unterstützen würzige Räucherstäbchen die Meditation, die in Schalen mit Reiskörnern stecken. Sie sind nicht so süß wie andere asiatischen Arten.

HEILWIRKUNGEN - RIECHREZEPTOREN

Wie wir seit wenigen Jahren erst wissen, gibt es Riechrezeptoren nicht nur in der Nase, sondern in vielen Teilen des Körpers. 2014 fand das Team von Prof. Hatt (Ruhr-Universität) heraus, dass Riechrezeptoren auch in Hautzellen vorkommen und dass die Aktivierung mit Sandelholzduft die Wundheilung verbessern kann. (161) Besonders zur Hautpflege wirkt Sandelholzöl äußerst erfolgreich. So zeigen Studien, dass ein beginnender Hautkrebs mit Sandelholzöl (in Verbindung weiterer Substanzen) gestoppt werden konnte (Krebsstudie Klinik Köln - Knaur et al. 2005).

REZEPTE

Zur Intensivierung unserer Duftwahrnehmung: Lassen Sie das eben Gelesene, intellektuell Erfasste in eine sinnliche Erfahrung münden.

„Tiger von Eschnapur" *Aftershave*

2 Tropfen Sandelholz *Santalum album*

1 Tropfen Rose afgahanistan, 10%ig *Rosa damascena*

2 Tropfen Oud 5%ig *Aquilaria agallocha*

100 ml Sandelholzwasser

2 ml Alkohol 96%

1 leere Flasche 10 ml zum Mischen

Geben Sie die ätherischen Öle nach und nach in das leere 10 ml Fläschchen. Nun fügen Sie den Alkohol hinzu, gut schütteln. Geben Sie diese Mischung direkt in die Flasche zum Sandelholzwasser; diese werden meist bereits mit einem Sprüher verkauft. Schütteln Sie die Flasche vor jeder Anwendung.

Hinweis

Echte kostbare Düfte waren Jahrtausende lang ein Privileg der Herrscher, des Adels. Trotz der Einfachheit der Rezeptur dieses Aftershaves sind seine Zutaten von alleredelster Herkunft. Es ist zudem hautpflegend und duftet einfach königlich.

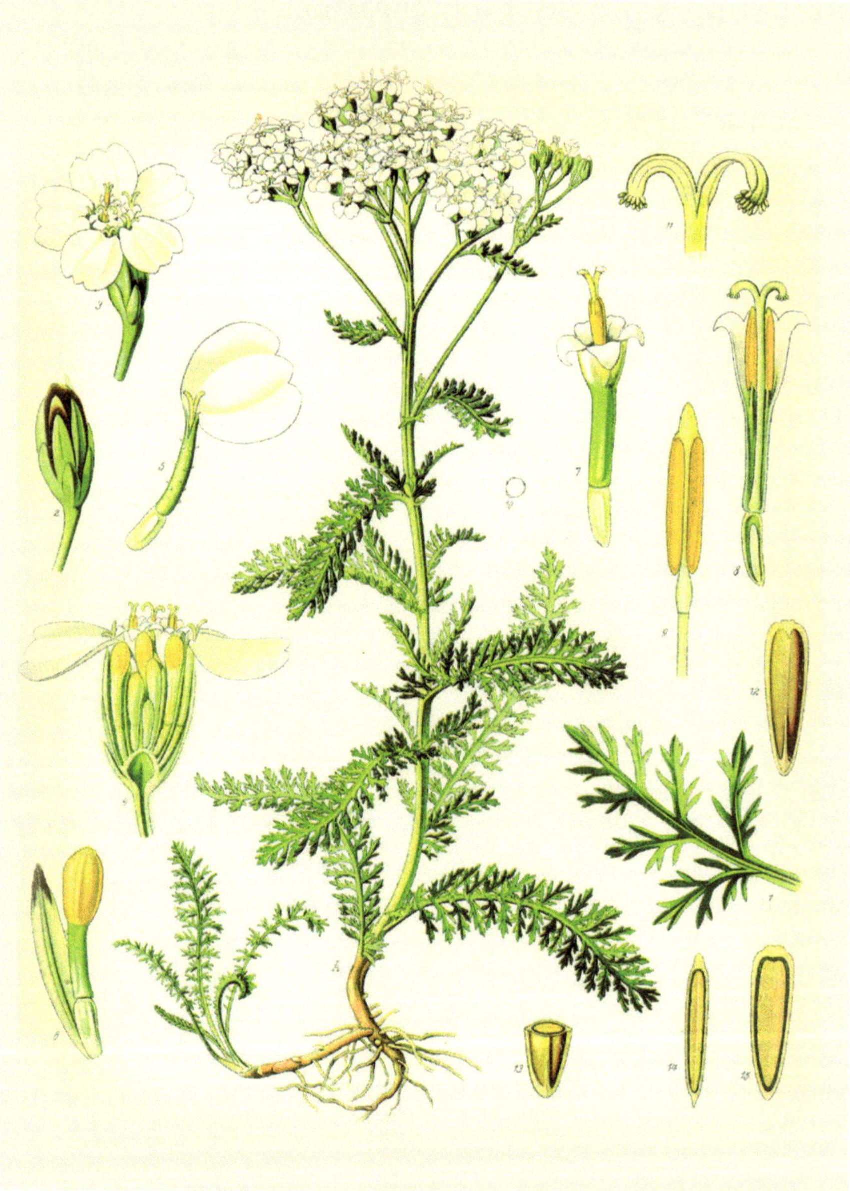

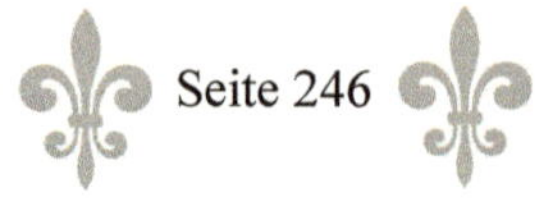

SCHAFGARBE

Achillea millefolium

Familie: Korbblütler – *Asteraceae*
Synonyme: Zimmermannskraut, Soldatenkraut
Duft-Charakteristik: warm, weich, krautig-leicht blumig, erdend
Parfümzuordnung: Basisduftnote (Fond), florale- und Fougère-Parfüms
Wirkung:
Körperlich: stark wundpflegend und hautregenerierend
Psychisch: gibt Stabilität und Durchhaltevermögen für veränderte Situationen
Herkunft: Ungarn
Gewinnung / verwendete Pflanzenteile: Wasserdampfdestillation der getrockneten Blütendolden und Kraut
Besonderheit: Ein tiefblauer Farbstoff entsteht während der Destillation

PARFÜMERIE / DUFT / PERSÖNLICHES

Die Schafgarbe. Warum hat sie wohl von unseren Vorfahren diesen Namen erhalten? Bei Pflanzen, die Tiernamen tragen, klingt darin ihre Bedeutung schon an, wie etwa auch bei Bärenkräutern (Bärenkraft) „Bärenklau", „Bärlapp", „Bärwurz" und das bekannte Frühjahrskraut „Bärlauch". Was hat also die Schafgarbe mit Schafen zu tun? Menschen haben Tiere beobachtet, von ihnen gelernt. Es waren wohl Hirten, die sahen, dass kranke Schafe besonders viel Schafgarbe fraßen und sich damit heilten. Der zweite Teil des Wortes - die Garbe - kommt vom althochdeutschen *garwe* = Gesundmacher. Der Duft der Schafgarbe wirkt hochverdünnt auf uns erdend, vermittelt Stabilität und Durchhaltevermögen in sich verändernden Situationen, ein in vielerlei Hinsicht uns „Gesundheit schenkendes Kraut", wie die Ausführungen weiter unten zeigen.

DUFTFARBEN

Wenn man das erste Mal ein Fläschchen mit dem Schafgarbenöl in Händen hält, in eine Mischung tropft, ist man erstaunt: Warum nur ist dieses Öl derart blau, in einer Intensität, die ungewöhnlich ist für ätherische Öle. Es handelt sich hierbei um

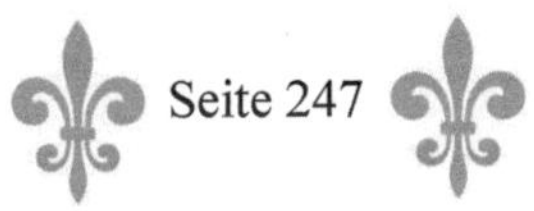

Chamazulen, ein Inhaltsstoff der direkt in der Pflanze nicht nachgewiesen werden kann. Erst im Destillationsprozess, bei der man das überaus heilkräftige ätherische Öl dieser Pflanze gewinnt, entsteht das Wunder dieser Blaufärbung. Mit dieser „Dufttinte" färbe ich meine Parfüms manchmal ganz gezielt ein. Mit nur winzigen Zugaben – das Blau ist derart intensiv - entstehen unterschiedlichste Grün- bis Blautöne. Zusätzlich erhält die Komposition so einen sehr angenehm weichen, leicht krautigen Duft durch diese *Achillea,* der zudem erdend wirkt. In meinem Duftkoffer habe ich etwa 90 Düfte in Klarglasflaschen umgefüllt. So lässt sich ein erstaunlich intensiver Farbreichtum ätherischer Öle erkennen, die ja sonst lichtgeschützt in Braunglasflaschen aufbewahrt werden. Vom Rotorange über Gelbtöne, unterschiedliches Grün, Braun und eben Tintenblau. *Kein Wunder also, wenn ich wie eine Malerin von meiner Duft-Palette spreche.*

MOSCHUS-SCHAFGARBE (*Achillea moschata*)

Im Hochgebirge treffen wir auf eine Besonderheit: Bis auf 3000 Metern wächst die Moschusschafgarbe (*Achilla moschata*), in der Schweiz als *Iva* bezeichnet, wo sie zwischen Geröll und Felsen auf kalkarmem Boden ihre weißen Blüten zum Himmel streckt. Ihr Duft ist einzigartig, würzig, mit einer leicht moschusartigen Note. Man sollte sie nicht pflücken, sondern sich einfach an ihrem Anblick – oder wenn man nah hingeht – Geruch erfreuen.

BOTANIK

„Aus einem kriechendem Rhizom mit zahlreichen Ausläufern bildet sich zuerst die zarte Blattrosette mit lanzettlich-spitzen, 2- bis 3-fach gefiederten Blättern und zahlreichen zähen aufrechten Stängeln, die 20-80 cm hoch werden, hart und meist behaart sind. Ihre aromatisch duftenden Blütenteller thronen strahlend weiß über der Wiese." (162) Anspruchslos und widerstandsfähig, so wächst die Schafgarbe auf kargen Feldern in ganz Europa. Die Pflanze besitzt einerseits ungewöhnlich zarte, fein gefiederte Blättchen, die mit den „Augenbrauen Aphrodites" verglichen werden. Ihre schönen Blüten variieren in den Farben von Weiß bis zu einem venusischen Rosa. Erstaunlich zäh sind die hohen Stängel der Scharfgarbe. Das merkt man spätestens dann, wenn man sie für einen Sommerstrauß pflücken

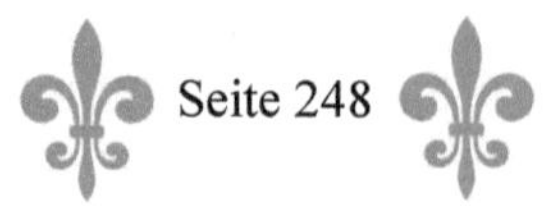

möchte; ohne Schere ist dies kaum möglich. Diese Zähigkeit weist darauf hin, dass sie hilft, sich auch unter widrigen Umständen nicht „unterkriegen" zu lassen. So ist sie als eine „Weltbürgerin" auf der ganzen nördlichen Halbkugel verbreitet, bis in die Polarzone; bis ins hohe Gebirge klettert sie auf über 3000 Meter und schmiegt sich in ausgetrocknete, steinige Gebirgstäler.

GESCHICHTE

Als „Tausendblättriges Soldatenkraut" wird die *Achillea millefolium* bereits um 50 n. Chr. von Dioskorides erwähnt, dem griechischen Arzt und Autor eines fünfbändigen Heilkräuterwerks. Denn wegen der wundheilenden und blutstillenden Wirkung wurde diese Heilpflanze bei Kriegern und Soldaten zur Wundbehandlung eingesetzt. In mittelalterlichen Schriften wird die Schafgarbe auch bei Verdauungsbeschwerden, Koliken und Frauenleiden empfohlen.

„Dass die Schafgarbe eine besondere Beziehung zum Darm hat, kann man ihr geradezu ansehen, und die alte Medizin hat großen Wert auf solche anschaubaren Hinweise auf Wesensähnlichkeiten gelegt, die „Signaturen" genannt wurden. Das schafgarbenähnliche Signum (d.h. „Zeichen") des Darmes besteht in seiner rhythmischen Gliederung. Nur wenn die feinsten Gliederungen des Darmes regelmäßig gestaltet sind, funktioniert der Darm gut." (163)

I-GING MIT SCHAFGARBENSTÄBCHEN

Zur Schafgarbe habe ich eine besondere Beziehung. Inspiriert im Alter von 18 Jahren durch das Lesen des Romans „Das Glasperlenspiel" von Hermann Hesse stellte ich mir vor, ich selbst würde so wie die Romanfigur Josef Knecht zu einem chinesischen weisen Meister in die Lehre gehen. Im Roman wird der Gebrauch von Schafgarbenstäbchen als Hilfsmittel des I-GINGs, dem Buch der Wandlungen geschildert. Das I-GING gilt als eines der ältesten Bücher der Menschheit, aus dem 3. Jahrtausend v. Chr. stammend. Ich studierte Ende der 1970er Jahre die damals einzige deutsche Übersetzung von Richard Wilhelm. So ergriffen vom „Glasperlenspiel" sammelte ich mir Schafgarbenstängel und kürzte diese auf handliche Stäbchen zurecht. Wenn man sich mittels Übung durch die Zahlenakrobatik des I-GING gearbeitet hat, dann beginnt mit dem Zusammenfügen und dem Tei-

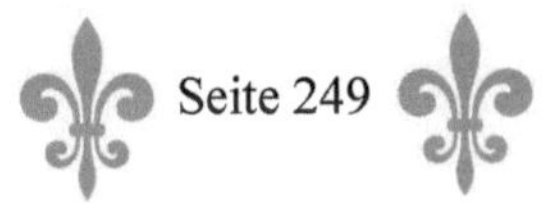

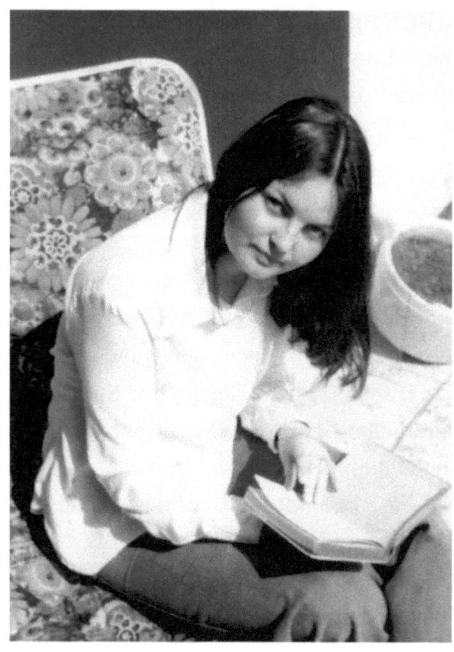

Ein Bild von mir im Alter von 18 Jahren, im Elternhaus in der Eifel, vertieft im Lesen des „Glasperlenspiels" von Hermann Hesse

len dieser Stäbchen ein ganz rhythmisches Tun. *Es ist als folgen die Hände dabei einer uralten Choreografie. So fällt es einem leichter in einen „leeren" Zustand zu kommen, der ein Arbeiten mit dem I-GING – diesem Buch der Weisheit - erst ermöglicht.*

Im Nachruf, den der Schweizer Begründer der Psychoanalyse Carl Gustav Jung auf Richard Wilhelm hielt, drückte er das Folgende zum I-GING aus: Die Wissenschaft des I GING beruht nicht auf dem Kausalprinzip, sondern auf einem bisher nicht benannten, weil in der westlichen Kultur so nicht vorkommend, dass man versuchsweise als *synchronistisches Prinzip* bezeichnen könnte.

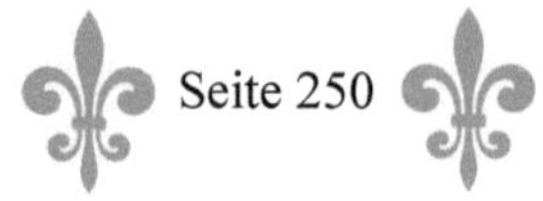

HEILWIRKUNGEN

Wenn wir uns dieses überaus filigrane Blatt einer Schafgarbe ansehen, so staunen wir über die Regelmäßigkeit und Feinheit, über die Gestaltungskraft, die sich hier zeigt. Diese Feinheit entsteht dadurch, dass das Blatt einmal eingeschnitten ist und die so entstehenden Fiedern nochmals eingeschnitten sind; oft gibt es sogar noch eine dritte Fiederungsgeneration. Ein kunstfertiger Silberschmied könnte sein Werk wohl nicht schöner und gleichmäßiger formen als die Pflanze ihr rhythmisch gegliedertes Blatt.

Auch bei den Blüten begegnet man einem immer weiter schreitenden Gliederungsprinzip, dem sich die Einzelelemente einordnen, um diese schöne Gestalt erscheinen zu lassen. „Wie kann uns die – von den Schafen geliebte – Schafgarbe helfen?", fragt der Arzt Markus Sommer. (164) „Ziel ihrer Verarbeitung als Medikament ist es, die Kraft, die ihre Gestalt prägt, zu nutzen, um eigene Gestaltungskräfte anzuregen. Überall, wo Wunden entstehen, ist die Ordnung des Organismus durcheinandergeraten und muss wiederhergestellt werden. In der griechischen Mythologie hat der Zentaur Chiron, von dem alle heilkundlichen Kenntnisse ausgehen, dem Helden Achilles die Schafgarbe zur Wundbehandlung geraten; wissenschaftlich benannt als *Achillea millefolium*, was etwa „tausendblättrige Pflanze des Achill" heißt."

Das Erste, was einer Wunde nottut, ist die Stillung des Blutes, und gerade das ist eine herausragende Heilwirkung der Schafgarbe. Dieses ordnende Prinzip durch die Heilkräfte der Schafgarbe wird auch durch ihre Bitterstoffe für uns spürbar. Denn sie enthält - neben den hochwertigen ätherischen Ölen - vor allem Bitterstoffe, ist also ein aromatisches Bittermittel (*Aromaticum amarum*) mit einer großen Wirksamkeit auf den Verdauungstrakt.

Daher der Volksname „Bauchwehkraut". *Wichtig zur Unterscheidung: Die Bitterstoffe sind nicht im ätherischen Schafgarbenöl enthalten.*
Die große Stärke des ätherischen Schafgarbenöls liegt in seiner entzündungshemmenden Wirkung. Es hat eine ungewöhnliche Inhaltsstoff-Kombination, die es zu einem ausgezeichneten Heil- und Hautöl macht. (165)

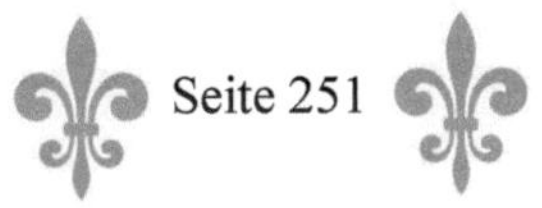

REZEPTE

Zur Intensivierung unserer Duftwahrnehmung: Lassen Sie das eben Gelesene, intellektuell Erfasste in eine sinnliche Erfahrung münden.

„Achillea" - wohltuendes Aromabad

2 Tropfen Schafgarbe *Achillea millefolium*

1 Tropfen Osmanthus *Osmanthus fragrans*

1 Tropfen Ylang-Ylang *Canaga odorata*

3 Tropfen Orange *Citrus sinensis*

3 Eßl. Sahne

Geben Sie die Tropfen in die Sahne und alles dann ins warme Badewasser und genießen...

„Achill" Sommerparty-Getränk, erfrischend würzig

Vielleicht wird Achill ja der neue Hugo

Schritt 1: Achill Sirup

15 frische Holunderblüten-Dolden (Stängel abschneiden, diese sind bitter)

1-2 Schafgarbenblüten (nur Blüten zupfen, ohne Stängel)

Eine Handvoll Rosenblütenblätter (nicht gedüngt, nicht gespritzt)

1 Liter Wasser

2 unbehandelte Bio-Zitronen

25 g Zitronensäure

1 kg Zucker

- o Zitronen in Scheiben schneiden und in ein Gefäß geben (kein Metall). Blüten, Zucker und Zitronensäure hinzufügen.
- o Wasser zum Kochen bringen und über die Blütenmischung geben. Gut verrühren. Zugedeckt an einem kühlen Ort 3 Tage ziehen lassen. Immer wieder einmal rühren, damit sich der Zucker auflöst.
- o Absieben, erhitzen und Sirup in sterile, heiße Flaschen füllen. Sofort verschließen.

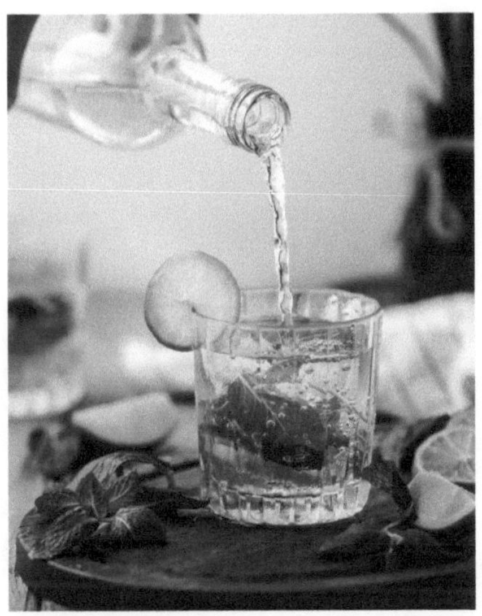

Teil 2: Achill Sommerparty-Getränk
Trockener Sekt oder Mineralwasser - für 4 Gläser
2 Bio-Limetten, geviertelt pro Glas
filigrane Blättchen der Schafgarbe
Achill Sirup
Eiswürfel

- o   Die Limetten in 4 Stücke schneiden; den Saft der Limettenviertel in die
      4 Gläser mit der Hand auspressen.
- o   *Achill Sirup* zugeben; Menge hierbei nach Belieben.
- o   Mit Sekt und oder Mineralwasser auffüllen, Eis hinzugeben. Dekorieren
      mit einem grünen Blatt der Schafgarbe.

Hinweis
Beim Kosten der Schweizer Spezialität eines Iva-Likörs kam mir die Idee zu
meinem „Achill". Man könnte das *Achill Sommerparty-Getränk* noch mit einem
Original Iva-Likör anreichern (siehe Einkaufsempfehlungen).

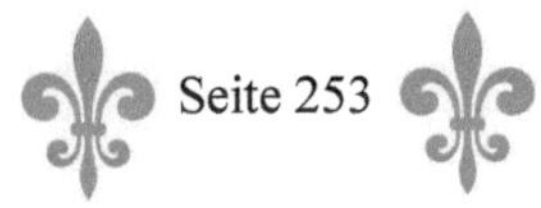

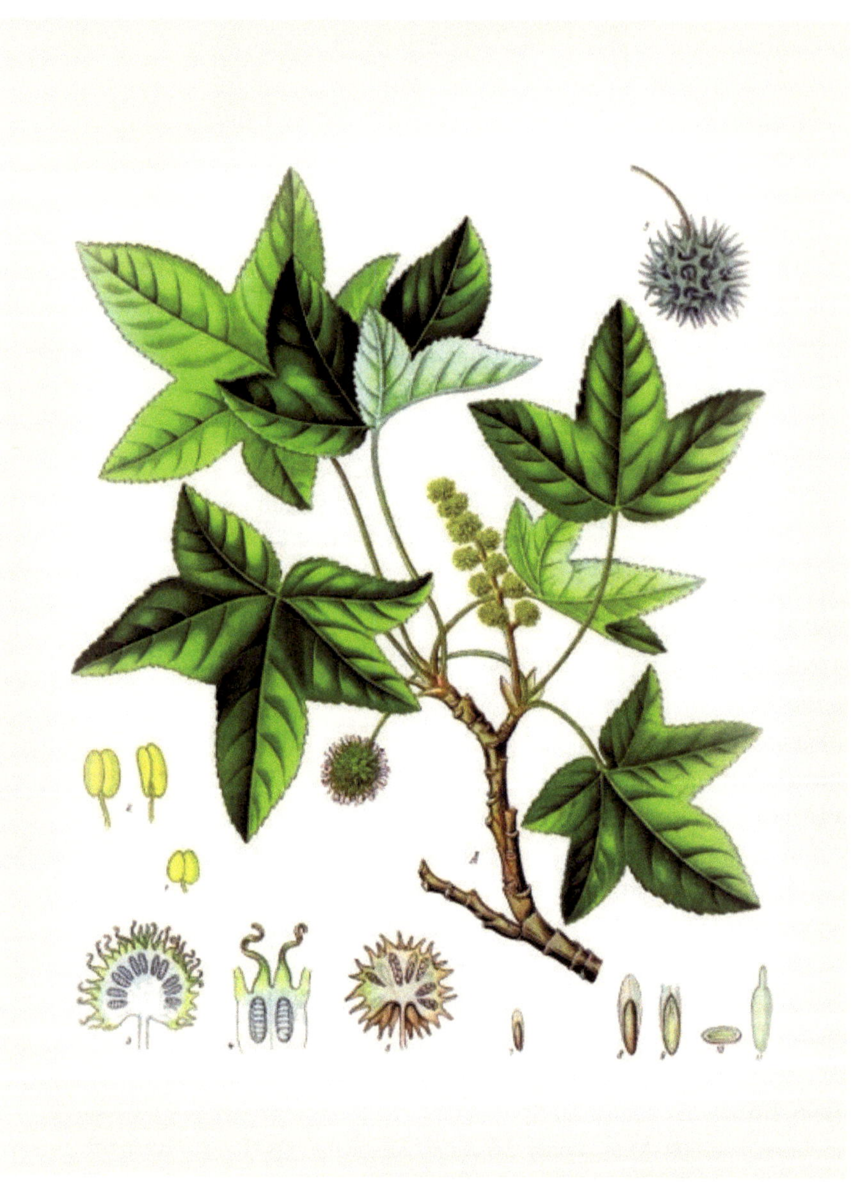

STYRAX / AMBER
Liquidamba orientalis

Familie: Altingiaceae, Gattung Amberbäume oder Zaubernussgewächse / Hamamelidaceae
Synonyme: flüssiger Amber
Duft-Charakteristik: weich, balsamisch süß mit leichter Zimtnote
Parfümzuordnung: Basisduftnote (Fond), florale, orientalische Parfüms
Wirkung:
Körperlich: antiseptisch (desinfizierend), entzündungshemmend, epithelisierend, schleimlösend, antiparasitär
Psychisch: angstlösend, entspannend
Herkunft: Kleinasien, Mittelamerika
Gewinnung / verwendete Pflanzenteile: Wasserdampfdestillation und Lösungsmittelextraktion des Harzes des Orientalischen Amberbaumes
Besonderheit: Namensverwirrung mit Ambra (*Potwal-Sekret*) oder Benzoeharz (*Styrax tonkunensis*), zudem gibt es zwei Amberbäume Orient und Amerika

PARFÜMERIE / DUFT / PERSÖNLICHES

Im Papyrus Ebers, der ältesten bekannten Schriftensammlung über Heilpflanzen, steht geschrieben, dass Styrax zu einem Festduft verarbeitet wurde. Dieser geheimnisvolle Duft war im alten Ägypten hoch begehrt, vermutete man doch einen göttlichen Ursprung des Baumes. *Im Altertum wurde das vom orientalischen Amberbaum gewonnene Harz als Styrax bezeichnet,* vielfältigst eingesetzt, sowohl als Räuchermittel wie auch als kostbare Ingredienz in Parfüms. Parfüms waren in jener Zeit auf der Grundlage pflegender Salben aufgebaut. In der heutigen Parfümerie nutzt man Styrax - gewonnen durch Wasserdampfdestillation oder als Resinoid (Extraktion mit Lösungsmitteln z.B. Ethanol) - als ein hervorragendes natürliches Fixativ. Die Einarbeitung erfolgt in florale, sinnliche Parfüms sowie in Kompositionen, die in eine orientalische Richtung tendieren. Styrax besitzt eine balsamische schöne Süße, ganz leicht in eine Richtung des Zimt gehend.

Der botanische Gattungsname - *Liquidamba orientalis* - leitet sich vom lateinischen Wort *liquidus* für flüssig und dem arabischen Wort *ambar* für Bernstein ab; was somit so viel bedeutet wie „flüssiger Bernstein". Zerreibt man die Blätter des Amberbaumes, so verströmen auch diese einen angenehm süßlichen Duft. Es gibt auch eine Styraxqualität, die vom amerikanischen Amberbaum (*Liquidambar styraciflua)* gewonnen wird. Dort im Volksmund auch als „Sweet Gum" bezeichnet, da sein Harz als Aromatisierungsmittel in Kaugummi und Zigarren verwendet wurde.

AMBER-DUFT?

„Amber Duft", mit dieser Bezeichnung befinden wir uns mitten in einem an Spekulationen reichen Begriff. Was ist damit gemeint? Nicht immer jedenfalls Styrax, der Duft oder das Harz des Amberbaumes. Vor zwei Jahren erhielt ich einen Parfümentwicklungsauftrag aus Österreich. Das zu entwickelnde, persönliche Parfüm sollte unbedingt Amber enthalten. Bei meiner Frage an den Herrn, was er denn mit diesem Duft „Amber" verbinde, bekam ich zur Antwort: Er hätte diesen Duft mitten in Varanasi, in Indien, auf einem Bazar erworben; seine Frau möge ihn so sehr. Er zeigt mir daraufhin ein „Amber-Holzkästchen", wie es auch bei uns auf Märkten für wenige Euro angeboten wird. Die Frage ist nur, was ist darin?
Im Beipackzettel des Kästchens war zu lesen, dass das darin enthaltene „Amber" ein fester kristalliner Duft sei, bestehend aus mehreren rein pflanzlichen Auszügen. Papier ist geduldig; nur allzu gern wird mit künstlichen Riechstoffen nachgeholfen… und solche Aussagen auf Märkten sind so zuverlässig wie die von Märchenerzählern. Wollte man einen Auszug dieses Duftes wirklich in ein Parfüm einbauen – und damit ja garantieren, dass keine hautreizenden Stoffe enthalten sind -, so müsste hiervon zuerst eine Analyse über ein Labor erstellt werden. Die mir gestellte Aufgabe löste ich dann ganz ohne den Duft aus dem Kästchen, indem ich eine Kombination unterschiedlich balsamischer Duftnoten wie Labdanum, Vanille, Benzoe Siam im Fond einarbeitete, dazu kam edler, pflanzlicher Moschusduft und Styrax. So entstand ein exklusives, persönliches Parfüm für die Partnerin dieses Auftraggebers, das zum Glück voll überzeugte.

BENZOEHARZ

Zu den Styrax-Arten gehört auch das in der Parfümerie gern verwandte *Benzoeharz*. Je nach Herkunft und entsprechend etwas verschiedenen Eigenschaften und Duftcharakter wird zwischen „Benzoe Siam", „Benzoe Sumatra" und „Benzoe Kalkutta" unterschieden. Früher wurde das vanilleartig duftende Balsam auch als Antiseptikum verwendet; heute ist es Bestandteil von Kosmetika und Räuchermitteln.

AMBRA GRIS

Bei Ambra *(franz. Ambra gris)* – leider oft in der Literatur oder im Internet fälschlich als Amber bezeichnet - handelt es sich um eine graue, wachsartige Substanz aus dem Verdauungstrakt von Pottwalen. Der Wal ernährt sich auch von Tintenfischen und Kraken, deren scharfe Hornkiefern er nicht verdauen kann. Er umschließt sie im Magen mit einer fettigen Masse. Alle paar Jahre scheidet er solche Brocken aus, die dann auf dem Meer treiben und an den Strand gespült werden (z.B. afrikanische Küsten des Indischen Ozeans). Zunächst ist das Ambra feucht und weich, dann trocknet es, wird hart und brüchig. Als wertvollster Ambra gilt der *graue Ambra*, ihm folgen der blaue und der schwarze Ambra. Um seine Frische zu prüfen, drückt man ihm ein Siegel auf; zeichnet sich das Siegel ab, ist die Frische garantiert.

Heute werden in Parfüms meist synthetische Stoffe, die man leider auch „Ambra" nennt, verwendet. Verwechslung ist also an der Tagesordnung. Ambra wurde besonders im arabischen Raum als ein königlicher Duft erachtet und in der Form von Äpfeln gehandelt. Der Duft von Ambra – in feinster Verdünnung versteht sich – gilt als unwiderstehlich erotisch. Marie Jeanne Bécu, besser bekannt als die berühmte königliche Kurtisane Madame Dubarry, trug im 18. Jahrhundert mit Vorliebe stark ambrahaltige Parfüms. Offensichtlich war sie wie auch Louis XV, König von Frankreich, von seiner amourösen Wirkung recht angetan.

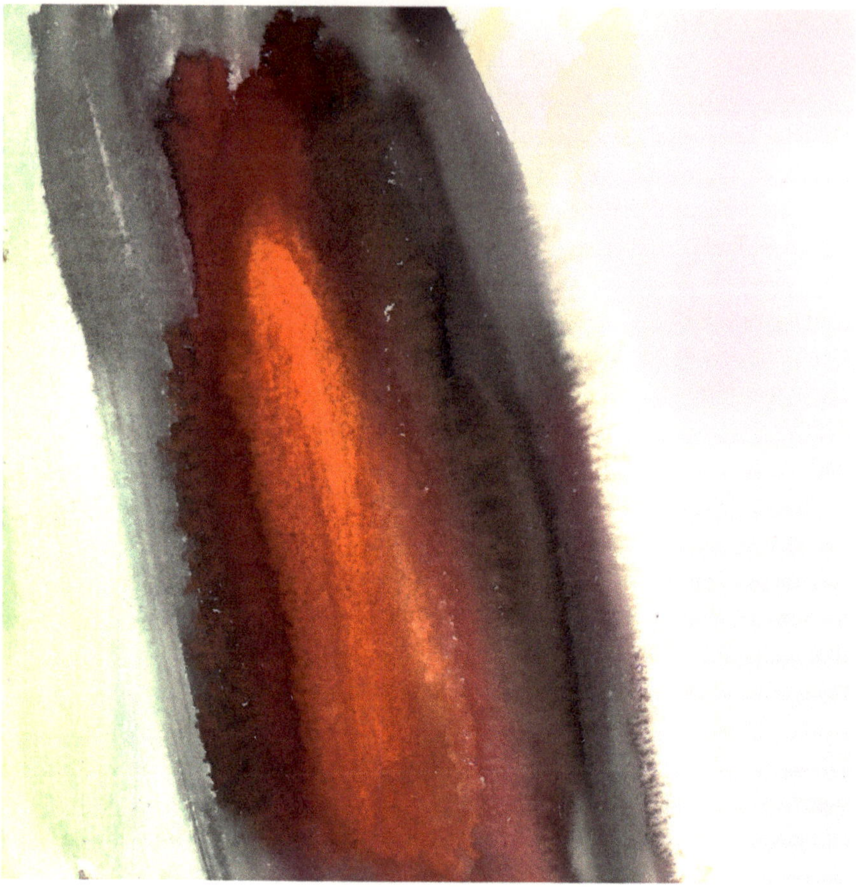

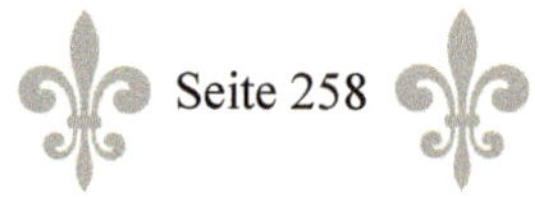

STYRAX / AMBER
Beate Nagel
Aquarell, Februar 2018

PARFÜM - AMBRANOTE

Wenn von Parfüms mit einer *Ambranote* gesprochen wird, muss nicht zwingend das *Ambra Gris* des Pottwals hier enthalten sein. Für eine sogenannte „Ambranote" werden all die Ingredienzien zur Komposition eines Parfüms in dieser Richtung genommen, die uns aus dem Orient bekannt sind. Chefparfümeur bei Hèrmes, Jean-Claude Ellena (166), gibt hierzu eine Erläuterung: „So hat das *Ambra, ein Duftbaustein,* nichts mit dem gelben Bernstein aus fossilem Harz (frz. *Ambre jaune*) oder dem aus dem Verdauungstrakt des Pottwals abgesonderten Ambra zu tun. Vielmehr *handelt es sich um den ersten abstrakten Duft in der Geschichte der Parfümerie,* der Ende des 19. Jahrhunderts aus der Erfindung des (künstlichen) Vanillins entstand. Eine einfache Mischung aus Vanillin, einem synthetischen Produkt, und Labdanum, einem natürlichen Erzeugnis..."

DRACHENBLUT

„Eine Kuriosität unter den Harzen und Balsamen stellt „Drachenblut" dar. Jahrhundertelang wurden verschiedene rote Harze unter diesem Namen gehandelt. Schon Gaius Plinius Secundus (23 - 79 n. Chr.), der beim Ausbruch des Vesuvs ums Leben gekommene Admiral, Naturforscher und Schriftsteller, beschrieb es als „das Blut des durch die Schwere der sterbenden Elefanten zerdrückten Drachens". Vermutlich war es das nach der Insel Socotra im Indischen Ozean benannte „socotrische Drachenblut", der Harzbalsam von *Diacaena cinnabri.* Später kamen noch das „kanadische Drachenblut" (*Dracaena draco*) und das „sumatrische Drachenblut" (*Daemonoropos draco*) dazu. Früher wurde das Drachenblut in der Lackverarbeitung verwendet und in der Medizin als austrocknendes Mittel bei übermäßigem Speichelfluß, Lungenauswurf, starkem Schweiß und Durchfall." (167)

WAS SIND EIGENTLICH HARZE?

Da wir so viele schöne Düfte aus dem Harz von Bäumen gewinnen, will ich hier ein paar erklärende Worte allgemein zu Harzen notieren. Viele Bäume, vor allem Nadelbäume, haben zwei unterschiedliche Flüssigkeiten in ihren Stämmen: zum einen Wasser mit Nährstoffen, zum anderen dieses Baumharz. Wasser fließt zum Innern der Bäume, Harz mehr nach außen zur Rinde hin. Ritzt man diese Bäume an,

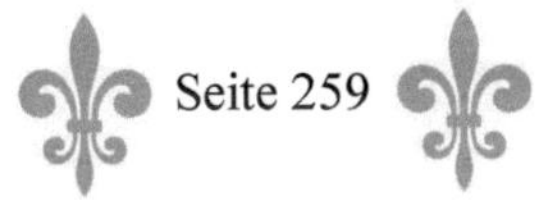

beginnen sie Harz abzusondern. Bei vielen Laubbäumen, die deutlich differenzierter, individueller sind als Nadelbäume, ist es dagegen so, dass sie unterschiedlichste Baumsäfte absondern, z.B. Kautschuk oder Ahornsirup, Birkensaft.

Wer durch den Wald geht und in Berührung mit Nadelbäumen kommt, wird bemerken, dass Harz bereits bei kleinsten Rindenverletzungen austritt. Harz ist eine recht nachhaltige Masse, das erfährt man, wenn es an den Händen klebt. *Tipp*: Butter oder ein fettes Öl helfen beim Entfernen von Harz an den Händen; anschließend mit Seife waschen.

Was ist nun Harz? Harz ist keine Ernährungsflüssigkeit wie die Baumsäfte im Innern der Stämme, sondern eine Schutzflüssigkeit. Durch die Klebrigkeit des Baumharzes werden kleine Tiere, Schädlinge, im äußeren Bereich der Stämme fixiert. Baumharz tritt nach außen in dem Moment, in dem der Baum verletzt wird. Auch bei Windbruch am Baum harzt die offene Stelle sofort, damit keine Schädlinge eindringen können. Somit bildet Harz eine hervorragende Isolierung nach außen, weswegen besonders Nadelbäume, aber auch die Amberbäume, wesentlich temperatur-unempfindlicher sind als Laubbäume. Harz ist so dick-flüssig, dass es nicht gefriert. (168) Das ist ein wesentlicher Grund, weshalb Koniferen in hohen Bergregionen der Erde wachsen, in denen es sehr kalt werden kann. *Ein Harz ist eine festgewordene Flüssigkeit, ein festes Ätherisches sozusagen.*

BOTANIK

Zurück zu unserem Amberbaum, der ein echtes Sonnenkind ist. Er liebt licht-durchflutete Standorte in feuchtem, nährstoffreichem, lockeren und leicht saurem Boden. Auf starke Trockenheit und Staunässe reagiert er empfindlich. Es gibt verschiedene Arten von Amberbäumen, z.B. den chinesischen, taiwanesischen, amerikanischen und den orientalischen Amberbaum. Bis in die Tertiärzeit – also bis zur Eiszeit, ungefähr vor 2,6 Millionen Jahren – waren auch die Amberbäume in weiten Teilen Europas heimisch. Die Amberbäume weisen einen hohen Anteil an Baumharz auf. *Es waren diese uralten Amberbäume sowie harzende Nadelbäume, die das ungeheuer große Bernsteinvorkommen im Ostseeraum bildeten.* Heute findet man in Europa Amberbäume wohl nur noch auf der griechischen Insel Rhodos.

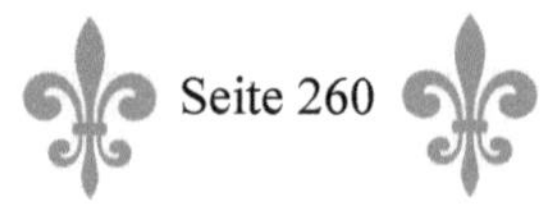

Die Gestalt des Amerikanischen Amberbaumes kann außerordentlich hoch werden, ohne weiteres 20 bis zu 45 Metern; dabei weist er eine Breite von bis zu 10 Metern auf. Das Holz hat einen dunklen Farbton, ist sehr hart und wird in der Möbelindustrie verwendet; auch für Kindermöbel. Es gibt Berichte, dass Kinder auf den besonderen Amberduft, der noch lange im Möbelstück erhalten bleibt, positiv reagieren. Besonders schön leuchten Amberbäume im Herbst, wenn ihre Blätter auffallend in ein Karminrot übergehen.

GESCHICHTE

Von den Alt-Ägyptern als von Gott kommend eingeschätzt, gehörte das kostbare Harz des Amberbaumes wohl zu den acht Räucherdüften, die Moses beim Auszug aus Ägypten mitnahm. In der orthodoxen Kirche wird die Borke wie auch das Holz des Amberbaumes als „Christholz" (ölgetränkte Holzkohle) zu rituellen Räucherungen verwendet. *Während Weihrauch die Glaubenskräfte stärkt, fördern Räucherungen mit Amber die Erkenntnisfähigkeit des Menschen.* Dioskurides beschrieb eine positive Wirkung auf die Atemwege. In China setzt man Amber hauptsächlich bei rheumatischen Beschwerden ein; ferner bei Husten, Erkältungen, Schnittwunden. (169)

„Kaugummi"-kauende US-Amerikaner – dieses Bild kennen wir. Dass aber auch schon Indianer einen Kaugummi zur Zahnpflege einsetzten, ist kaum bekannt. Dazu diente ihnen das Harz des amerikanischen Amberbaumes. Die Inhaltsstoffe haben eine antiskorbutische, antiseptische sowie antibiotische Wirkung. Weise Heiler der Indianer hatten erkannt, dass das Harz ein Eindringen von Krankheiten in den Baum verhindert und eine ähnliche krankheitsabwehrende Wirkung für den Menschen gedeutet. Man hat heute festgestellt, dass Amberharz sogar über einen gewissen Anteil an Vitamin C verfügt, womit dem Skorbut vorgebeugt werden kann.

HEILWIRKUNGEN

Amber-Balsam wirkt stark antiseptisch; es fördert die Regeneration von verletztem Gewebe und ist ausgesprochen hautpflegend. Am häufigsten verwendet man das Balsam bei Erkältungskrankheiten und Bronchitis. In China setzt man Amber-Balm ein, um zähen Schleim und Schmerzen in der Brust zu lösen. „Die Stärke des Amberöls liegt auch in seinem wunderbaren Duft begründet: Er macht jede Husten- und Erkältungsmischung zu einem wohlriechenden Heilmittel. Kinder reagieren besonders positiv auf Hustenmischungen mit Styrax-Balsam, da es ein Gefühl von Geborgenheit und Sicherheit vermittelt." (170) Dieser Duft in einem Pflegeöl ist „zum Verlieben", ein wahrer Balsam für die Seele und die Haut jeden Alters.

REZEPTE

Zur Intensivierung unserer Duftwahrnehmung: Lassen Sie das eben Gelesene, intellektuell Erfasste in eine sinnliche Erfahrung münden.

„Red Indian Summer" *eine indianische Inspiration als Parfum*
5 Tropfen Styrax *Liquidambar styraciflua (vom amerikanischen Amberbaum)*
8 Tropfen Vanilleextrakt 35% *Vanilla planifolia*
25 Tropfen Limette furocumarinarm oder destilliert *Citrus aurantiifolia*
25 Tropfen destilliertes Wasser
ca. 7 ml Alkohol 96% (Apotheke)
leer Flasche 10 ml und 10 ml Flakon
Tropfen Sie die ätherischen Öle nacheinander in die Flasche, geben Alkohol und destilliertes Wasser hinzu. Gut schütteln und 2 bis 3 Wochen vor der ersten Anwendung reifen lassen, (evtl. filtern, siehe „Allgmeine Parfüm Hinweise").

Hinweis

Dieses herrliche Parfum wird aus drei Ingredienzen aufgebaut, die vom amerikanischen Kontinent stammen. Es enthält süß-balsamische Duftnoten im Fond; dank der Limette (furocumarinarm oder destilliert) (171) hat es eine fein erfrischende Wirkung.

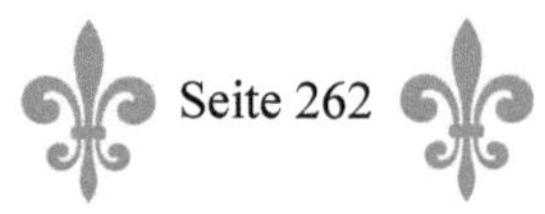

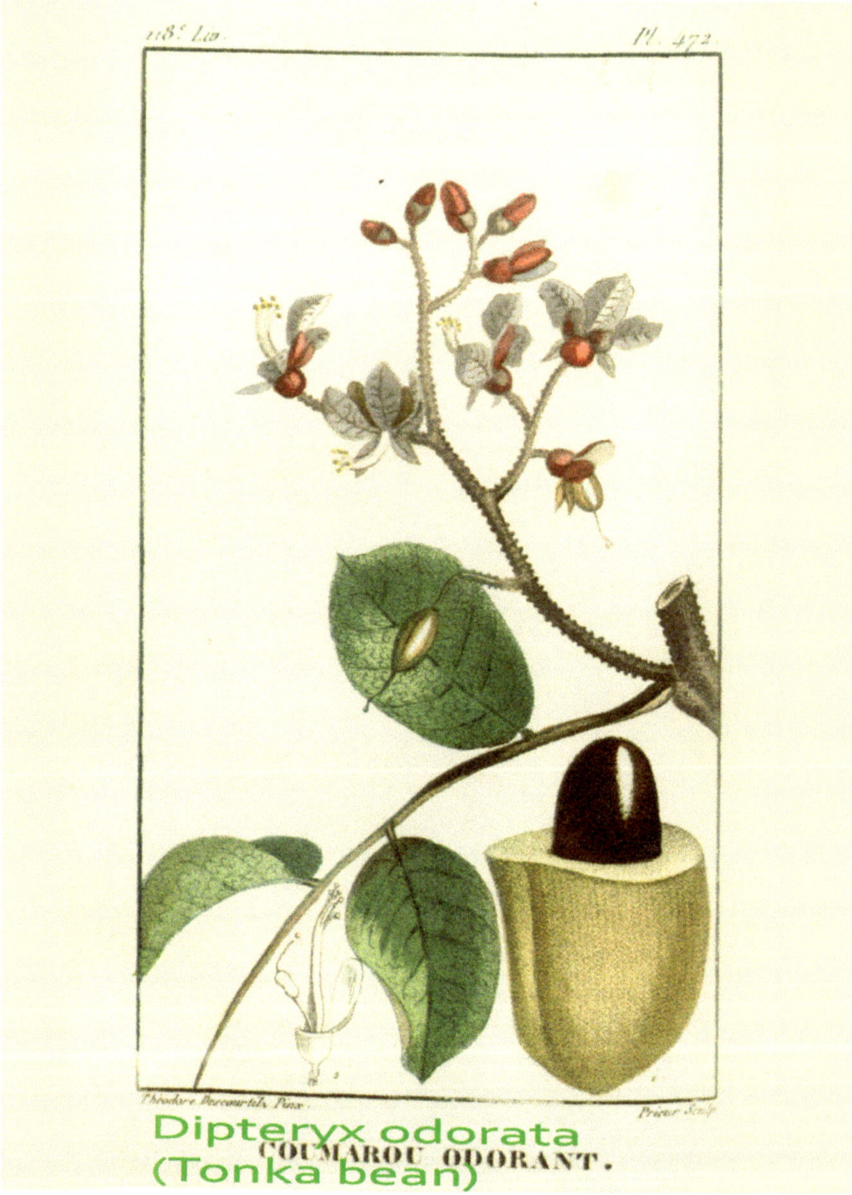

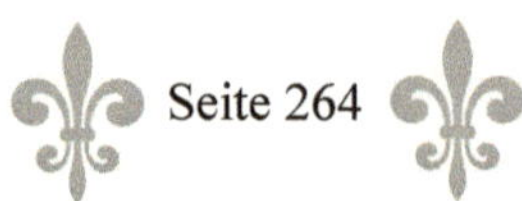

Dipteryx odorata
COUMAROU ODORANT.
(Tonka bean)

TONKA
Dipteryx odorata

Familie: Schmetterlingsblütler / *Faboideae*
Synonyme: Volksnamen: Coumaroma
Duft-Charakteristik: aphrodisierend, leicht hypnotisierend, entspannend, wärmend, Karamellnote
Parfümzuordnung: Basisduftnote (Fond), florale, maskuline Parfüms
Wirkung:
Körperlich: entzündungshemmend, stark entkrampfend und schmerzlindernd
Psychisch: vermittelt Geborgenheit, angstlösend, stimmungsaufhellend
Herkunft: Brasilien, Venezuela, Guayana, Asien, Afrika (Nigeria)
Gewinnung / verwendete Pflanzenteile: Extraktion der gemahlenen Tonkabohnen mit Trinkbranntwein
Besonderheit: Das Cumarin *alpha-Benzopyron* im Tonkaextrakt ist kein Furocumarin und wirkt deshalb nicht photosensibilisierend

PARFÜMERIE / DUFT / PERSÖNLICHES

Wenn ich an den Duft von Tonkabohnen denke, jetzt gerade erschnuppere, so fällt mir meine allererste Begegnung mit diesem an Vanille erinnerndes Aroma ein. Wie nah sich Geschmack und Geruch doch wieder einmal sind! Bei der Aromaexpertin und Heilpraktikerin Monika Werner besuchte ich Mitte der 1990er Jahre ein Seminar. Monika Werner stellte uns hierbei auch Tonka vor. Am besten lasse ich sie selbst erzählen (172):

„Vor etwa 20 Jahren habe ich zum ersten Mal von der Tonkabohne gehört: Jedes Jahr zur Weihnachtszeit kaufte ich unsere Christstollen bei Herrn Trautner, einem Konditor in München. Es waren besondere Stollen, die einen überwältigenden Duft verbreiteten, wie ich ihn nirgendwo sonst gerochen hatte. Das war nicht Zimt, nicht Nelke, nicht Kardamom und auch nicht Vanille… und doch hatte ich das Gefühl, von all diesen Düften umgeben zu sein. Jedes Jahr wieder freute ich mich auf Herrn Trautners Christstollen, und als er irgendwann aus Altersgründen sein

Geschäft schließen musste, beschloss ich, all meinen Charme einzusetzen und ihn um sein Stollenrezept zu bitten. Eines Tages drückte er mir feierlich sein Rezept in die Hand, dass er auf einen Karton geschrieben hatte (siehe dieses Rezept weiter unten). Dann zog er ein kleines Gläschen aus der Tasche, dass er mir andächtig mit der Bemerkung überreichte, *dies sei etwas ganz Besonderes, und ich dürfe davon nur eine Messerspitze in den Teig geben.* Vorsichtig öffnete ich das Glas, und da war er wieder – dieser so unbeschreibliche Duft! Natürlich wollte ich wissen, was das sei, und er sagte: „Das ist geriebene Tonkabohne – sie kommt aus Brasilien." Beim Einkauf von Tonkabohnen – das war vor dem Onlinezeitalter gar nicht so einfach - erfuhr Monika Werner durch eine alte Memminger Apothekerin folgendes: „Ja, sie kenne die Tonkabohne und ihre erotisierende, berauschende Wirkung sehr gut, und verriet, dass sie seit vielen Jahren für einen Klosterbruder dessen Schnupftabak mit Tonka aromatisiere."

Der Tonkabohne wird eben durchaus eine leicht berauschende Wirkung nachgesagt. Das mag einer der Gründe dafür sein, warum dieser Duft als sinnliche Gewürznote besonders gern im „Orchester von Herrendüften" mitspielt. Der warme, Geborgenheit vermittelnde Duft des Tonkas wird in exotischen, orientalischen Parfüms im Fond als geheimnisvolle Gewürznote genommen. Die Kunst liegt gerade darin, diesen recht starken Duft wohl dosiert in der Komposition einzufügen. Man hat das Gefühl: das kenne ich doch, kommt aber nicht darauf. Der Duft erinnert zwar an Vanille und wird gern als Ersatz für die weitaus teurere Vanille genommen, was ich jedoch in diesem Ansatz einer Parfümentwicklung vermeide. Tonka hat eine zu starke Eigennote, die weniger Süße wie Vanille enthält, weist stattdessen eine fein würzig-karamellige Note auf. Mich erinnert der Duft auch an Mandeln, an Marzipan.

CUMARINE

Tonkabohnenextrakt besteht fast nur aus Cumarinen. Cumarine und deren Abkömmlinge die Furocumarine, sind ganz besondere Moleküle. Das Wort leitet sich sogar vom Tonkabaum ab, der im Amazonas *cumarú* heißt und dessen bohnenartige Früchte hauptsächlich aus diesem Heu- und Waldmeister ähnlichen

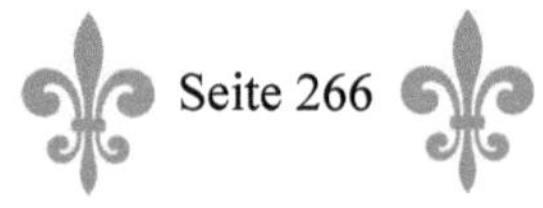

Inhaltsstoff besteht. Cumarine und Furocumarine kommen hauptsächlich in kaltgepressten ätherischen Ölen vor, *bei der Destillation gehen sie fast immer verloren* (siehe Stichwort Verzeichnis „Photosensibilität").

Das herrlich duftende Tonka Absolue gewinnt man im Extraktionsverfahren aus den großen gemahlenen, fetthaltigen Bohnen des *Dipterix odorata*. Zur Herstellung wird ein 75% bis 80%iger Alkohol genommen; der so gewonnene Duft ist dunkelbraun, eher zähflüssig. Bildet sich am Tonkaöl-Fläschchen ein kristalliner Satz mit der Zeit, so ist das unbedenklich und wird in einem warmen Wasserbad wieder dünnflüssig.

BOTANIK

Der 25 bis 30 Meter hochwachsende Tonkabaum ist auf dem amerikanischen Kontinent, in Asien und in Afrika beheimatet. Die Tonkabohnen – eigentlich Samen, die jedoch wie Bohnen aussehen – bilden sich aus kleinen weiß-rosa farbenen Schmetterlingsblüten aus. Durch Trocknung erhält man diese hocharomatischen dunkelbraun bis schwarzen Samen mit ihrer schrumpeligen Oberfläche.

GESCHICHTE

Schon die Herkunft der Tonkabohne klingt geheimnisvoll und abenteuerlich. Beheimatet im nordöstlichen Südamerika, fand der duftende Samen erst relativ spät aus den Tiefen des Dschungels, den tropischen Regenwäldern rund um den Amazonas und Orinoco, seinen Weg nach Europa. So reiht sich Tonka in die Garde der wenigen Gewürze ein, die wir aus der Neuen Welt heute so gern auch bei uns verwenden – wie Limette, Chili, Piment und Vanille. Verglichen mit diesen Gewürzpflanzen ist die Tonkabohne jedoch noch recht unbekannt in unseren Breiten. Erst 1775 veröffentlichte der französische Botaniker und Apotheker Jean Baptiste Christophe Fusée Aublet, von einer Forschungsreise aus Französisch-Guayana zurückgekehrt, die ersten Informationen über das wohlriechende Schmetterlingsgewächs. In ihrer Heimat Südamerika gilt die Tonkabohne als Glücksbringer. Im Geldbeutel getragen soll sie zu Wohlstand verhelfen, als Amulett vor dem Bösen schützen.

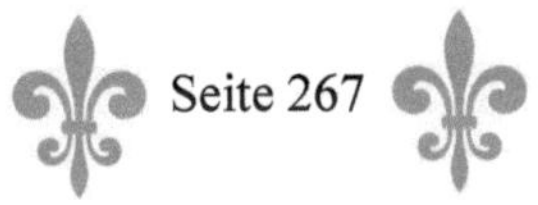

HEILWIRKUNGEN

Der Duft der Tonkabohnen vermittelt etwas zutiefst Vertrautes, ein Gefühl von Geborgenheit, von Sicherheit, die auch als eine angstlösende Hilfe psychologisch genutzt werden kann. Der hohe Cumarinanteil – den wir als einen „typisch Waldmeisterduft" kennen – wirkt dabei sehr entspannend auf das zentrale Nervensystem und die nachgeordnete Muskulatur. Das Öl reguliert den Serotoninhaushalt, wirkt deshalb auch schlaffördernd und schmerzlindernd - selbst bei chronischen Schmerzen. (173) Inzwischen nutzt man diese Erkenntnis in Schmerzmischungen für Patienten in Krankenhäusern. Tonkaextrakt ist geradezu ideal, weil dieser wohltuende sinnlich schöne Duft mit einer schmerzlindernden und Lymphe entstauenden Wirkung zugleich verbunden ist. Heilendes muss also nicht immer „bitter schmecken" – hier mal „schweizerisch oder süddeutsch das Wort „schmecken" für „riechen" gebraucht.

Meine brasilianische Freundin Selma brachte mir aus Manaus, der Hauptstadt des brasilianischen Bundesstaates Amazons, herrlich duftende Tonkabohnen mit. In der Landessprache werden sie „Cumarú" genannt, mehrere in einem kleinen Beutel verpackt. Sie würden zu 90 Prozent dort in der traditionellen Medizin Verwendung finden, meinte sie zu mir.

REZEPTE

Zur Intensivierung unserer Duftwahrnehmung: Lassen Sie das eben Gelesene, intellektuell Erfasste in eine sinnliche Erfahrung münden.

„Amazona" *Parfüm einer indigenen Königin*
Dieses Parfüm habe ich zu Ehren des Regenwaldes und seiner indigenen Völker entwickelt. (174)

✣ ✤ ✣ ✤ ✣ ✤ ✣ ✣ ✤ ✣ ✤ ✣ ✤ ✣ ✤ ✣ ✤ ✤ ✣ ✤ ✣ ✤ ✣ ✤ ✣ ✤ ✣ ✤ ✣

10 Tropfen Limette destilliert (oder furocumarinarm) *Citrus aurantiifolia*
18 Tropfen Grapefruit *Citrus paradisii*
8 Tropfen Mandarine grün *Citrus reticulata*

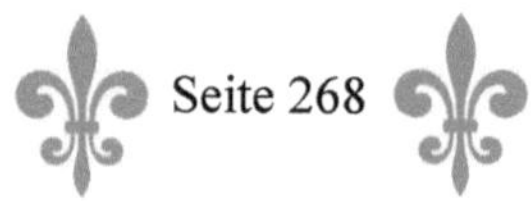

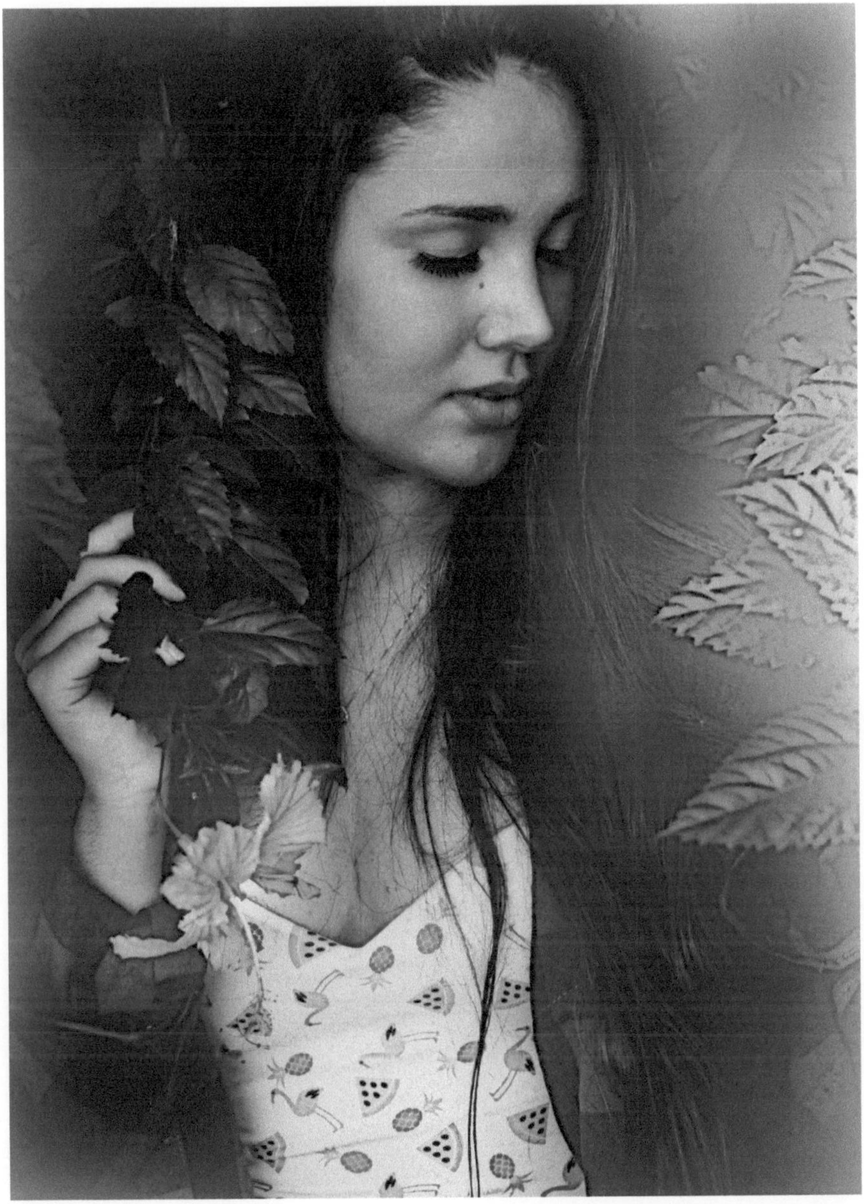

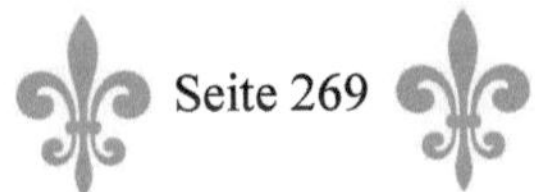

2 Tropfen Muskatellersalbei *Salvia sclarea*

3 Tropfen YlangYlang *Canaga odorata*

4 Tropfen Jasmin, indisch *Jasmin sambac*

2 Tropfen Tonkaextrakt *Dipteryx odorata*

4 Tropfen Kakaoextrakt *Theobroma cacao*

5 Tropfen Vanilleextrakt *Vanilla planifolia*

30 Tropfen destilliertes Wasser

Ca. 10 ml Alkohol 96% (Apotheke)

20 ml leere Flasche und 20 ml Flakon (mit Pipette oder Stößel statt Spray)

Geben Sie die Düfte nach und nach in die leere Flasche, dann Alkohol und destilliertes Wasser. Schütteln. Und nach einer Reifung von etwa 14 Tagen testen und in den Flakon umfüllen (evtl. filtern, siehe Allg. Parfumhinweise).

Hinweis

Es handelt sich hier um eine schöne Parfümformulierung mit acht Düften. Bedenkt man allerdings, dass jeder einzelne Naturduft aus etwa 300 Einzelstoffen besteht, dann haben Sie ein komplexes Parfüm aufgebaut aus über 2000 Komponenten.

Tonka-Christstollen mit Rosinen

** Das legendäre Rezept vom Münchner Konditormeister Herrn Trautner (172)*

1 kg Mehl, Typ 550 oder 405

100 g Hefe, frisch

¼ Liter Milch

2 Eier

120 g Zucker

15 g Salz

500 g Butter

25 g Bittermandeln, fein gerieben

100 g Haselnüsse, fein gehackt

100 g Mandeln, fein gehackt

750 g Rosinen oder Sultaninen

250 g Zitronat und Orangeat, sehr fein gehackt

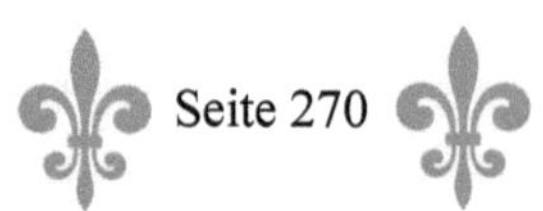

1 Bio-Zitrone, abgeriebene Schale und Saft

7 Tropfen Vanilleextrakt – oder gute Prise echtes Vanillepulver

1 EL Rum

¼ Muskatnuss, gerieben

1 Messerspitze Tonkabohnen, gerieben

Zum Bestreichen: 250 g Butter, Zum Bestäuben: Zimtzucker

- o Mehl in eine vorgewärmte Schüssel geben, in die Mitte eine Mulde drücken und darin die frische Hefe zusammen mit den zimmerwarmen Eiern und der lauwarmen Milch ansetzen.
- o Jetzt schon alle weiteren Zutaten darüber geben. Zugedeckt an einem warmen Plätzchen so lange stehen lassen, bis die aufgegangene Hefe „durchbricht".
- o Nun alles mit den Händen sehr gut durchmengen. Wichtig ist, den Teig anschließend nicht mehr gehenzulassen, sondern gleich zu einem Stollen zu formen und in den vorgeheizten Backofen zu schieben.
- o Die Backtemperatur liegt bei 150 bis 175 °C – nach etwa 15 Minuten Backzeit sollte der Teig noch hell sein. Die Gesamtzeit beiträgt im Heißluftherd je nach Größe des Stollens etwa 40 bis 60 Minuten.
- o Den fertigen Stollen sofort mit der zerlassenen Butter kräftig einpinseln. Diesen Rosinenstollen anschließend mit Zimtzucker bestäuben.
- o Am nächsten Tag den Stollen nochmals dick mit Puderzucker bestäuben, gut einpacken und bis zum Verzehr am besten 4 Wochen ruhen lassen.

Hinweis

Bei dem oberen Rezept handelt es sich um einen Rosinenstollen, wer einen Mandelstollen bevorzugt, nimmt folgende Änderungen vor - statt 750 g Rosinen und 100 g Haselnüsse: 400g gehackte Mandeln nehmen. Statt 1 EL Rum: 1 EL Arrak. Zum Bestäuben nimmt man für den Mandelstollen Vanillezucker... alles andere bleibt gleich.

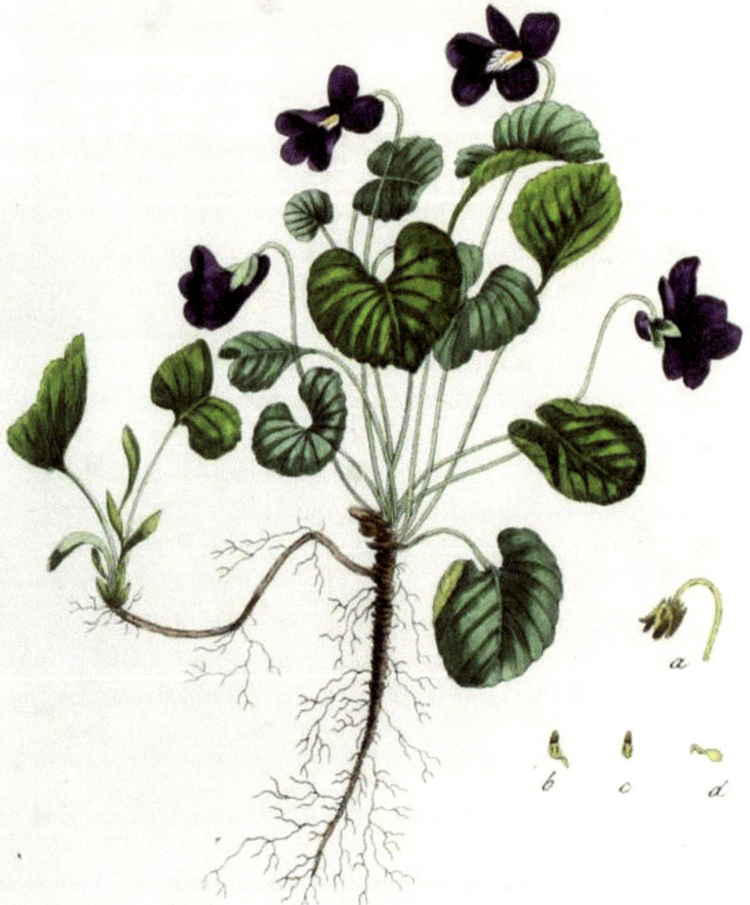

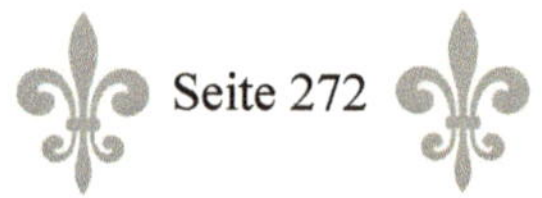

Viola odorata. 413.

VEILCHEN
Viola odorata

Familie: Veilchengewächse / *Violaceae*
Synonyme: Märzveilchen, Wohlriechendes Veilchen
Duft-Charakteristik: schwer erdig-grün; poetisch fein
Parfümzuordnung: Basisduftnote (Fond) - Herzduftnote (Coeur), florale, grüne und Fougère-Parfüms
Wirkung:
Körperlich: erstaunliche neue Erkenntnisse: „Veilchenduft hilft bei Prostatakrebs"
Psychisch: stimmungsaufhellend
Herkunft: Mittelmeerregion
Gewinnung / verwendete Pflanzenteile: Hexan-Extraktion der grünen Veilchenblätter
Besonderheit: häufige Verwechslung mit Iriswurzelduft

PARFÜMERIE / DUFT / PERSÖNLICHES

Liest man die blumigen Beschreibungen floraler, romantisch konzipierter Parfüms so wird häufig ein Veilchenduft als die besondere Ingredienz gerühmt. Kaum jemand fragt sich, ob sich von diesen kleinen violetten, lieblichen Blüten der *Viola odorata* überhaupt ein Veilchenduft gewinnen lässt - „odorata" für duftend. Um es vorweg zu nehmen, leider nein. Der für Veilchenblüten typische Duft in Parfüms und Kosmetika wird seit Anfang des 20. Jahrhundert synthetisch hergestellt: *Cis-3-Hexenol* beispielsweise in Tees, Pastillen und in Parfüms mit angeblichen Veilchenblütenduft.

Und die romantischen Veilchenparfums früherer Zeiten? Womit wurden diese kreiert? Schon für diese lieblichen Parfüms bis Ende des 19. Jahrhunderts verwandte man einen Trick: *Man nahm die kostbare Iris als typischen Veilchenduft.* Ein durch Wasserdampfdestillation gewonnener Irisduft wird von der Schwertlilienart *Iris germanica var. Florentina* gewonnen. Allerdings ist dieser Prozess sehr aufwändig; jedoch so strahlend schön und wirklich nach zarten Veilchen duftend, dass der Aufwand lohnt. Lesen Sie dazu das Duftportrait „Iris".

Hier an dieser Stelle will ich dennoch über einen Veilchenduft schreiben. Allerdings wird dieser nicht von den Blüten gewonnen, sondern es handelt sich um das kaum bekannte Veilchenblätter Absolue. Dieses Absolue wird aus den herzförmigen grünen Blättern der *Viola odorata*, bevorzugt der Varietät „Victoria" (175), hergestellt. Riecht man mittels eines Duftstreifens an diesem Veilchenduft, so hat man den Eindruck, „das hat ja so gar nichts mit einem Veilchenduft zu tun", so schwer erdig-grün empfindet man diese Duftnote.

Der Zauber seiner Verwandlung entsteht erst, wenn dieser intensive Duft hoch verdünnt eingesetzt wird. Erst dann entfaltet sich seine stimmungsaufhellende, sogar leicht verführerische, poetische Wirkung und wirkt somit auch in floralen Parfümkompositionen aufs schönste. Das grünfarbene Absolue vermittelt Fougère-Parfüms (siehe Hinweise) und Kompositionen im grünen oder auch sportiven Segment eine rätselhafte, interessante Hintergrundnote.

Sie kennen sicher das Phänomen, dass der Duft der Veilchen oft nach kurzem Schnuppern nicht mehr wahrzunehmen ist. Doch geht man wieder näher hin an die Blüten, duften sie wieder! Das rührt daher, dass der Aromastoff *Alpha-Ionon*, der für den Duft von Veilchen verantwortlich ist, vom Menschen erst ab einer Riechschwelle von 10.000.000 Molekülen/ml Luft wahrnehmbar ist (zum Vergleich: Rosenöl wird ab 200.000 Molekülen/ml Luft gerochen).

VEILCHENBRIEF

Was hier bei „meinen Veilchen" auf keinen Fall fehlen darf, ist der sogenannte „Veilchenbrief", den der Künstler Giovanni Segantini (1858 - 1899) seiner geliebten Bice schrieb. Bice war die Schwester von Carlo Bugatti, der bekannt ist wegen seiner kostbaren Möbel. Giovanni lernte Bice bei ihm kennen, und es war die große Liebe auf den ersten Blick. Da er staatenlos war, konnten sie nicht heiraten. Die Kinder Gottardo, Alberto, Mario und Bianca wurden geboren. Sie hatten alle keine Papiere, oft kein Geld, aber in ihrer unerschütterlichen Liebe füreinander fand Giovanni die Kraft jene Werke zu schaffen, die ihn zu einem der bedeutendsten Künstler des realistischen Symbolismus und Erneuerer der Alpenmalerei im ausgehenden 19. Jahrhundert werden ließ (siehe im Teil 1).

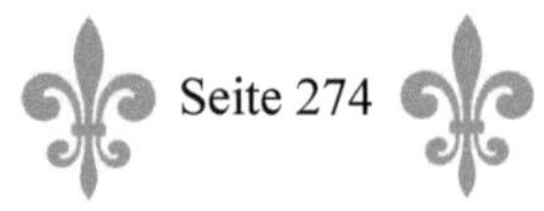

1890

Liebste Bice

Nimm o Liebste diese unansehnlichen Blumen, diese Veilchen als Symbol der grössten Liebe. Ich habe sie gepflückt einzig in Gedanken an Dich. Wenn jemals ein Frühling kommen wird, an dem ich Dir nicht solch ein Geschenk überreiche, so wirst Du mich nicht mehr unter den Lebenden finden.

Dann wirst Du jedes Frühjahr diese meine geliebten Blümchen pflücken und dorthin geben, wo ich im Grabesfrieden das vertraute Rauschen Deines Kleides erwarten werde, und du wirst mit diesen Blumen das Grab bedecken. Die Sperlinge werden dazu ein Lied von der Liebe, die niemals stirbt, zwitschern und ich werde schlummernd dem Gesange folgen, solange noch die Spur von einem Atom von mir auf dieser Erde sein wird, und Du wirst darin an den denken, der Dir jedes Frühjahr die ersten Veilchen brachte.

Segantini (176)

BOTANIK

Kaum eine andere Pflanzenfamilie ist so zäh, so zielstrebig und erfolgreich in ihrem Kampf ums Dasein wie die zarten *Violaceae*. An kleinen Ranken, die sie nach der ersten Blühphase im März ausbilden, entwickeln sich bei den Veilchen Zugwürzelchen, die diese immer wieder in den Boden zurückziehen, so dass sich daraus rund um die Mutterpflanze junge Pflanzen entwickeln und wie ein breites Polster entfalten können. Veilchen sind im Kaukasus beheimatet, gedeihen heute im Mittelmeerraum und westlichen Europa. Der Duft entwickelt sich beim Duftveilchen besonders gut auf mageren Böden. Duftveilchen werden auch Märzveilchen oder Wohlriechendes Veilchen genannt.

In Gärten wird die uns anrührende kleine violette Blütenpflanze seit der Antike kultiviert, weil sie sowohl im religiösen Ritus als auch in der Heilkunde schon sehr früh Verwendung fand. Spätestens seit dem frühen Mittelalter wurde sie auch in Mitteleuropa als Zier- und Heilpflanze angebaut. *„Das Veilchen sandte ungesehen ...süßen Duft durch die Luft"* dichtete Nikolaus Lenau, denn selbst im Verborgenen meldet sich das Duftveilchen (allerdings nur bei größeren Beständen) mit seinem

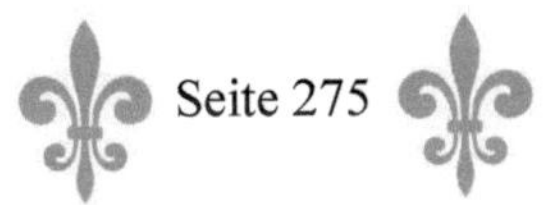

unvergleichlich schönen Aroma. Veilchen zählen zu den „beschränkt begehbaren"
Pflanzen. Im Schatten von Gehölzen breiten sie sich mit Vorliebe aus.

PROBLEME DES TRADITIONELLEN VEILCHEN-ANBAUS

Es hatte in den letzten Jahren für die Veilchen-Anbauer große Auswirkungen,
dass in unserer Gesellschaft kaum noch ein Wissen über die echten Parfüm
Ingredienzien und den damit hergestellten Parfüms, Kosmetika existiert. *So finden
schleichende Prozesse des Niedergangs im Anbau traditioneller Duftpflanzen statt,*
die zwar in der Fachpresse zu lesen sind, aber nicht von den größeren Medien
in die Gesellschaft getragen werden. So wurden ursprüngliche Rezepturen der
Parfümindustrie, die bis Ende des 20igsten Jahrhunderts noch zum Teil die von
diesen Pflanzen gewonnenen Naturdüfte beinhaltet hatten, sukzessiv durch
chemische Riechstoffe ausgetauscht. Das hat zum einen mit Änderungen durch –
leider fragwürdige - EU-Vorgaben zu tun, jedoch ist dies auch durch einen ständigen
Kostenminimierungs-Druck verursacht. So hat die Parfümindustrie die Existenz
von beispielsweise französischen Veilchen-Anbauern nahezu ruiniert, indem sie
die Abnahmekontrakte mit den Bauern und Destillateuren auflösten, deren Ernten
nicht mehr abnahmen. Heute hat sich der noch existierende Veilchen-Anbau in
preiswerter produzierende Länder wie Marokko verlagert oder man nimmt lieber
gleich die spottbillig herzustellenden synthetischen Komponenten. Eine ungute
Entwicklung, der es gilt mittels Aufklärung, Änderung unseres Kaufverhaltens
entgegen zu wirken.

GESCHICHTE

Das Duftveilchen war im griechischen und römischen Altertum eine mehreren
Gottheiten geweihte Kultpflanze. Am Tag des Saturns bekränzten sich die Feiern-
den mit Veilchenblüten. Aufgrund des Duftes und der dunklen Blüten galt das Veilchen den Griechen auch als Blume einer zärtlichen Liebe.
Interessant ist die Verbindung des Veilchens zu zwei Männern der Geschichte, was
man heute angesichts der so zarten Blüten gar nicht vermuten würde. Zum einen
sagte man von Alexander dem Großen, er würde nach Veilchen duften. Auch der
Korse Napoléon Bonaparte, der Alexander den Großen verehrte, hatte eine un-

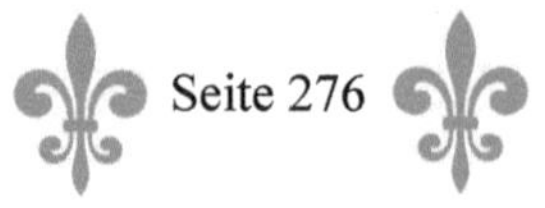

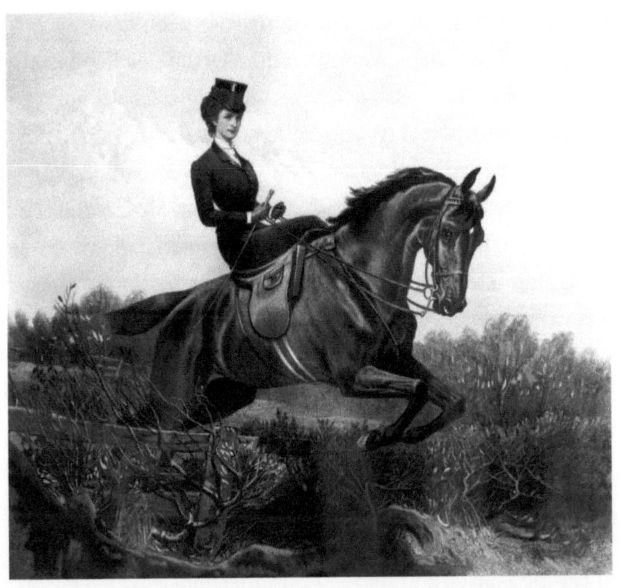

gewöhnliche Verbundenheit zu den zarten Veilchenblüten. Napoleons Anhänger erkoren das Veilchen zu ihrem Emblem, als der Kaiser nach Elba verbannt wurde. Dieser schwor, dass er mit den Veilchen nach Paris zurückkehren werde. Mit Veilchensträußen und dem Tragen veilchenfarbener Kleidungsstücke demonstrierten die Anhänger Napoleons ihre politische Gesinnung. Angeblich war das Veilchen die Lieblingspflanze Napoleons, nachdem ihm seine große Liebe Josephine de Beauharnais am Abend ihres Kennenlernens einen Veilchenstrauß zugeworfen hatte. Nach seinem Tod fand man auf seiner Brust in einer goldenen Kapsel zwei getrocknete Veilchen.

KAISERIN ELISABETH VON ÖSTERREICH-UNGARN

In alten Hof-Apothekenbüchern und Manualen sind sie aufgezeichnet, die geheimen Schönheitsrezepturen der Kaiserin Elisabeth (1837 – 1898, Bild oben) und Seiner Majestät Kaiser Franz Josephs, der Kronprinzessin, des Kronprinzen und aller übrigen Mitglieder des Erzhauses. Aufschreibungen bestätigen, dass

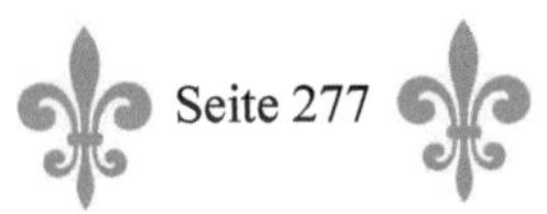

eine kosmetische Pflege nicht nur den Damen vorbehalten war. Vielmehr fällt in den Eintragungen auf, welchen Wert auch die Herren der Schöpfung auf Kölnisch Wasser, auf Pomaden und Haarwuchscremes legten. Erwähnung findet auch ein Talkumpuder mit dem zarten Duft von Veilchen. Kaiserin Elisabeths Bevorzugung des Veilchenaromas bei edlen Speisen ist noch heute bekannt, vor allem in Wien. Denn eine Lieblingsbeschäftigung von ihr war es, dem Hofzeremoniell zu entfliehen und unerkannt einen Einkaufsbummel zu unternehmen. Mit Vorliebe kehrte sie bei diesen Streifzügen in einer Zuckerbäckerei ein. Allen Diäten zum trotz konnte sie Süßigkeiten zeitweise nicht widerstehen und aß oft erstaunliche Mengen davon. Ganz besonders liebte sie kandierte Veilchen aus der k.u.k. Hofzuckerbäckerei Gerstner und „ihr" Veilchen-Sorbet pflegte die Kaiserin Elisabeth vom k.u.k. Hofzuckerbäcker Ch. Demel´ Söhne mit Vorliebe zu sich zu nehmen. Elisabeths Hofstaat in Schloss Gödöllö in Ungarn war weniger aufwändig als in Wien. Allerdings waren zur Jagdsaison viele Gäste geladen und es wurde der zusätzliche Koch Michael Enyedy zur Verköstigung engagiert. Seine Spezialität war die Zubereitung von Eis, und für die Kaiserin kreierte er das allerfeinste Veilchensorbet.

Die französische Schriftstellerin Colette gab 1940 ihren Leserinnen in einem Beitrag für die Frauenzeitschrift Marie-Claire praktische Tipps, wie Veilchen korrekt zu behandeln seien: „Sparsame Hausfrauen, die ihr Blüten und Blätter von Heilpflanzen in eurer Freizeit sammelt, wißt ihr, warum euer Veilchentee so fade schmeckt? Weil ihr die Veilchen in der Sonne gepflückt habt. Pflückt sie ausschließlich im Schatten, in den ersten Tagen ihrer Blüte, ohne Stiel und laßt sie im Schatten auf weißem Papier trocknen, nicht aber auf einem Tuch. Bei uns sagt man, daß der Stoff ‚den Duft aufsaugt'. Meidet den Marmortisch, da Kälte die warmen Blütenblätter ‚erschreckt', sie verdorren läßt und ihnen einen Teil ihrer Seele raubt."

Toulouse, die französische Stadt im Süden des Landes, pflegt eine ausgesprochen langjährige Verbindung zum Veilchen. *La Violette de Toulouse* ist für ihr Odeur berühmt. Es handelt sich um ein *Parma-Veilchen*, mit einem etwas längerem Stängel, mit zartlila gefüllten, im Herzen weiße Blüten, die betörend zu duften

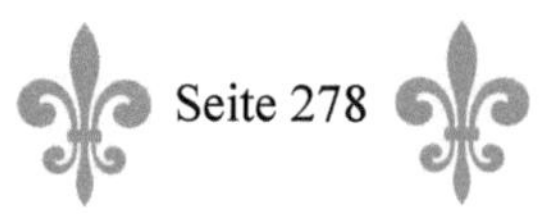

pflegen. Bei dem Parma-Veilchen, auch weißes Veilchen - *Viola alba* – genannt, handelt es sich um die gefüllt blühende Kulturform der im Mittelmeergebiet heimischen Unterart *Viola alba subsp. dehnhardtii.*

HEILWIRKUNGEN

Man glaubt kaum, zu welchen Heilwirkungen ein Veilchen fähig ist, wenn man dies liest: „Veilchenduft gegen Prostatakrebs". Es handelt sich hier um eine Pressemeldung Bochumer Forscher (177), die besagt, dass Prostatakarzinomzellen riechen können und etwas gegen Jonon haben, dem typischen Veilchenduft. Ein Protein mit bislang unbekannter Funktion, das in Prostatakrebszellen massenhaft hergestellt wird, haben Bochumer Biologen um Prof. Dr. Dr. Dr. Hanns Hatt jetzt als *Riechrezeptor* für Veilchenduft „enttarnt". Zwar kommt in der Prostata der Blumenduft nicht vor, dafür aber ein sehr ähnlich aufgebautes Molekül als Stoffwechselprodukt des männlichen Sexualhormons Testosteron. Weitere Untersuchungen ergaben, dass dieses Steroidhormon ebenfalls den Riechrezeptor aktivieren kann und der Zelle auf einem neu entdeckten Signalweg das Kommando gibt, die Zellteilung zu stoppen. *„Das heißt praktisch, dass man mit Veilchenduft das Prostatakrebswachstum anhalten kann"*, spitzt Prof. Hatt die Ergebnisse zu. Weitere Tests sollen zeigen, ob die Erkenntnisse therapeutisch anwendbar sind. Die Studie ist online im „Journal of Biological Chemistry" veröffentlicht.

REZEPTE

Zur Intensivierung unserer Duftwahrnehmung: Lassen Sie das eben Gelesene, intellektuell Erfasste in eine sinnliche Erfahrung münden.

„Sisis Veilchenliebe" - *Körperbalsam*

2 Tropfen Veilchenblätter Absolue *Viola odorata*
8 Tropfen Iris 1% *Iris germanica var. Florentina*
2 Tropfen Jasmin 4% *Jasminum grandiflorum*
50 ml Mandelöl
Geben Sie die angegebenen Tropfen in feinstes Mandelöl und fertig ist das einer

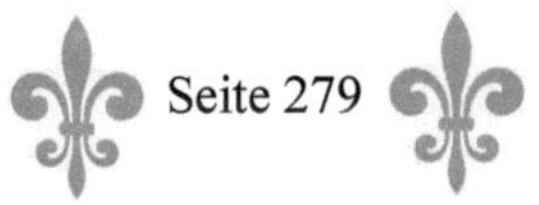

Kaiserin würdige „Sisi-Veilchenliebe"-Körperbalsam. Balsamieren Sie sich nach einem schönen Bad mit diesem edel duftenden Körperöl.

Hinweis

In diesem Rezept sind die beiden seltenen, edlen Veilchendüfte einmal vereint, die sonst so oft für Verwirrung sorgen: Das grüne Absolue echter Veilchenblätter (*Viola odorata*) zusammen mit dem Veilchenblüten ähnlichen Duft der Iriswurzel (*Iris germanica var. Florentina*).

„Sisis Lieblings Tonikum" zur körperlichen Erfrischung
30 g Duft-Veilchenblüten, *Viola odorata* frisch gepflückt
¼ Liter Apfelessig
100 ml destilliertes Wasser
10 g „Veilchenwurzelpulver" – es handelt sich hier jedoch um Iriswurzelpulver (*Rhizoma Iridis pulv.*)
Die Veilchenblüten in eine bauchige Flasche schichten, mit Apfelessig übergießen. Fest verschließen und zwei Tag ziehen lassen. Danach durch ein Haarsieb filtern und die Blüten mit einem Holzlöffel auspressen. Etwas von dem destillierten Wasser wegnehmen und darin das „Veilchenwurzelpulver der Iris" glatt anrühren. Zu dem destillierten Wasser gießen und alles miteinander kräftig schütteln.

Hinweis:

Es handelt sich hier um eine Lieblingsrezeptur der Kaiserin Elisabeth von Österreich, festgehalten in historischen Wiener Hof-Apothekenbüchern und Manualen. (179) Die Kaiserin, bekannt für ihre ausgiebigen sportlichen Übungen, wird sich danach mit diesem nach ihren geliebten Veilchen duftenden Tonikum erfrischt haben.

Kaiserin Elisabeths Veilchensorbet

4 dl (entspricht 400 ml) Veilchensirup (Rezept unten)

5,5 dl (entspricht 550 ml) Roséwein

16 EL Orangensaft, frisch gepresst

1 Eiweiß

1 Schuss Champagner

Veilchensirup mit dem Roséwein und dem Saft der Orangen verrühren und in die Eismaschine geben. Wenn die Masse cremig geworden ist, ein leicht geschlagenes Eiweiß unterheben und fertig gefrieren lassen. Zum Servieren mit einem Schuss Champagner übergießen.

Veilchensirup

1 Handvoll Duftveilchenblüten

500 g feiner Kristallzucker

1 Saft einer Zitrone

- o   Von den Veilchen die blauen Blütenblätter abzupfen und in ein Porzellan- oder Steingutgefäß geben. Ein halber Liter kochendes Wasser darüber gießen, das Gefäß fest zudecken und über Nacht stehen lassen. Am nächsten Tag den Saft durch ein feines Tuch pressen.
- o   Den Zucker zufügen und langsam bei mäßiger Hitze heiß werden lassen, aber nicht kochen. Dabei die sich bildende Haut abschäumen. Den Zitronensaft zugießen, heiß in kleine vorgewärmte, sterilisierte Flaschen füllen und fest verschließen.

Hinweis:

Wer sich für eine edle Blütenküche interesssiert, dem empfehle ich das wundervolle Buch von Martina Kabitzsch „Blütenmenüs - Der Garten bittet zu Tisch", Jan Thorbecke Verlag, 2009

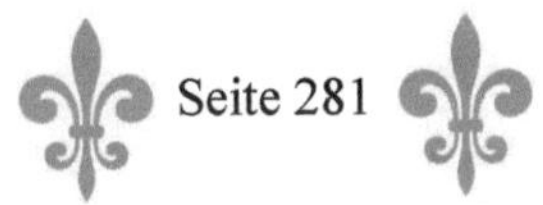

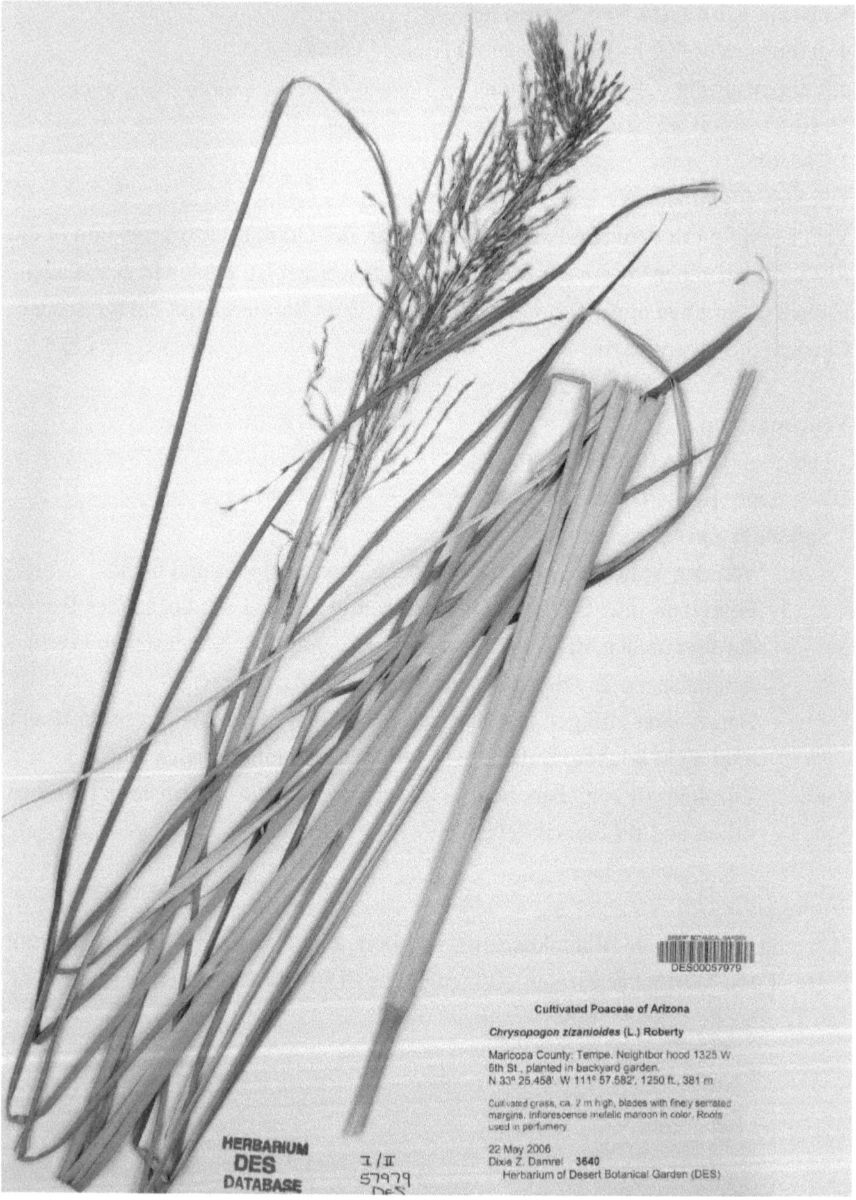

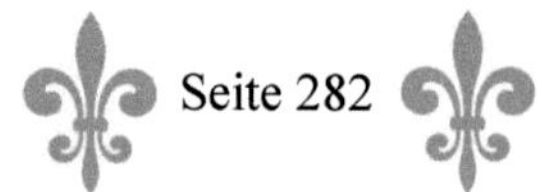

DES00057979
Cultivated Poaceae of Arizona
Chrysopogon zizanioides (L.) Roberty
Maricopa County: Tempe. Neightbor hood 1325 W. 6th St., planted in backyard garden.
N 33° 25.458'. W 111° 57.582', 1250 ft., 381 m
Cultivated grass, ca. 2 m high, blades with finely serrated margins. Inflorescence melelic maroon in color. Roots used in perfumery
22 May 2006
Dixie Z. Damrel 3640
Herbarium of Desert Botanical Garden (DES)
HERBARIUM
DES
DATABASE
I/II
57979

VETIVER
Vetiveria zizanoides

Familie: Süßgräser / Poaceae
Duft-Charakteristik: warm-würzig, erdig, erotisch-maskulin
Parfümzuordnung: Basisduftnote (Fond), holzig, grüne, sportive, asiatische Parfüms
Wirkung:
Körperlich: entzündungshemmend, juckreizstillend, stabilisiert das Immunsystem
Psychisch: beruhigend, erdend, stabilisierend nach Traumata und bei Ängsten
Herkunft: Indonesien, Indien, Réunion. Sri Lanka, Komoren, Philippinen, Westafrika und Südamerika
Gewinnung / verwendete Pflanzenteile: Wasserdampfdestillation der zerkleinerten, bevorzugt getrockneten Wurzeln
Besonderheit: Vetiver im Fond ist ein hervorragendes Fixativ mit großer Bandbreite

PARFÜMERIE / DUFT / PERSÖNLICHES

Vetiver wird in Asien bereits seit der Antike angepflanzt. In Indien wird Vetiver *cus-cus* oder *khas-khas* - „die aromatische Wurzel" - genannt. Der tief erdig-dunkle Duft, der von den Wurzeln gewonnen wird, gilt als ein hervorragendes Fixativ in Parfüms. Vetiver vermag uns zu stabilisieren, uns in unserer eigenen Mitte zu stärken. Der Duft wirkt interessanterweise erdend auf uns Menschen, wie auch für den Boden, die Erde selbst, auf der Vetiver wächst.

Ich liebe diese tiefe, dichte Fondnote und setze dieses starke Fixativ in asiatisch, sportiv-grüne Parfümformulierungen ein. Auch floralen Parfüms gibt Vetiver eine Tiefe, die man dort - gut justiert – als genau richtig empfindet. Mich erstaunt die enorme Bandbreite, in denen man Vetiver einzusetzen vermag. Besonders Männer lieben diesen erdig tiefen Duftton; es geht eindeutig hierbei in die Richtung „noir".
Die in den Parfüms, Kosmetika so gewünschte fixierende Eigenschaft des Duftes wird durch seinen Gehalt an Sesquiterpenalkoholen und Ketonen verursacht.

Vetiver wirkt gegen eine zu starke „Kopflastigkeit" sowie Verspannungen an, also ideal im Einsatz für uns heute. Während der Arbeit sind wir immer häufiger in Menschen-unfreundliche, sprich automatisierte, Abläufe, eingebunden. In der Freizeit geht es dann vielfach weiter im ständigen Umgang mit Smartphones und dem Sich-Verlieren in medialen Welten. Das alles ist ziemlich körperfeindlich. Wir vergessen unseren Körper regelrecht, wenn wir uns dort ständig „hineinziehen" lassen. Erst wenn wir abschalten, spüren wir, wie verspannt wir sind; was alles schmerzt. Hier kann uns eine Essenz wie Vetiver ausgesprochen guttun (siehe zwei hilfreiche Rezepte unten).

Die Wurzeln des Vetivergrases werden entweder mit der Hand oder maschinell geerntet. Frisch geerntete Wurzeln haben einen höheren Gehalt an ätherischem Öl als die getrockneten und gelagerten Wurzeln. Die Freigabe des ätherischen Öls während der Destillation geschieht bei gelagertem Rohmaterial langsamer, auch ist der Ertrag hierbei geringer als bei frischen Wurzeln. *Durch die verlängerte Destillationszeit der gelagerten Wurzeln erhält man jedoch ein ätherisches Öl, das viskoser ist und ein besseres Aroma aufweist als das Öl von frischen Wurzeln.* Durch eine Reifezeit von ungefähr sechs Monaten verändert und verbessert sich sein Duft entscheidend. Der zuerst grüne und erdige Geruch verwandelt sich zu einem volleren, schweren, erdig-warmen Aroma.

BOTANIK

Dieses 2 Meter hohe tropische Gras mit seinem bis zu 3 Meter tiefen ausgeprägten Wurzelwerk wird mittlerweile auch angebaut, um Bodenerosion aufzuhalten und gedeiht besonders gut in sumpfigem Grund. Es verwundert, denn die ursprünglich in Indien beheimatete Pflanze mit ihren kräftigen, widerstandsfähigen Wurzeln ist extrem anpassungsfähig, übersteht Dürreperioden wie auch Überschwemmungen.

HEILWIRKUNGEN

In der Naturheilkunde wird Vetiver eingesetzt bei Hautproblemen und nervöser Anspannung. Das ätherische Öl wird medizinisch bei Immunschwäche, beispielsweise eingearbeitet in einer Salbe, empfohlen. Diese heilkräftige

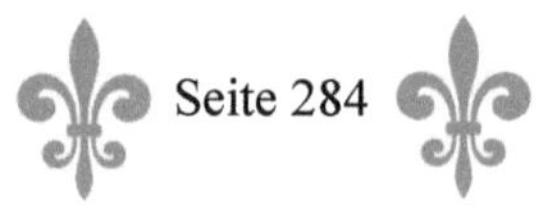

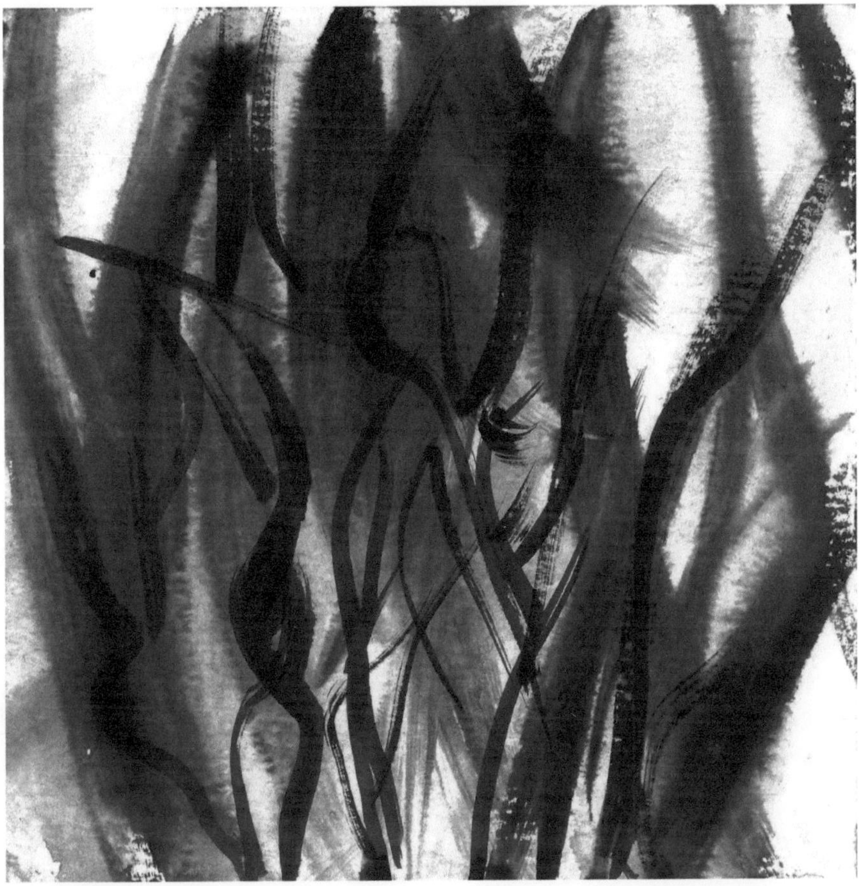

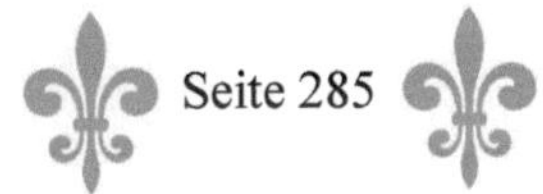

VETIVER
Beate Nagel
Aquarell, Dezember 2017

Salbe ist auch wirksam bei entzündlichen Haut- und Gelenkerkrankungen. In der ayurvedischen Medizin kommt die Wurzel bei Hitzschlag, Fieber und Kopfschmerzen zur Anwendung. Heute wissen wir, dass Vetiver ein stark hautregenerierendes Mittel ist und eine anregende Wirkung auf das Endokrinium (179) und das Kreislaufsystem hat. Das Öl wird auch bei Immunschwäche empfohlen.

Ähnlich wie die tiefen Wurzeln den Boden vor Erosion schützen, stabilisiert dieses zähflüssig-dunkle nach guter Erde duftende Öl unser Bindegewebe. Es sorgt bei Frauen im Klimakterium für „Reinigung" und Ausgleich von hormonell bedingten „seelischen Achterbahnfahrten". Eliane Zimmermann (180): „Ich nenne Vetiveröl „das Holzhammeröl", wenn jemand schlecht durchschlafen oder nicht einschlafen kann, obwohl eine große Erschöpfung vorliegt. Am besten gibt man einen dieser dunkelbraun-zähflüssigen Tropfen in 1 Esslöffel Sahne und dann diese Mischung in circa 4-5 Liter warmes Wasser für ein erdendes Fußbad (siehe meine Empfehlung „Fußeinreibung" weiter unten).
Eine zweckmäßge Verwendung der Vetiverwurzeln kennt man aus Indonesien, wo sie zu gut duftendem Flechtwerk und Matten verknüpft werden, die auch zur Fensterbespannung dienen. Hierbei vertreibt der einprägsame Vetivergeruch Insekten und hilft, Haustiere vor Ungeziefer und Parasiten zu schützen. Außerdem schätzt man in Asien die getrockneten Wurzeln zum Räuchern der Wohnräume.

REZEPTE
Zur Intensivierung unserer Duftwahrnehmung: Lassen Sie das eben Gelesene, intellektuell Erfasste in eine sinnliche Erfahrung münden.

„Vetiver Erdung" *Fußeinreibung am Abend, auch auf Reisen praktikabel*
8 Tropfen Vetiver *Vetiveria zizanoides*
15 Tropfen Orange *Citrus sinensis*
50 ml fettes Öl (zum Beispiel Bio-Rapsöl)
50 ml Flasche

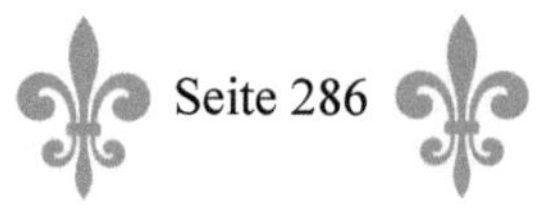

Tropfen Sie die ätherischen Öle in das fette Öl. Schütteln. Damit reiben Sie sich vor dem Schlafengehen die Fußsohlen ein. Wenn man das kurmäßig über einen längeren Zeitraum praktiziert, wird der positive Effekt noch erhöht.

Hinweis
Während meiner früheren Tätigkeit bei Aromata International GmbH habe ich über einige Jahre i.A. des Lufthansa Gesundheitsmanagements Piloten/Innen und Flugbegleiter/Innen beraten wie sie dank ätherischer Öle eine Hilfe erhalten können in ihrem ständigen „Unterwegs-Sein". Gerade weil diese Vielfliegenden wenig Bodenberührung haben, empfahl ich abends, im Hotelbett, eine Fußeinreibung - um „anzukommen".

„Asia pur" *Körperöl mit asiatischen Duftnoten*
In der Ruhe liegt die Kraft
3 Tropfen Vetiver *Vetiveria zizanoides*
4 Tropfen Jasmin, indisch *Jasmin sambac*
5 Tropfen Palmarosa *Cymbopogon martinii*
3 Tropfen Lemongrass *Cymbopogon flexuosus*
50 ml Mandelöl
Geben Sie in die Flasche mit dem Mandelöl die einzelnen Tropfen ätherischer Öle. Es handelt sich um eine Komposition mit Düften aus dem asiatischen Raum. Dieses „Asia pur" Körperöl vermag unsere innere Mitte zu stärken; ideal in Verbindung mit einer Atemmeditation. (181) Mit der Zeit findet eine Prägung statt; die das Ritual noch zu vertiefen vermag.

Hinweis
Das ätherische Vetiveröl ist etwas zäh und wird von Firmen auch gleich mit einem integrierten kleinen Spatel geliefert. Falls es mit der Zeit noch zäher wird, können Sie wenige Tropfen 96%igen Bio-Weingeist (aus der Apotheke) hinzufügen. Gut schütteln, evtl. vorsichtig im Wasserbad erwärmen, so wird es wieder leichter verwendbar.

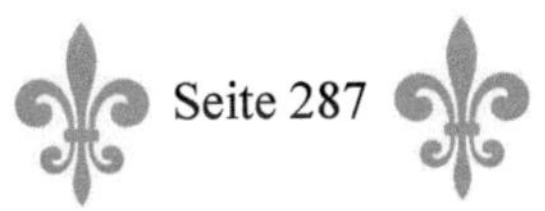

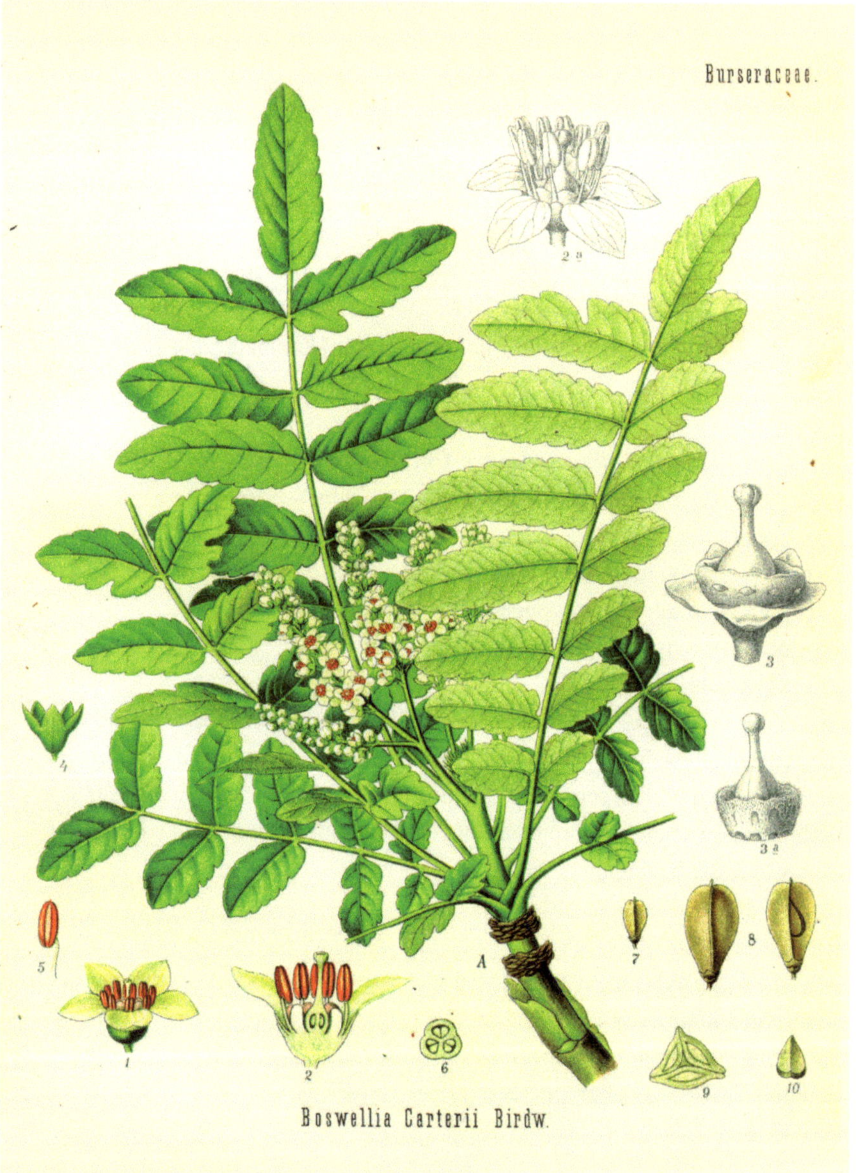

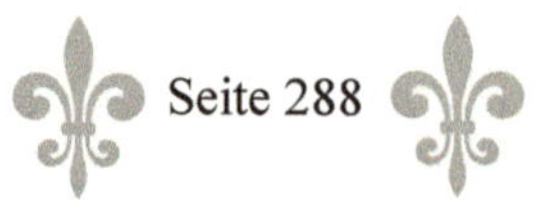

Burseraceae.
Boswellia Carterii Birdw.

WEIHRAUCH / OLIBANUM

Boswellia sacra

Familie: Balsambaumgewächse / Burseraceae
Synonyme: Olibanum, arabischer Weihrauch
Duft-Charakteristik: balsamisch, rauchig, archaisch
Parfümzuordnung: Basisnote (Fond), orientalische, asiatische, maskulin-edel holzige Parfüms, feminin-florale Parfüms
Wirkung:
Körperlich: entzündungshemmend, schmerzlindernd, schleimlösend; zusammenziehend
Psychisch: angstlindernd, unterstützt Abschalten und Meditation
Herkunft: Somalia, Oman, Äthiopien, Jemen
Gewinnung / verwendete Pflanzenteile: Wasserdampfdestillation des Harzes
Besonderheit: Seit Urzeiten verwendet in unterschiedlichsten Kulturen als sakraler Duft

PARFÜMERIE / DUFT / PERSÖNLICHES

„Weihrauch - Lockstoff der Götter", titelte eine Duftausstellung im Botanischen Garten München 2012. Weiter hieß es: „Bis heute sind immer wieder Fälle von Olibanum-Sucht dokumentiert. Der köstliche, betörende und berauschende Duft des Weihrauchs hat früher gewiss große Anziehungskraft auf Kirchenbesucher ausgeübt. Heute sind etwa 15 Kirchenmischungen im Handel erhältlich, die aus den Harzen verschiedener Räucherpflanzen zusammengesetzt sind."

„Katholische Gläubige können aufatmen", stand in der Süddeutschen Zeitung (182), „Beim Kirchenbesuch kann auch weiterhin unbesorgt Weihrauchduft eingeatmet werden. Der in den Gottesdiensten verwendete Geruchsstoff macht nach Erkenntnissen des rheinland-pfälzischen Sozialministers Ullrich Galle (SPD) nicht süchtig. Recherchen hätten keinen Fall eines von Weihrauch abhängigen Pfarrers oder Messdieners ergeben, erwiderte er auf eine Anfrage der GRÜNEN (Partei) am Freitag im Mainzer Landtag. Die GRÜNEN hatten sich auf eine Studie

Stunde eigentlich nicht denken,
trotzdem fällt mir jetzt ein, daß
mich seit Tagen geflissentlich
sieht und meine Grüße überhört.
er doch.

erde es ihm heimzahlen und ihn
nft ganz einfach überriechen.
stinkt ihm dann sicher.

on einmal abgerochen - pardon,
esehen - fühle ich mich jetzt hun-
üde, werde mich zu meinem Bett
n, den Blick in mich kehren, die
en auf's Kissen drücken und die
e - soll sie doch sehen wo sie
t.

st schuld.

Eberhard Werner

Rosen-Spezialist Wabner wurde Präsident in Windsor

Zum Präsidenten der Natural Oils Research Association in Windsor/England wurde der Chemieprofessor der Technischen Universität, Dietrich Wabner, berufen. Der Münchner ist einer der herausragenden Naturstoffchemiker, der vor allem über die etherischen Öle der Rose gearbeitet hat. Weitere Schwerpunkte der Forschungen Wabners sind die chemische Umwelttechnik, die Reinigung von Wasser und Abwasser und die chemische Sensorik.   rr

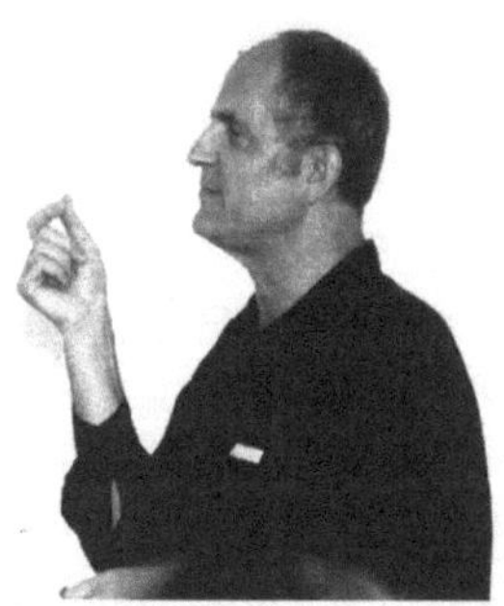
Prof. Dr. Dietrich Wabner
Ehrenmitglied von Forum Essenzia

Mainzer Gesundheitsminister gibt Weihrauch-Entwarnung

Mainz (dpa) – Katholische Gläubige können aufatmen: Beim Kirchenbesuch kann auch weiterhin unbesorgt Weihrauchduft eingeatmet werden. Der in Gottesdiensten verwendete Geruchsstoff macht nach Erkenntnissen des rheinland-pfälzischen Sozialministers Ullrich Galle (SPD) nicht süchtig. Recherchen hätten keinen Fall eines von Weihrauch abhängigen Pfarrers oder Meßdieners ergeben, erwiderte er auf eine Anfrage der Grünen am Freitag im Mainzer Landtag. „Ich sehe keine Veranlassung, vor dem Kirchgang zu warnen." Die Grünen hatten sich auf eine Studie des österreichischen Chemikers Georg Friedrich berufen, nach der Weihrauch den Haschisch-Wirkstoff Tetrahydrocannabiol enthalte. Bereits im Oktober hatte sich die bayerische Staatsregierung mit der Frage beschäftigt, ob Weihrauch „high" macht. Dabei stellte die Sozialstaatssekretärin Barbara Stamm fest, daß – wenn überhaupt Spuren von Drogen nachweisbar wären - es doch fragwürdig sei, „ob die Mengen für eine relevante Wirkung ausreichen würden". Die anregende Wirkung des Weihrauches ergebe sich aus der Verbrennung ätherischer Öle.

S.Z. 13/14. 11. 93

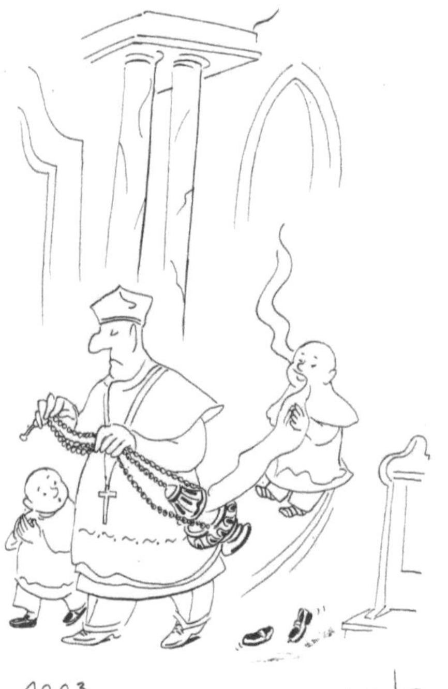

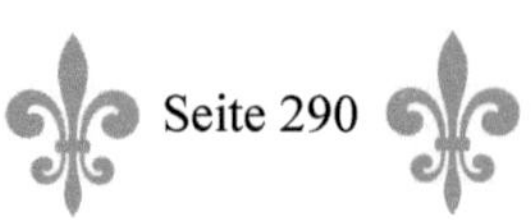

Seite 290

des österreichischen Chemikers Georg Friedrich berufen, nach der Weihrauch den Haschisch-Wirkstoff *Tetrahydrocannabiol* enthalte. Bereits im Oktober (1993) hatte sich die bayerische Staatsregierung mit der Frage beschäftigt, ob Weihrauch „high" mache." Das dennoch etwas dran sein muss mit der rauschhaften Wirkung von Weihrauch, hört man gerade von jungen Menschen. Auch Prof. Dr. Dr. Dietrich Wabner erzählte uns in einer seiner Vorlesungen diesbezüglich von eigenen Erfahrungen. (183) Als Sechstklässler auf einer Jesuitenschule hätte sein Freund, der als Ministrant diente, besonders kräftig das Weihrauchfass während der Messe in seiner Nähe geschwungen. Ihn hätte es daraufhin des öfteren schlichtweg „umgehauen".

Bild links: Für das Schreiben meiner beiden Parfumbücher habe ich auch gern in meine „Schatztruhe" gegriffen, u.a. in frühere Ausgaben von Forum Essenzia e.V. (hier Seite 21 Nr. 2/1993).

RAUMDUFT - RÄUCHERN

Wenn es um Weihrauch geht, so bewegen wir uns auch heute noch auf uralten Duftspuren. Rauch steigt atmosphärisch auf; je nach Wetterlage ein paar Meter oder gar viele Kilometer nach oben. *Anders verhält es sich mit einem „kultischen Rauch", dieser steigt sozusagen nicht nur physikalisch auf, sondern erreicht auch eine andere Ebene des Raumes.* Hierbei werden in einer kultischen Handlung Worte geformt, die der Rauch „mitnimmt". Beim Verglühen der Harztropfen des Weihrauchs werden dabei stark konzentrierte Sonnenkräfte frei. Eine gute Qualität an Weihrauchharz drückt schon rein äußerlich dieses Lichtvolle durch seine gelbliche, helle Farbe aus. Es heißt, diese freiwerdende Sonnenkraft mittels Räucherung erwärme die gesamte Atmosphäre und mache die Grenze zur geistigen Welt dünner.

Religiosität wird seit uralter Zeit und kulturübergreifend als eine seelische Tätigkeit angesehen, welche zwischen dem rein Geistigen und dem Irdischen vermittelnd wirkt. Im Irdischen lebend, führt dies dazu, sich geistiger Quellen bewusster zu sein, sie intuitiv zu erspüren. Dabei wurde beispielsweise Weihrauch

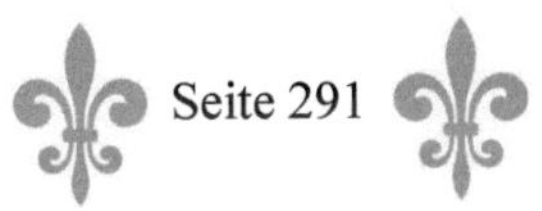

in altägyptischen Weihehandlungen bereits vor Jahrtausenden verwendet, wie auch heute noch im jüdisch-christlichen und islamischen Kulturkreis. *Es ist der lange Atem der Geschichte, der bei diesen archaischen Düften wie Weihrauch, Myrrhe, Labdanum uns heute Lebenden so zu beeindrucken vermag.*

Mit der feinen Glaspipette tropfe ich feinstes arabisches Weihrauchöl in den Messbecher, Tropfen für Tropfen, bis ich spüre: So dürfte es stimmen. Bei stark wirkenden Düften wie der des balsamischen Weihrauchs taste ich mich ganz langsam an ein stimmiges Maß für ein Parfüm vor.

Weihrauch allein verfügt über mehr als 250 Inhaltsstoffe. Sein Duft ist warm, reich, mit einem balsamischen bis rauchigen Unterton. Dabei ist zu beachten, dass es recht unterschiedliche Weihrauchdüfte am Markt gibt. Gern arbeite ich mit *Boswellia sacra*. Diese ausgesprochen hochwertige Qualität des arabischen Weihrauchs wird über die Wasserdampfdestillation des Harzes gewonnen. Erntezeitpunkt, Dauer der Destillation, Regulierung der Hitze all dies sind im Prozess wichtige Faktoren, haben mit Erfahrungswissen zu tun. Die Araber gelten als wahre Meister auf diesem Gebiet.

Unser Wort Weihrauch stammt im ersten Wortteil vom althochdeutschen *wîhrouch - wîhen*, weihen ab; zum Wortteil „rauch", siehe Ausführung im ersten Buchteil. Die Bezeichnung *Olibanum* für das Harz des Weihrauchbaumes stammt vom hebräischen *libonoth, libōnāh, (labān* = weiß sein) bzw. vom arabischen *lubān* (Milchsaft). Im Griechischen wird Olibanum daher auch als *libanos*, im Lateinischen als *libanus* oder *tus* genannt. Auch der Name Libanons, dessen Wälder diese balsamischen Harze liefern, ist hiervon abgeleitet. (184)

FEMININE UND MASKULINE PARFÜMS

Gern füge ich – wenn ich Weihrauch in eine Parfümformulierung gebe - auch Myrrhe hinzu. So wie gerade bei meiner Entwicklung FRANCIS_*kuss* Eau de Parfüm organic (Teil meines Kunstprojektes FRANCISCUS). (185) Zum Parfüm notiere ich: „Weihrauch (*Boswellia sacra*) und Myrrhe (*Commiphora myrrha*) im FOND wirken wie ein balsamisch, archaisches Paar, das uns mit Himmel und Erde verbindet."

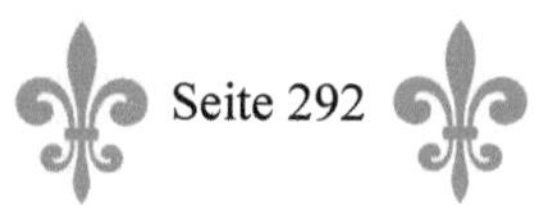

Weihrauch- und Myrrhenduft sind letztlich ein Ausdruck der Dualität, in die wir als Menschen gestellt sind; zwischen Himmel und Erde, männlich-weiblich, Yin und Yang. In der Vereinigung beider Prinzipien findet ein Nichtgetrenntsein statt.

So bilden Weihrauch- und Myrrhe-Essenzen für mich die Grundlage meiner Parfüms klassisch orientalischer Prägung oder im sinnlich edel-holzigen Typus, sowie floraler Parfüms. Interessant ist, dass ich für maskuline wie auch feminine Parfüms oft ähnliche Grundlagen im Fond schaffe. Allerdings setze ich die Schwerpunkte jeweils anders. Beide Essenzen sind kräftige Fixative und sorgen damit für eine gute Haftung des Parfüms auf der Haut. Florale Parfüms sind eher feminin, aber dann verschwindet auch schon eine deutliche Unterscheidung zwischen maskuliner oder femininer Klassifizierung. Man sollte ein Parfüm unbedingt auf der Haut testen, weil hier der eigene individuelle Hautduft mitspielt; was man allein auf einem Papiertester nicht wahrzunehmen vermag. In der Parfümerie nimmt man auch ein Olibanum-Resinoid, das durch Extraktion mit Lösungsmittel gewonnen wird.

WEIHRAUCH INDISCH Boswellia serrata

In Indien wird *Boswellia serrata*, das indische oder asiatische Weihrauchöl gewonnen. Im Duft ist es nicht direkt vergleichbar mit dem arabischen Weihrauch, der tiefer, rauchiger wirkt. Auch verfügt der indische Weihrauch über eine andere Zusammensetzung der Inhaltsstoffe als das arabische Olibanum. In Indien ist das Harz als „Salai Guggul" (186) bekannt, wird in Wildsammlung geerntet. Seine Anwendung im Ayurveda ist seit langem belegt. *Boswellia serrata* wächst wild in Nord- und Zentralindien. Weil indisches Weihrauchöl geruchlich abweicht vom klassischen arabischen Weihrauch, wird es als eigenständige Weihrauchqualität verwendet.

BOTANIK

Der Weihrauchbaum ist ein Überlebenswunder der Natur, denn er widersteht extrem hohen Temperaturen und ebensolche Trockenheit in einer lebensfeindlichen Wüste. Der arabische Weihrauchbaum ist ein zwei bis drei Meter hoher Strauch mit kleinen, aus neun bis fünfzehn Blättchen zusammengesetzten, dunkelgrünen Blättern. Ungewöhnlich weich sind die Blätter, leicht gezähnt und von beiden Seiten behaart.

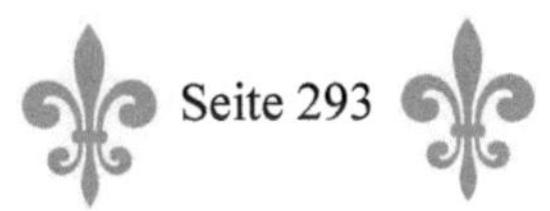

In den Gegenden, wo Weihrauchbäume wachsen, regnet es kaum, aber es gibt Tau. Mit der Behaarung entziehen die Blätter der Luft die Taunässe. Die Blüten sehen aus wie kleine Sterne, erinnern somit an die großartigen sternenreichen nächtlichen Himmel in der Wüste. Heute wachsen diese Bäume in Südarabien und Somalia in Höhen von 1000 bis 1800 Metern. Versuche der alten Ägypter, Weihrauchbäume am tiefer gelegenen Nil anzusiedeln, gingen schief. Die Bäume sind noch immer nicht leicht anzubauen; die Höhe, die richtigen Boden- und Klimaverhältnisse sind hierbei entscheidend. *Neuere Forschungen zeigen, dass vergleichbare Lagen in Australien interessanteweise für den Anbau von Weihrauchbäumen geeignet wären.*

Aus der braunen Rinde der Äste tritt während der Hitzeperiode, im August und September, in kleinen Tropfen weißes Harz aus. Zur selben Zeit stehen die außen gold- und innen purpurfarbenen, in Trauben zusammengesetzten Blüten mit ihren sechs Blütenblättern offen. Wenn man die Rinde einritzt, erhält man drei Ernten pro Jahr. Die Harzausbeute pro Baum hängt von Alter, Größe und Zustand des Baumes ab und liegt zwischen 3 und 10 kg. Nach mehreren jährlichen Ernten erfolgt für den Baum eine mehrjährige Ruhepause.

Das ätherische Öl wird aus diesen Harztropfen mittels Wasserdampfdestillation gewonnen. Als Stammpflanzen des Weihrauch- oder Olibanumharzes werden heute im wesentlichen zwei Spezies angesehen: *Boswellia sacra*. Die Benennung der arabischen Stammpflanze als *Boswellia sacra* erfolgte 1867 durch den „Vater" der wissenschaftlichen Pharmakognosie, Friedrich August Flückiger (1828 - 1894).
In Somalia ist eine weitere Spezie *Boswellia carteri* beheimatet, die dort als *moxor* – für dunkel - bekannt ist. Im Jahr 1869 benannte George Birdwood *Boswellia carteri*. Der Gattungsname *Boswellia* erinnert an Johann Boswell aus Edinbourgh, der im Jahre 1735 eine Schrift über Ambra verfasste; der Artname *Carteri* wurde nach dem englischen Schiffarzt H.J. Carter gewählt, der 1844-1846 im Gebiet von Dhofar bzw. im Mahra-Land die Pflanze kennenlernte und die erste Schilderung sowie Abbildung eines Weihrauchbaumes im europäischen Raum lieferte.

GESCHICHTE

Die ältesten uns zur Verfügung stehenden Dokumente über einen grenzüberschreitenden Gewürz- und Balsamhandel liegen uns aus Babylon vor, wo die Karawanenstraßen aus Indien, Arabien und Syrien zusammentrafen, so wie aus Ägypten. Im altbabylonischen Sippur (Sippar), der Zeit um 2250 v. Chr., haben Händler in der ihrer Zunft zugewiesenen Gasse gewohnt und Handel betrieben.

Berühmt waren im Altertum die Balsamgärten von Jericho (heute Westjordanien) und Matarea (Ägypten). Es wurde streng darauf geachtet, dass der durch Einschnitte gewonnene Balsam verlustlos an den Sultan, den Besitzer des Gartens, abgeliefert wurde. Dieser legte fest, welcher Teil für Geschenke vorzusehen war und welcher Anteil an Hospitäler ging. Je nach wirtschaftlicher Lage ist dann noch ein weiterer Teil gewinnbringend verkauft worden.

Gaius Plinus Secundus gibt an, dass der erste Einschnitt zur Harzgewinnung um die Zeit des Aufgangs des Hundgestirns stattfinde. Dieser Sommerschnitt werde im Herbst eingesammelt, dann würden die Bäume nochmals im Winter für die Frühjahrslese eingeschnitten. Dabei sei das im Herbst eingesammelte Harz am reinsten und nahezu weiß, während das im Frühjahr gesammelte von rotbrauner Farbe ist. Theophast von Eresos, der Begründer einer „Pflanzengeographie", schreibt in seiner „Historia plantarum", dass Olibanum (Weihrauch) und Myrrhe auf der Halbinsel der Araber gedeihen, sowohl wild im Gebirge als auch kultiviert am Fuße des Gebirges. Die Weihrauchernte werde in den Tempeln des Sonnengottes gesammelt und verkauft. Das bei den Ägypterinnen so beliebte *khol*, womit sie sich ihre Augenlider bemalten, wurde aus dem verbrannten Pulver des Weihrauchharzes hergestellt.

WEIHRAUCHSTRASSE – FRANKINCENSE TRAIL

Weihrauch wurde in früheren Zeiten mit Gold aufgewogen. Ein Korn Gold gegen ein Weihrauchharzkügelchen. Die Gewinnung von Weihrauch ist äußerst schwierig, arbeitsintensiv. Auch wurde das kostbare Gut mühsam in recht räuberischer Umgebung durch Wüsten, über die berühmte Weihrauchstraße, an die jeweiligen Küsten gebracht. Weihrauchkarawanen wurden damals oft überfallen. Der sagenhafte Reichtum der Myrrhe- und Weihrauchländer hielt sich bis weit

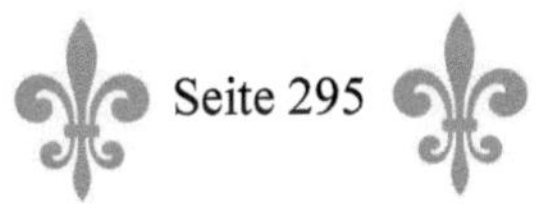

ins Mittelalter. Bis heute gilt die Weihrauchstraße als Attraktion, auf der das in Südarabien gewonnene Olibanumharz – neben anderen Aromen, Gewürzen, Edelhölzern, Seide und Edelsteinen – seinen Weg nach Norden fand. Schon 2500 Jahre v. Chr. sollen Gewürze, Düfte auf diesem Weg transportiert worden sein. Siebzig bis neunzig Tage benötigten die nicht selten kilometerlangen Karawanen zur Bewältigung dieser Strecke.

Baron Adolph von Wrede (1807 - 1863), der 1843 als vermutlich erster Euroäper nach Hadramaut gelangte, berichtet, dass man die Räume bis zu sechsmal pro Tag mit Weihrauch durchräucherte. Wohl unbewusst schützte man sich damit auch gegen Malaria, denn wie man beobachtete, vertreibt Weihrauch die fieberübertragenden Moskitos aus den Zimmern.

Weihrauch ist eine der kostbaren Gaben der drei Weisen aus dem Morgenland zur Geburt Jesu (siehe auch Duftportrait Myrrhe). Seit der Zeit des römischen Kaisers Konstantin des Großen (um 280 - 377) wurde die Räucherung mit Weihrauch in den gottesdienstlichen Gebrauch christlicher Kirchen übernommen; sie wurden zum festen Bestandteil der Kulthandlung.

HEILWIRKUNGEN

„Weihrauch beruhigt die Nerven, wirkt entspannend und gleichzeitig tonisierend. Als auswurfförderndes Mittel hilft es bei Bronchitis und Asthma, insbesondere wenn es von nervöser Anspannung begleitet ist. Auf die Haut wirkt es beruhigend und ist ein stärkendes Mittel bei Altershaut. (187)

DIE ZEIT titelte in einer Glosse „Depression: Heilige Droge - Keine Angst vor Feinstaub: Weihrauch lindert Depressionen, wie israelische Forscher jetzt herausfanden" (188): „Man mag gegen die katholische Kirche sagen, was man will, aber unstreitig ist sie eines der letzten Bollwerke gegen den Zeitgeist. Sie stemmt sich gegen die Auswüchse der Biomedizin ebenso wie gegen Hirndoping, Drogenmissbrauch und andere Exzesse. Während draußen das moderne Individuum seinen verzweifelten Kampf gegen den säkularen Relativismus und immer neue Umweltgefahren führt, werden in den Kirchen seelenruhig die Weihrauchschalen geschwenkt. *»Dominus vobiscum !«* Doch die moderne Wissenschaft macht nicht

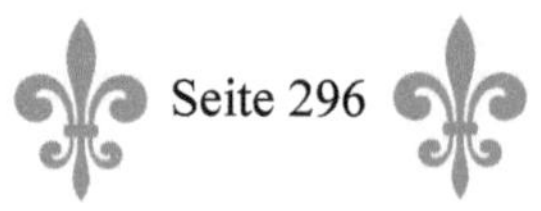

einmal an der Kirchenpforte halt. Forscher aus Israel haben jetzt die Wirkung des Weihrauchs entschlüsselt und gezeigt, dass der heilige Stoff gezielt das Gehirn beeinflusst, bestimmte Ionenkanäle aktiviert und Angst und Depressionen lindert. Zumindest wenn Mäuse eine ordentliche Dosis Weihrauch intus haben, agieren sie deutlich furchtloser als nüchterne Nager. Die sprichwörtliche Kirchenmaus, so muss man aus der Studie im *Faseb Journal* folgern, mag zwar arm sein, depressiv aber ist sie nicht. Und Karl Marx' Wort von der Religion als »Opium des Volkes« erscheint im Lichte der Psychopharmakologie ungewohnt aktuell…"

Hippokrates und andere griechisch-römische Ärzte setzten Weihrauch zur Wundreinigung, gegen Krankheiten der Atemwege und bei Verdauungsproblemen ein. Über die Wirkungsmechanismen war nichts bekannt, aber die praktischen Erfolge waren wohl zahlreich genug, dass das teure Mittel auch noch im Mittelalter als Medizin eingesetzt wurde, so auch von Hildegard von Bingen.

„Gegen starkes Herzklopfen und Überfunktion der Schilddrüse (Morbus Basedow) wird Olibanum gemeinsam mit Myrrhe und anderen Balsamen in der *Tinctura balsamica* (nach Ehmig) empfohlen. Noch um die Jahrhundertwende waren Weihrauch- und Myrrhe haltige „Lebenselexiere" als allgemeine Heil- und Kräftigungsmittel im Handel. (189)

Prof. Dr. Oliver Werz von der Friedrich-Schiller-Universität Jena: „Er (Weihrauch) gehörte schon zu den Geschenken der drei Weisen aus dem Morgenland: Neben Myrrhe und Gold hatten sie für das neugeborene Jesuskind auch Weihrauch im Gepäck. Seit der Antike gehört der aromatische Duft des verbrennenden Weihrauchharzes zu vielen religiösen Zeremonien und ist bis heute in der Kirche Ausdruck besonderer Festlichkeit. Doch Weihrauch kann noch mehr. „Das aus dem Stamm des Weihrauchbaumes gewonnene Harz enthält entzündungshemmende Substanzen. Diese machen Weihrauch als Arzneimittel u.a. für die Therapie von Krankheiten wie Asthma, rheumatoider Arthritis oder Neurodermitis hochinteressant, ist der Lehrstuhlinhaber für Pharmazeutische und Medizinische Chemie überzeugt. Allerdings sucht man Medikamente mit Weihrauchwirkstoffen in deutschen Apotheken bisher vergebens. Denn die pharmakologischen Grundlagen der Wirkung des Weihrauchs sind erst wenig erforscht. „*Auch wenn Weihrauchharz*

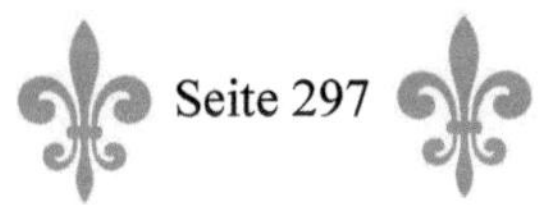

schon seit Jahrtausenden beispielsweise in der ayurvedischen Medizin genutzt wird, reichen die bisher durchgeführten klinischen Studien für eine Zulassung in Deutschland und Europa nicht aus", so Prof. Werz, das könne sich jedoch ändern ... (190)

REZEPTE
Zur Intensivierung unserer Duftwahrnehmung: Lassen Sie das eben Gelesene, intellektuell Erfasste in eine sinnliche Erfahrung münden.

„Kyphi" Geheimtipp
eine sanfte, beruhigend wirkende alt-ägyptische Räuchermischung (191)
100 g Rosinen
1-3 Esslöffel Rotwein
1 Teelöffel sanft geschmolzenen Honigs
falls vorhanden circa zwei Teelöffel klein gehackte Bienenwaben
100 g Weihrauchharzkörnchen *Boswellia sacra*
50 g Mastixharz *Pistacia lentiscus*
50 g Benzoeharz *Styrax tonkinensis* oder *Styrax benzoin*
10 g Myrrhe *Commiphora myrrha*
25 g getrocknete Wacholderbeeren *Juniperus communis*
10 g Kardamomkapseln *Elettaria cardamomum*
10 g getrocknete Iriswurzel *Iris Germanica/florentina*
10 g getrocknete Koriandersamen *Coriandrum sativum*
1 Röllchen Zimtrinde oder einige Rindenstückchen, *Cinnamomum zeylanicum*

- o   Rosinen in einem Mörser mit dem Rotwein zerstampfen und verrühren, über Nacht ziehen lassen. In einer Schüssel mit dem Honig und den Wabenstückchen vorsichtig vermischen.
- o   Die Harze im Mörser gut zerkleinern, in die Schüssel mit den feuchten Zutaten geben und gut unterrühren.
- o   Die Gewürze einzeln mörsern und hinzufügen.

o   Die krümelige Masse auf einem sehr sauberen Küchentuch / Stoffwindel gut ausbreiten, mit zweitem Tuch abdecken und einige Tage an einem dunklen, warmen Platz aufbewahren.

o   Wenn die Mixtur einigermaßen trocken ist, in einen luftdichten und dunklen Glasbehälter geben. Vor der ersten Räucherung (1/2 Teelöffel davon auf etwas glühender Kohle) mindestens einen Monat reifen lassen.

Hinweis

Weniger aufwendig und daher schneller anwendbar ist ein Räuchern mit Weihrauch- und Myrrhenharz. Geben Sie hierfür wenige kleine Harzstückchen auf eine durchgeglühte Kohletablette (zur besseren Durchlüftung auf etwas feinem Sand in der feuerfesten Schale liegend). Bei diesen Kohletabletten handelt es sich um recht praktische Schnellzünder-Rauchfasskohle. Einmal mit einem Streichholz angezündet, durchzündet sie sich selbst weiter und kommt recht schnell ins Glühen. Sobald die Kohle durchgeglüht ist und dann grau statt schwarz ist, gibt man die Harze und Kräuter darauf. Mit diesem dampfenden Wohlgeruch durch die Räume des Hauses gehen (auf Rauchmelder achten).

Wenn der Rauch weniger wird, wieder nachlegen. Danach wird gut durchgelüftet. Weihrauch und Myrre verwende ich an Feiertagen, bei besonderen Ereignissen. Wünscht man eine häufigere Räucherung nimmt man eher Kräuter wie Wacholder, Rosmarin, Alant Wurzelstücke oder etwa auch Benzoeharz.

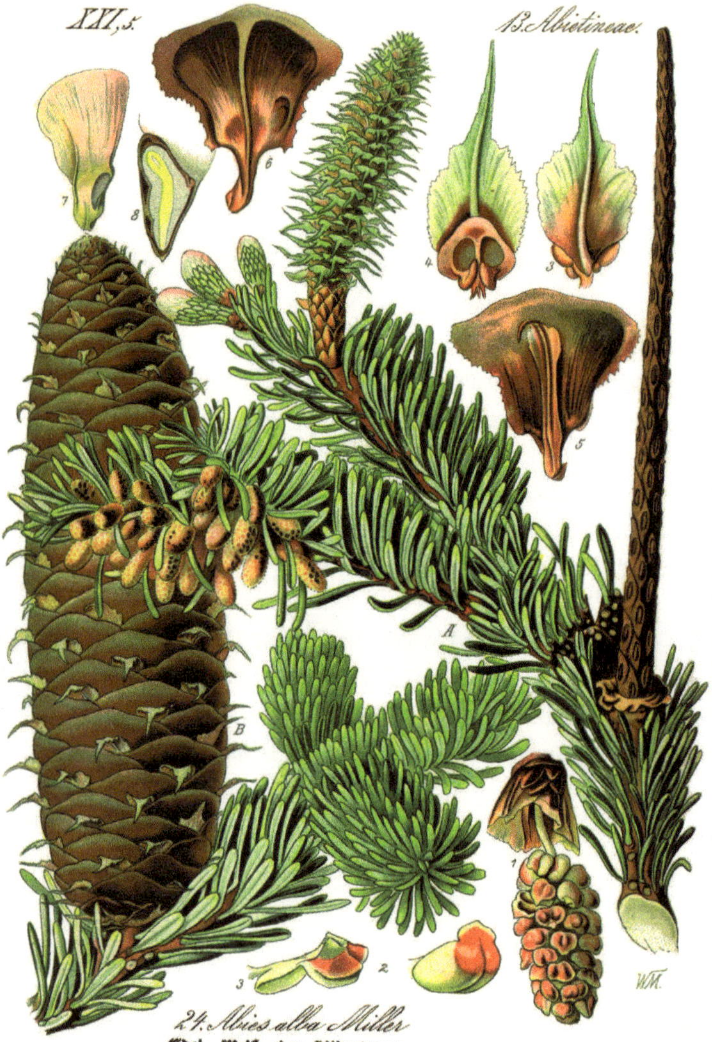

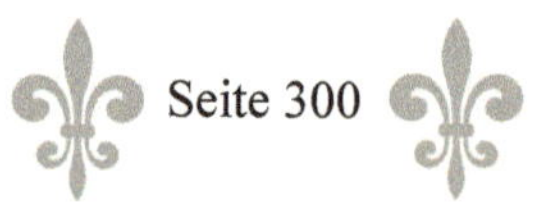

XXI,5.
13. Abietineae.
A
B
1
2
3
4
5
6
7
8
WM.
24. Abies alba Miller
Edel-, Weiß- oder Silbertanne.

WEISSTANNE

Abies alba

Familie: Kieferngewächse / Pinaceae
Synonyme: Edeltanne, Tannenbaum, Silbertanne
Duft-Charakteristik: frisch, klar, würzig-kräftig
Parfümzuordnung: Kopfduftnote (Tête), sportive, grün-holzige Parfüms
Wirkung:
Körperlich: schmerzlindernd, entzündungshemmend, durchblutungsfördernd
Psychisch: bei körperlicher und seelischer Erschöpfung, klärend
Herkunft: Frankreich, Rumänien u.a.
Gewinnung / verwendete Pflanzenteile: Wasserdampfdestillation der Zweige und Nadeln
Besonderheit: Weißtannenduft besitzt eine leichte Zitrusnote

PARFÜMERIE / DUFT / PERSÖNLICHES

„Bäume sind Heiligtümer. Sie predigen das Urgesetz des Lebens", lässt Hermann Hesse verlauten. Uralt, ewig dauerhaft erscheint uns der Nadelwald. Seine Feierlichkeit, seine edle Erhabenheit erfüllt uns mit Andacht und Ehrfurcht und öffnet das Herz, wie Goethe sagt, „den ältesten, ersten, ernstesten Gefühlen der Schöpfung". Das Gemüt findet in ihm Ruhe und Kraft.

Ein breiter Nadelwaldgürtel umgibt die kalten und gemäßigten Zonen. Diese Wälder erstrecken sich, abhängig von der Meereshöhe, fast bis zu den Berggipfeln. Der Typus ist von erhabener Einfachheit. *Ein vertikales und lineares Prinzip kommt in ihm zum Ausdruck.* Alles ist um den zentralen, vertikalen Stamm angeordnet; er ist von Ästen umgeben, die wie kleine Bäume geformt sind, und die Blätter sind auf Nadeln reduziert. Die Langlebigkeit der Koniferen (ein anderes Wort für „Nadelbäume") hat uns die ältesten und höchsten Bäume der Welt geschenkt. Bei manchen Arten verrotten die Stämme praktisch nicht. In schlesischen Kohlebergwerken gefundene Stämme prähistorischer Zypressen konnten noch zu Möbeln verarbeitet werden!

Nadelbäume bilden in ihren Stämmen, Ästen und Nadeln reichlich ätherische Öle und Harze. Bei bestimmten Arten ist die Harzbildung so stark, dass es durch Zapfen und Stämme ausgeschieden wird. Dieses Phänomen deutet auf eine tiefe, charakteristische Verbindung zu den Kräften des Lichts und der Wärme. Da die Koniferen in kaltem Klima gedeihen, müssen sie ein starkes, inneres Feuer entwickeln, um die langen, harten Winter bis zum Sommer zu überstehen. *Durch diese Wärmeprozesse kommt es zur Bildung ätherischer Öle und Harze; auf ihnen beruht die wärmende und belebende Heilkraft der Koniferen.* Ihr Wirkungsbereich ist dann auch vor allem die kühle Region des Körpers: das Nervensystem. (192) Siehe auch: „Was sind eigentlich Harze?"

Tannen - oder Weißtannen - benannt nach ihrer glatten, weißlich-grauen Borke - und Fichten zählen zu den Giganten Mitteleuropas. Mit ihren 60 m hohen und bis 3 m dicken Stämmen werden sie bei uns von keiner anderen Baumart überragt. Ihr Höchstalter kann 600 Jahre betragen. Auf allen für sie geeigneten Böden dringt die Tanne mit ihrer kräftigen Pfahlwurzel tief ins Erdreich ein. Im Gebirge bei uns wächst sie bis auf 2000 m Höhe. Diese uralte Kraft der Koniferen spüren wir beim Wandern in den Bergen. Es sind hier eher die einzelnen oder in kleinen Gruppen stehenden majestätisch wirkenden Weißtannen und Fichten.

BIOPHILIA

Waldluft tut gut! Ist sie doch geradezu geschwängert von vielfältigsten Duftmolekülen. Vom Biophilia-Effekt spricht der österreichische Biologe Clemens G. Arvay in seinem gleichnamigen Buch (193). Arvay führt in zahlreichen wissenschaftlichen Studien aus, was wir ahnten: *Das heilende Band zwischen Mensch und Natur, das einen viel stärkeren Effekt auf uns hat, als bisher von der Wissenschaft angenommen.* So kommunizieren Pflanzen mit unserem Immunsystem, ohne dass dies uns bewusst ist, und stärken dabei unsere Widerstandskräfte. Der Begriff *Biophilie* - vom Altgriechischen *bios* „Leben" und *philia* „Liebe" - wurde terminologisch erstmals von dem Philosophen und Schriftsteller Erich Fromm eingeführt. Im Kontext seiner Charakterologie und Ethik in „Die Seele des Menschen" bedeutet es so viel wie „Liebe zum Leben" oder „Liebe zu

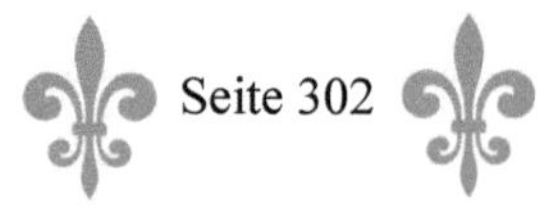

Lebendigem". Erich Fromm wurde mit seinem Werk „Haben oder Sein" für mich Anfang der 1980er Jahre im wahrsten Wortsinn „Weg weisend". (194)

Bäume sondern unsichtbare Substanzen aus; darunter bei der Weißtanne bis zu 24 Prozent unsere Atemluft desinfizierende *Alpha-Pine* und gut 54 Prozent *Limone*, die für die besondere spritzig-frische Note des Weißtannenduftes verantwortlich sind. Diese edle Konifere vermittelt uns über ihr lichtes, kraftvoll wie auch wärmendes ätherisches Öl genau diese Wirkstoffe. Diese helfen bei körperlicher und seelischer Erschöpfung; der Duft mobilisiert unser Durchhaltevermögen. Ich gebe den holzig-frischen Weißtannenduft mit Vorliebe in Kompositionen, wenn all diese Themen des Baumes integriert sein sollen. Der Weißtannenduft ist natürlich ideal für Raumdüfte bzw. Raumsprays: Hierbei ist der gesundheitsfördernde Effekt nachweisbar; die Luft wird deutlich keimärmer wie dies Studien zeigen. Zu beachten ist, dass der isolierte Weißtannenduft nur begrenzt haltbar ist; bei dunkler, kühler Lagerung etwa eineinhalb Jahre.

ANTIBAKTERIELLE WIRKUNG – EINE GUTE LUFT

Fest steht, dass Waldluft 90 Prozent weniger Staubteilchen enthält als Stadtluft; ideal sind - vorausgesetzt bei geringer Dosierung und mit bester Qualität - ätherische Öle zur Desinfektion von Raumluft. Untersucht wurde das beispielsweise in diesen Studien: Dr. Valnet, Pionier der Aromatherapie, beschreibt, dass sich im Fichtenwald von Fontainebleau, einem Waldstück in der Nähe von Paris, fünf Mikrobenkeime in einem Kubikmeter Luft befinden; in einer Pariser Wohnung dagegen 20.000 / cbm und auf einem Teppichboden neun Millionen Krankheitserreger pro qm (Mikroben sind Kleinstlebewesen wie Bakterien, Viren und Pilze, also potentielle Krankheitserreger). Prof. Griffon, Mitglied der französischen pharmazeutischen Akademie, untersuchte die Reinheit der Luft. Mit Hilfe eines Zerstäubers wurden verschiedene ätherische Öle versprüht. Man bestimmte vorher und nachher die Vitalität der Krankheitskeime. (195) Bereits nach 30 Minuten ließen sich nur noch vier der ursprünglich 210 verschiedenen Bakterien nachweisen, wobei sämtliche Schimmelpilze und Staphylokokken-Kulturen vernichtet waren.

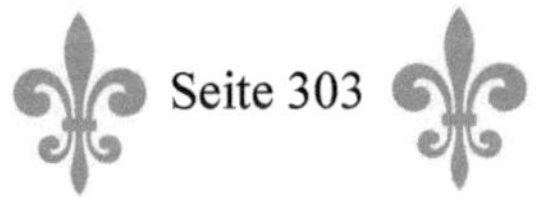

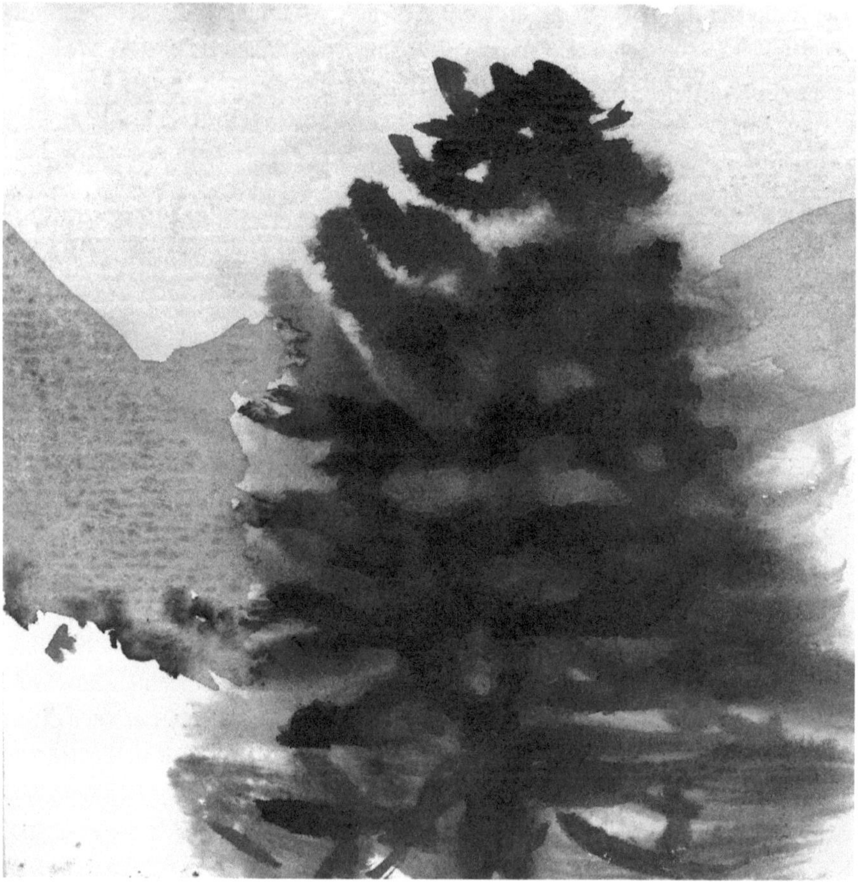

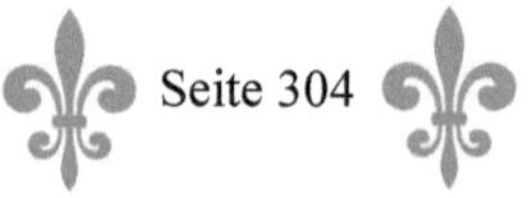

WEISSTANNE
Beate Nagel
Aquarell, Dezember 2017

BOTANIK

Der Name der Weißtanne: *Abies alba* – die aus dem Lateinischen stammende Bezeichnung „Abies" kommt von *abire*, das heißt *hoch gehen, weit gehen* und der Wortteil „alba" zeigt auf zwei weiße Phänome der Weißtanne hin: Das auffallende Weiß ihrer Rinde und zwei typische weiße Streifen auf den Nadelunterseiten. Zerreibt man die Nadeln so riechen sie holzig, aromatisch mit einer leichten Zitrusnote. Die Nadeln bei der Tanne sind erstaunlich weich. Ein Unterscheidungsmerkmal zur Fichte: *Anders als bei der Fichte wachsen nur oben im Kronenbereich Tannenzapfen.* Sie fallen auch nicht herunter, sondern stehen senkrecht im Wipfel, erinnern uns so an Weihnachtskerzen. Die Samen, die in den Schuppen sitzen, können in dieser hohen Position am Baum nach der Öffnung in der Märzsonne gut vom Wind herausgeblasen werden. Sie fliegen weit weg und haben damit eine größere Chance neue Plätze zum Keimen zu finden. Unter einer Tanne liegen also keine Zapfen herum, sie bleiben als Zapfenspindel weit oben in der Baumkrone.

Als kleine Bäume brauchen sie heute einen Schutz, zählen die jungen Triebe doch zur Lieblingsspeise von Reh und Hirsch. Beinahe wäre diese edle Tanne ausgerottet worden und hätte den Platz im Wald zugunsten der unempfindlichen Fichten gänzlich geräumt. Erst im Zuge der wiederkehrenden starken Stürme hat man sich auf die Qualitäten der standhaften, weil tief verwurzelten Weißtanne wieder besonnen (Fichten sind Flachwurzler).

GESCHICHTE

Adelheid Lingg, Allgäuer Kräuterkundige: „Wie riesige Tempelsäulen stehen sie im Wald. Die Tannen mit ihren bis zu 60 Meter aufrecht in den Himmel stehenden Stämmen. Wird es dir auch feierlich und froh zumute, wenn du einen Waldtempel betrittst? Ja, genau, auch wenn du das Geheimnis nur fühlst, breitet sich doch gleichzeitig ein tiefes Wissen und Vertrauen in dir aus. Es wirkt wie Seelenbalsam und es wird dir warm ums Herz." (196) Das Julfest, das altgermanische Wintersonnwendfest, wurde im Julmond, dem heutigen Monat Dezember, bis zu Zwanzig Tage lang gefeiert. Das Überleben in der eiskalten Jahreszeit war fundamental. So lag es für diese Menschen damals nahe, die Hoffnung – die Farbe Grün -, die

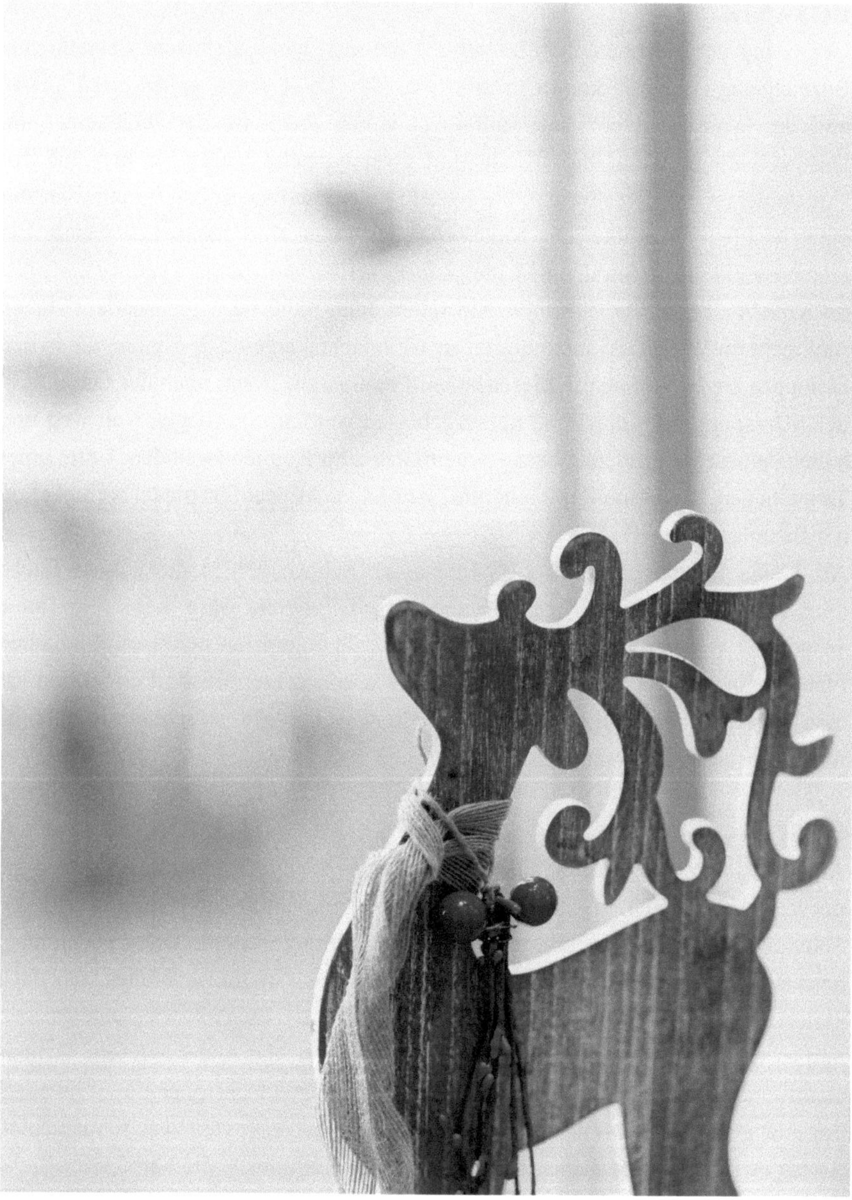

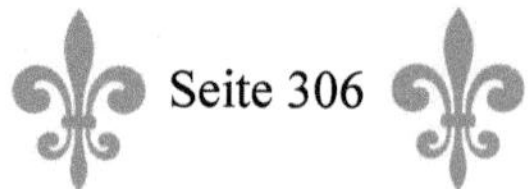

wiedererwachende Natur nach der Todesstarre des Winters, mit einem Baum als Lebenssymbol zu feiern. Als Symbole der Fruchtbarkeit schmückte man die Zweige mit Äpfeln und Nüssen, die beides uralte Fruchtbarkeitssymbole sind. Aus den rotwangigen Äpfeln wurden unsere heutigen kunstvollen Christbaumkugeln.

Über eine geschmückte Tanne im Kreise der Familie freute man sich schon um das Jahr 1606: *Auff Weihnachten richtet man Dannenbäum zu Strasburg in den Stuben auff, daran hencket man roßen auß vielfarbigem papier geschnitten, Aepfel, Obladen, Zischgold, Zucker.* Der junge Student Johann Wolfgang Goethe beschreibt 1765 einen Weihnachtsbaum, der im Hause der Mutter von Theodor Körner in Leipzig aufgestellt war: *... mit allerlei Süßigkeiten war er behangen, darunter Lamm und Krippe mit zuckernem Christkind. Davor stand ein Tischchen mit Pfefferkuchen für die Kinder.* Dieser romantische Brauch des Weihnachtsbaumes verbreitete sich dann im 19. Jahrhundert von Deutschland aus über die ganze Welt.

HEILWIRKUNGEN

In der kalten Jahreszeit, wenn uns die sprichwörtlichen Erkältungen leichter erwischen, tun uns heiße Bäder mit wohltuenden ätherischen Ölen so gut. Ätherische Öle, die die Koniferen ja selbst vor der Eiseskälte schützen, sind dann auch uns behilflich; stärken unsere Regenerationskräfte. Bis zu 10 Prozent *Bornylacetat* im Weißtannenöl wirken entkrampfend und verleihen uns bei chronischer Erschöpfung wieder Auftrieb. Schon die Heilige Hildegard von Bingen (Kirchenlehrerin, 12. Jh.), rühmte die Weißtanne ob ihrer Kräfte und Wundheilfähigkeit, ihrer Wärme und Schutzwirkung.

„Der Wald stärkt unser Immunsystem; hilft uns bei Depressionen, gegen psychische Stressbelastungen und Burnout. Er kann uns vor ernsthaften chronischen Krankheiten schützen und sogar vor Herzinfarkt. Die vielfältigen Sinneseindrücke, wie das Zwitschern der Vögel und der Geruch von Tannennadeln, stimulieren die Aktivität des Parasympatikus. Das ist ein wichtiger Teil unseres Nervensystems, der für Erholung und Regeneration bis auf Zellebene verantwortlich ist. Es sei bekannt, dass im hektischen Stadtleben der Gegenspieler des Parasympathikus -

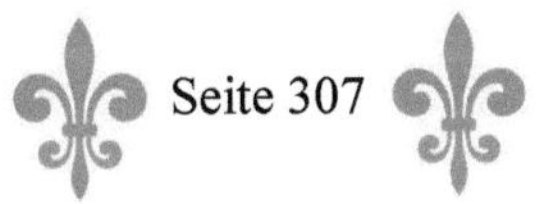

der Sympathikus - sehr aktiv ist. Und deswegen brauchen gerade wir modernen Menschen diesen Wald als Ausgleich." (197)

Das Heilende beginnt schon mit einem simplen Waldspaziergang. Britische Forscher wiesen nach, dass Bewegung im Wald die Stimmung hebt und Stress abbaut. Auch atmen wir dabei automatisch tiefer ein. Die von den Bäumen ausgedünsteten ätherischen Öle in der Luft sind die reinste Lungenarznei.

REZEPTE

Zur Intensivierung unserer Duftwahrnehmung: Lassen Sie das eben Gelesene, intellektuell Erfasste in eine sinnliche Erfahrung münden.

„Krafttanken" *wohltuendes Aromabad*

2 Tropfen Weißtanne *Abies alba*

1 Tropfen Cajeput *Melaleuca leucadendron*

1 Tropfen Thymian Linalool *Thymus vulgaris ct. Linalool* (ein milder Thymiantyp)

3 Tropfen Lavendel *Lavandula angustifolia*

2 – 3 Eßl. Sahne

Für einen Erwachsenen nimmt man für ein Vollbad circa 7 Tropfen (siehe Hinweise „Dosierung"). Tropfen Sie die einzelnen ätherischen Öle in ein Gefäß mit der Sahne; diese Mischung ins heiße Badewasser geben.

„Krafttanken" *Körperöl zur Einreibung*

Nehmen Sie 2 Eßlöffel Mandelöl (oder Rapsöl) und geben etwa 5 Tropfen der oben angegebenen ätherischen Duftmischung „Krafttanken" dazu. Wenn ich eine Erkältung spüre, hilft mir folgende Sofort-Maßnahme: Nach einem heißen Bad (mit den Düften wie oben beschrieben) den unteren und oberen Rücken, den Bauch, den Brustbereich mit dem Körperöl einreiben. Gut eingepackt mit einer Wärmflasche, wärmendem Pyjama ins Bett gehen und morgens schaut man wieder gesund und munter in die Welt hinein.

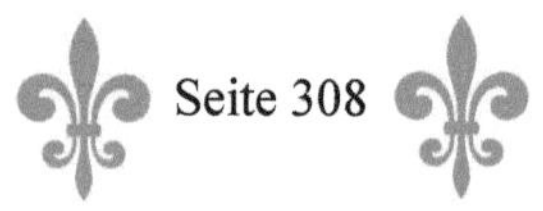

Hinweis

Gerade beim Schreiben der letzten Seiten zur Weißtanne bahnte sich eine Erkältung mit ersten Anzeichen wie einer laufenden Nase an. Somit habe ich meine eigenen Tipps gleich mal umgesetzt. Und es wirkte.

„Weißtannen Waldluft" *ein guttuender Raumduft*

5 bis 8 Tropfen Weißtanne pur *Abies alba*

4 bis 6 Tropfen Zitrone *Citrus limonum*

Dies ist wirklich die einfachste Art für einen wohltuenden Raumduft. Es reicht, wenn Sie den puren Weißtannenduft hierzu nehmen. Wenn Sie eine Verstärkung der Zitrusnote wünschen, greifen Sie zum bewährten Zitronenduft.

Raumduft – wie viele Tropfen soll ich nehmen?

Die für einen Raumduft passende Tropfenzahl schwankt; hier ein paar Faktoren, auf die Sie achten können:

1. *Raumgröße:* Man geht von einem Mittelwert von 6 bis 8 Tropfen für einen 30 qm Raum aus

2. *Intensität des Duftes*: Nelken- und Zimtdüfte gehören zu den intensivsten Düften, hier hält man sich an bewährte Duftmischungen. Die Weißtanne bewegt sich im Mittelfeld, bei milden Zitrusdüften wie Orange oder Mandarine kann man auch 2, 3 Tropfen mehr nehmen.

3. *Durchlüftung*: Ein Raum mit regelmäßigem Luftaustausch (Klimaanlage) benötigt etwas mehr Duft.

4. *Als Orientierung*: Lieber weniger als zu viel. Wir gewöhnen uns auch an einen Duft. Daher die Düfte immer wieder wechseln und auch die Duftintensität prüfen, indem man von draußen in den Raum eintritt. Der Duft darf dann nur ganz leicht wahrnehmbar sein. *Und... immer wieder Pause; die Düfte wirken noch nach.*

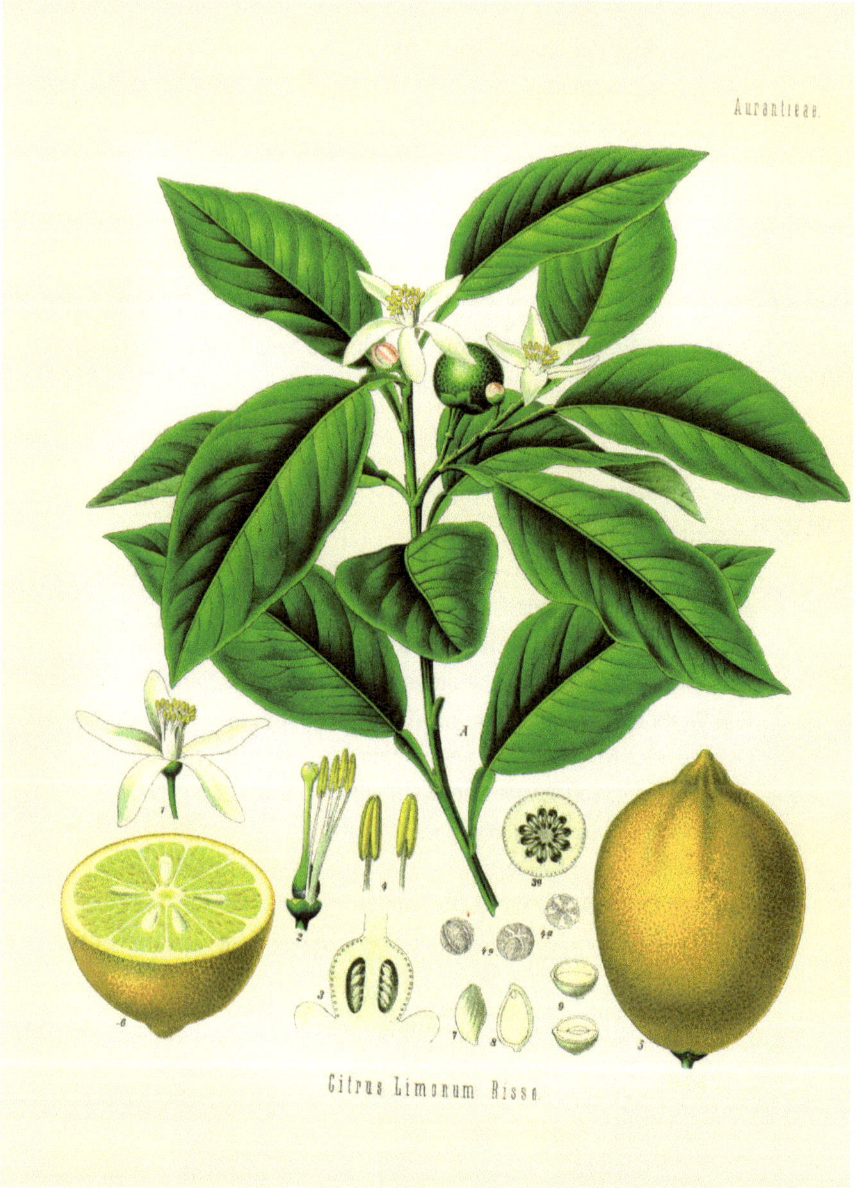

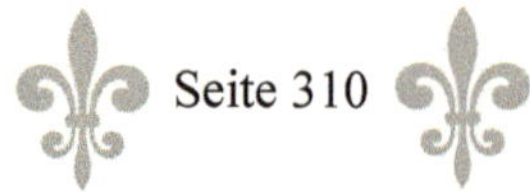

Citrus Limonum Risso.

ZITRONE
Citrus limonum

Familie: Rautengewächse / *Rutaceae*
Synonyme für die Zitronatzitrone: Zedrat, Urzitrone
Duft-Charakteristik: leicht, frisch, klärend, reinigend, delikat zitronig
Parfümzuordnung: Kopfduftnote (Tête) –*Zitrone in Raumdüften, nicht für Parfüms (siehe Hinweise im Text)*
Wirkung:
Körperlich: antibakteriell, antiviral, antiseptisch in der Raumluft, adstringierend, venenstärkend, stoffwechselanregend
Seelisch: erfrischend, belebend, fördert die Konzentration, sanft vitalisierend
Herkunft: Italien, USA
Gewinnung / verwendete Pflanzenteile: Kaltpressung – das ätherische Öl wird durch Abraspeln der Schalen gewonnen.
Besonderheit: Ein Zitronenduft in der Raumluft kann dazu führen, dass wir Licht, Töne und Farben bewusster wahrnehmen

PARFÜMERIE / DUFT / PERSÖNLICHE ERLEBNISSE

Kennst du das Land, wo die Zitronen blühn,
Im dunklen Laub die Goldorangen glühn,
Ein sanfter Wind vom blauen Himmel weht,
Die Myrte still und hoch der Lorbeer steht?
Kennst du es wohl?
Dahin, dahin möcht ich mit dir,
O mein Geliebter, ziehn!
Johann Wolfgang von Goethe (198)

Allein bei der Vorstellung gelb leuchtender Zitronen mit ihrem so herrlich säuerlich frischen Geschmack, diesem spritzig-fruchtigen Zitronenaroma kommen wir Nordlichter ins Schwärmen. Italien, das Land unserer Sehnsucht. Diese wird geweckt mit seiner südlichen Sonne, dem blauem Meer, uns mundendem Wein, schlichtweg dem berühmten „dolce vita". Und wer hätte es nicht schöner in Poesie

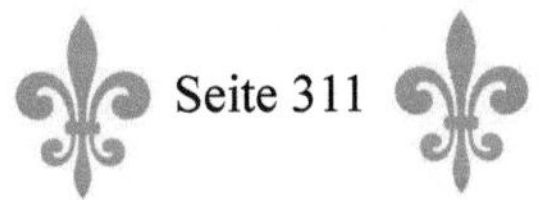

fassen können als unser Dichterfürst Johann Wolfgang von Goethe. Zitronenduft wirkt wundervoll erfrischend, klärend. Zudem besitzt dieser sanft belebende Duft eine desinfizierende Eigenschaft auf die Raumluft. Das Aroma klärt und regt uns auch geistig an. Das kann dazu führen, dass wir Licht, Töne und Farbenviel bewusster wahrnehmen! Zitronenöl wird durch eine sogenannte Kaltpressung gewonnen. Zitronenöl ist für Raumdüfte sehr geeignet, der Einsatz in Parfüms, Kosmetika wurde nach EU-Richtlinien eingeschränkt. *Wichtig zu beachten ist, dass zwar gepresster Zitronensaft Vitamin C enthält, nicht jedoch das aus den Schalen gewonnene ätherische Öl* (Vitamin C – Ascorbinsäure – ist wasserlöslich).

PHOTOSENSIBILITÄT / FUROCUMARINE

Vorsicht ist bei vielen Agrumenölen, zu denen auch Zitronenöl gehört, leider bei Anwendungen auf der Haut geboten. *Furocumarine* im Zitronenöl wirken photosensiblisierend; eine UV Strahlung durch ein intensives Sonnenbad oder Rotlicht verstärkt den Effekt noch erheblich. Diese Stoffe dürfen in Parfüms oder Kosmetika nur in einer Konzentration von 1 ppm zugesetzt werden (SCCP 2005). Die Furocumarine sind zu finden in ätherischen Ölen von Zitrusölen und Doldenblütlern (Apiacae / Umbelliferae). Am höchsten sind die Werte bei Bergamotte (25.326 ppm), Limette (20.000 ppm) und Zitrone (13.932 ppm). (199). Am Markt gibt es – speziell für die Zugabe in Parfüms und Kosmetika – Zitrusdüfte bei denen die Furocumarine in nur noch geringem Maß enthalten sind; was allerdings Auswirkung auf den Duft hat. Zum Glück gibt es mittlerweile destilliertes Limettenöl; dies kann man für Parfüms, Kosmetika verwenden (siehe Hinweise „Cumarine" bei Tonka).

URZITRONE / ZITRONATZITRONE / Citrus medica

Auf eine besondere Zitronenfrucht will ich hier aufmerksam machen: Auf die bei uns selten erhältlichen großen Früchte der Urzitrone oder Zitronatzitrone (*Citrus medica*). Die Frucht dieser Urzitrone kann honigmelonengroß werden und besteht fast nur aus einer eher zerfurchten Schale, welche zur Herstellung von Zitronat genommen wird. Das zur Weihnachtszeit beliebte Zitronat wird aus diesen dicken,

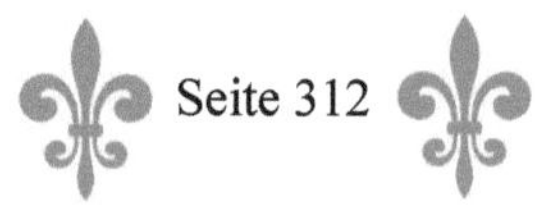

wochenlang in Salzlake eingelegten Fruchtschalen hergestellt. Am Markt gibt es auch ein schönes ätherisches Öl dieser Urzitrone.

SAUBERKEIT UND FRISCHE

Zitronenduft gilt als Inbegriff von „Sauberkeit und Frische" und vermittelt uns damit eine Assoziation von Hygiene und Reinlichkeit. Das machen sich Putz- und Reinigungsmittelhersteller zunutze. Diese Produkte enthalten jedoch kein echtes ätherisches Zitronenöl, sondern den Geruchsstoff *Citral*, der synthetisch hergestellt wird.

Tipp: Man kann beim Putzen gänzlich auf Chemie verzichten, wenn man ins Putzwasser einige Tropfen echtes Zitronenöl gibt. Dies ist eine sinnvolle Möglichkeit schon etwas älterer Öle weiter zu verwenden, da die Haltbarkeit der Zitrusdüfte wegen des hohen Gehalts an ungesättigten Verbindungen begrenzt ist (etwa 1 Jahr bei kühler, dunkler Lagerung).

BOTANIK

Die gelben Zitronen, wie wir sie in Europa kennen, sind aus einer Kreuzung zwischen der Bitterorange und der Zitronatzitrone entstanden. Etwa bis auf das Jahr 1000 v. Chr. zurück kann man die Zitrone in China nachweisen. In ihrem Wuchs sind sie kleiner als beispielsweise Orangenbäume; erreichen max. sieben Meter Höhe. Die Säure, die die Zitronen ausbildet, wirkt zusammenziehend und bildet selbst in ihrer Baumgestalt diese stärkere Kompaktheit aus. Die Bäume wachsen jedoch verhältnismäßig schnell heran, ein Zeichen ihrer ungeheuren Kraft.

Die Gestalt der Blütenblätter ist eine doppelte Fünfergestalt, nämlich fünf verwachsene Kelchblätter und fünf freie Blütenblätter. Diese leicht rosafarbenen Zitronenblüten verfügen über einen wundervollen, intensiven Duft. Ein Duft, der uns einhüllt, an einem lauen Sommerabend in eine romantische Stimmung versetzen kann, aber gleichzeitig auch angenehm erfrischt. Erstaunlich für eine nichttropische Pflanze ist die Tatsache, dass an ihr gleichzeitig Blüten wie auch Früchte am Baum wachsen.

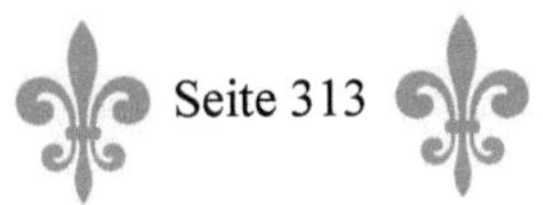

GESCHICHTE

Die Zitrone oder Limone vom arabischen *laimūn* ist die etwa faustgroße Frucht des Zitronenbaums (*Citrus × limon*) aus der Gattung der Zitruspflanzen. Der Name Zitrone bezog sich früher auf die Zitronatzitrone. Erst im späten Mittelalter wurde der Name in einigen Sprachen auf die Zitrone übertragen. Im Englischen bezieht sich *citron* immer noch auf die Zitronatzitrone, während die Zitrone mit dem aus dem Arabischen entlehnten Wort *lemon* bezeichnet wird. Das aus der französischen Sprache entlehnte Wort *Limonade* bezeichnete ursprünglich ausschließlich ein Erfrischungsgetränk aus Zitronen.

Der Zitronenbaum stammt wie alle Zitrusfrüchte aus China. Im 2. Jahrhundert n. Chr. wurde er nach Griechenland exportiert. Vergil nannte die Zitrone einen „segmentierten Apfel". Als im 4. Jahrhundert v. Chr. Alexander der Große das Achämenidenreich eroberte, war die Zitronatzitrone dort bereits weit verbreitet. Im Gefolge von Alexander erfassten griechische Gelehrte die Besonderheiten der eroberten Regionen, darunter auch die angebauten Pflanzen. Die Zitronatzitrone beschrieben sie als „medischen Apfel". Die gesammelten Aufzeichnungen gelangten nach Alexanders Tod im Jahre 323 v. Chr. jedoch nicht nach Griechenland, sondern verblieben in den Archiven von Babylon.

Zitronatzitronen waren die ersten Zitrusfrüchte, die auf dem europäischen Kontinent angebaut wurden. Eingeführt wurden sie durch jüdische Migranten, die sich nach der Eroberung Jerusalems im Jahre 70 nach Christus in Spanien, Griechenland und Italien - hier insbesondere in Kalabrien - ansiedelten. Mit den arabischen Eroberungen im 9. Jahrhundert brachten arabische Siedler Bitterorangen und Zitronen in die eroberten europäischen Regionen.

HEILWIRKUNGEN

„Zitronenöl hilft durch seine antiviralen Eigenschaften bei Erkältungskrankheiten und grippalen Infekten und wirkt als sehr gutes atmosphärisch reinigendes Mittel". (200) „Es wirkt positiv auf ein „wackliges" Immunsystem und konzentrationsfördernd". „Zitronenöl mit dem frischen Duft regt die Leber an, wirkt beruhigend – trotz des hohen Gehalts an Terpenkohlenstoffen. Es ist vielleicht das wirksamste Öl zur Desinfektion der Zimmerluft". (201)

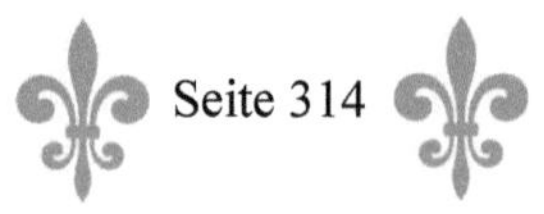

REZEPTE

*Zur Intensivierung unserer Duftwahrnehmung: Lassen Sie das eben Gelesene,
intellektuell Erfasste in eine sinnliche Erfahrung münden.*

„Frisches Lüftchen" - *zitroniges Raumspray*
15 Tropfen Zitrone *Citrus limonum*
8 Tropfen Douglasfichte *Pseudotsuga menziesii* oder Weißtanne *Abies alba*
2 Tropfen Rosmarinöl *Rosmarinus officinalis L.*
Ca. 30 ml Alkohol 96% (z.B. von Apotheke)
Leere Sprühglasflasche 30 ml
Tropfen Sie die ätherischen Öle in die Sprühglasflasche und geben den Alkohol
dazu, schütteln, fertig. Zur Anwendung: Einfach in die Luft sprühen (nicht in die
Augen), ein hilfreiches „Frisches Lüftchen" unterwegs oder am Arbeitsplatz.

„Köstlichste Zitronencreme" - *unser traditionelles Familienrezept*
4 Blatt weiße Gelatine
4 Bio-Eier (ganz frisch)
80 g Zucker
100 ml frisch gepresster Zitronensaft, abgeriebene Schale einer Bio-Zitrone
1 Prise Salz
200 g Schlagsahne
Gelatine in kaltem Wasser einweichen. Eier trennen. Eigelb mit Zucker weiß-
schaumig rühren. Zitronensaft und die abgeriebene Zitronenschale dazugeben.
Gelatine in 2 Esslöffel heißem Wasser auflösen und mit dem Zitronen-Eischaum
gut verrühren. Kalt stellen, bis die Creme anfängt, fest zu werden. Eiweiß
mit einer Prise Salz steif schlagen. Den Eischnee und die geschlagene Sahne
nacheinander unter die Creme heben. Die Creme etwa zwei Stunden im
Kühlschrank fest werden lassen.

Hinweis
Eine köstliche Nachspeise, jedoch nur ganz frische Eier hierfür nehmen.

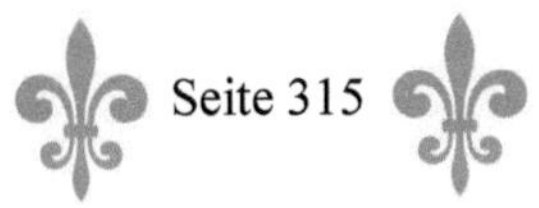

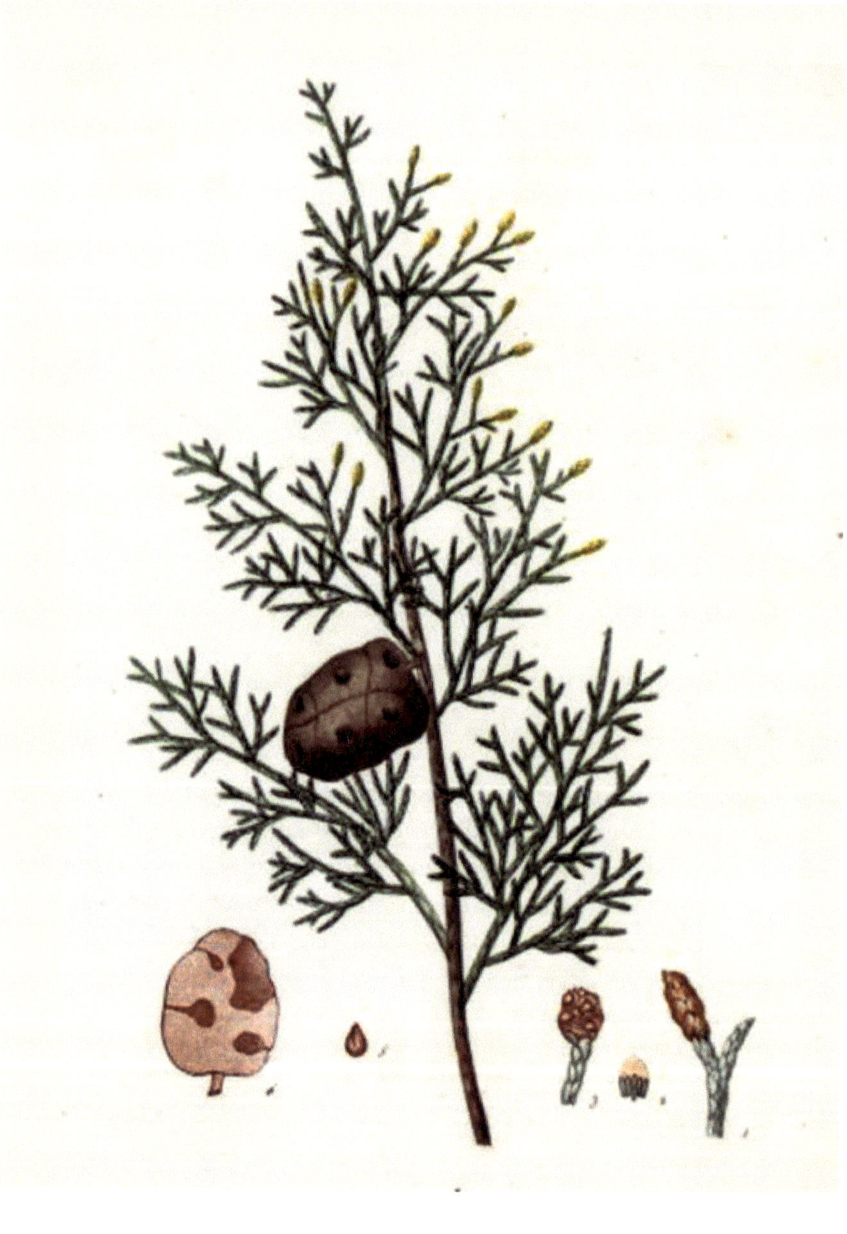

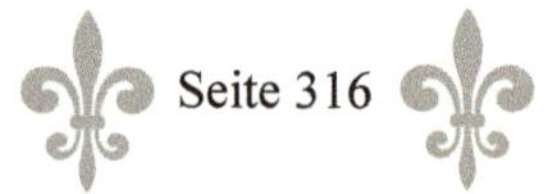

ZYPRESSE

Cupressus sempervirens

Familie: Zypressengewächse / *Cupressaceae*
Synonyme: Mittelmeerzypresse, italienische Zypresse
Duft-Charakteristik: holzig-grün, harzig, klar, stärkend, anhaltend
Parfümzuordnung: Herzduftnote (Coeur), grüne, sportive, Chypre Parfüms
Wirkung:
Körperlich: entstauend, straffend, bei allergischen Symptomen, schweißhemmend
Psychisch: aufrichtend, zentrierend, hilfreich beim Abschiednehmen / Trauer
Herkunft: Mittelmeerländer: Spanien, Italien, Südfrankreich, Nordafrika, Algerien
Gewinnung / verwendete Pflanzenteile: Wasserdampfdestillation der Zweige und Nadeln
Besonderheit: Zypressenduft hilft im Aufrechtsein, physisch wie auch mental

PARFÜMERIE / DUFT / PERSÖNLICHES

Dieser schlanke, eindeutig in die Vertikale strebende Baum wurde zum Wahrzeichen einer ganzen Region, der Toskana. Dieser Landstrich Italiens gilt als eine der schönsten von Menschenhand gestalteten Landschaften. Sie wirkt deshalb so harmonisch, weil die klaren, aufrechten Formen der Zypresse als Yang-Element die weichen Formen der Hügel - Yin - ergänzen. In ihrer aufrechten hohen Form wirken die Zypressen wie Fixpunkte – Orte der Konzentration, die zur Ruhe gemahnen. Nichts, nicht einmal der stärkste Sturm, kann die Zypressen in ihrer Ruhe stören, denn sie bieten wenig Angriffsfläche. Das kraftvoll Ätherische eines solchen Baumes war in der Antike hoch geschätzt, als Räuchermittel oder Medizin.

Zypressen wachsen dort, wo die Sonne sehr stark scheint, ohne jedoch daran Schaden zu nehmen. Das erkennt man auch an der Nadelform, die dem starken Sonnenlicht und damit einer Austrocknung nicht sehr viel Fläche bietet. Diese Form ist sehr abgeschlossen. Zypressen bilden zum Glück reichlich ätherisches Öl. Dieser herrlich holzig-kraftvolle Duft vermittelt uns mit seinem Aufgerichtetsein, auch in

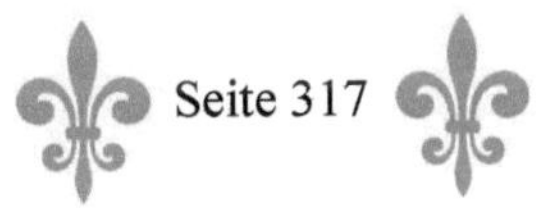

unserem Handeln, „Rückgrat zu zeigen", so gestärkt, sich für etwas Aufrechtes einsetzen zu können. Zypressenöl wird in der Parfümerie gern als ein Bestandteil in Herrendüften, Chypre- und Ambranoten sowie in Aftershaves eingesetzt.

INDIVIDUALITÄT UND DAS LEBEN IN GEMEINSCHAFT

Zypressenduft fördert beim Menschen die Eigenständigkeit in einem positiven Sinne. Es ist damit das Leben als Individuum innerhalb einer Gruppe gemeint. Hierzu ist eine gute Balance notwendig, weder sein Individualrecht innerhalb der Gruppe um jeden Preis durchsetzen zu wollen, noch sich zu sehr in der Gemeinschaft anzupassen und im „Gruppengeist" jede Individualität aufzugeben. Es ist genau diese gesunde Balance, die durch die Zypresse gestärkt wird und die wir in einem guten Miteinander brauchen.

BOTANIK

Die Zypresse ist ein immergrüner Baum, der in milden Klimazonen beheimatet ist. Es handelt sich um Gehölze, die bis zu 25 Meter hoch werden und ein ehrwürdiges Alter von 2000 Jahren erreichen können. Die Wuchsformen der Zypressen-Arten und -Kulturformen variieren von verzwergt bis hoch, von hängend bis säulenförmig, von hochkronig bis ausladend; sind also nicht immer in dieser geraden hohen Form, wie wir Sie von der Toskana her kennen. Zypressen sind einhäusig (monözisch), bilden also männliche und weibliche Zapfen auf einem Baum. Die von kleinen Blättern fest umhüllten Zweige wachsen in alle Richtungen – anders als bei der Scheinzypresse (Chamaeyparis) und Thuja (Lebensbaum, Thuja occidentalis L.), die sich flach verzweigen.

GESCHICHTE

Der antike Mittelmeerraum war ein ausgesprochener Zypressen-Zeder-Kulturraum. Der Namenszusatz *Sempervierens* deutet auf den immergrünen Charakter des Baumes hin, hieraus lässt sich die Hoffnung auf ein Leben nach dem Tode ableiten. Vielen Völkern war die Zypresse als Baum des Todes wie auch des Paradieses heilig. Das ist kein Widerspruch, da des einen Ausgang des anderen Eingang bedeutet. Häufig wuchsen sie in antiken Palasthöfen, vor Tempeln und auf Friedhöfen. Mit

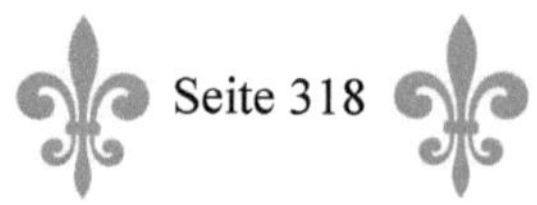

ihrem Duft, ihrer Form vermag die aufragende Zypresse einer Friedhofsatmosphäre etwas Feierliches, Tröstliches zu vermitteln.

In der Lichtreligion der Perser wurde die Zypresse zum Symbol der heiligen Feuerflamme, zu einem Baum des Paradieses, den Zarathustra (Zoroaster) selbst auf die Erde gepflanzt haben soll. Auf der Insel Zypern, die nach der Zypresse benannt ist, galt dieser schlanke schöne Baum als Sitz der Erdgottheiten. Für Griechen wie später für die Römer wurde er zum Baum der Trauer und des Todes, weil sich nach ihrer Vorstellung Erd- und Todesgötter nahe standen. Weiter lebt die Zypresse im christlichen Kontext auch heute noch als Ausdruck für ein ewiges Leben. Ursprünglich sollen die Phönizier die Zypressen aus Asien nach Europa gebracht haben. Sie dienten den Pharaonen Ägyptens als wichtiges Bauholz. Die Tore des römischen Diana-Tempels in Ephesos und die Pforten der ersten vatikanischen Peterskirche waren aus Zypressenholz gefertigt, ebenso Götterbilder, Inschriftentafeln. Das Holz galt als unzerstörbar, deshalb waren phönizische Handelsschiffe und die Schiffe der Flotte Alexander des Großen aus Zypressenholz gebaut.

HEILWIRKUNGEN

Das ätherische Zypressenöl wird in der Naturheilkunde eingesetzt bei Erkältungs-, Muskel- und Gelenkbeschwerden sowie zur Raumluftverbesserung. Bei der typischen Mittelmeer-Zypresse deutet ihr aufrechter Wuchs bereits an, dass das ätherische Öl der Zypresse für alles einsetzbar ist, das "aus den Fugen" geraten ist. Ein ätherisches Öl, das Struktur verleiht – auch unserem Körpergewebe. Laut Professor Dr. Dr. Dietrich Wabner wirkt Zypresse zusammenziehend – dort, wo zu viel Flüssigkeit vorhanden ist, geben Anwendungen mit Zypresse Struktur, Stärke und Klarheit. Es ist das ideale Öl bei Hämorrhoiden, Lymphödemen, aber auch bei zu starkem Schwitzen. (202) Seine straffende, zusammenziehende Wirkung findet eine effektive Anwendung als Cellulite-Öl. So wird es unterstützend auch als Begleittherapie bei der Behandlung von Bindegewebsschwäche empfohlen. Als wirkungsvolle Heuschnupfen-Prophylaxe ist dieses ätherische Öl – laut Eliane Zimmermann (203) - unverzichtbar.

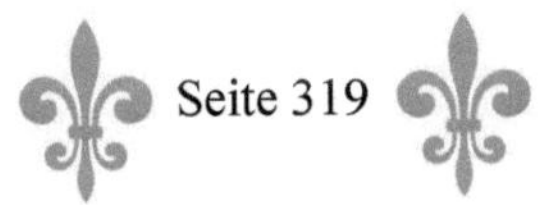

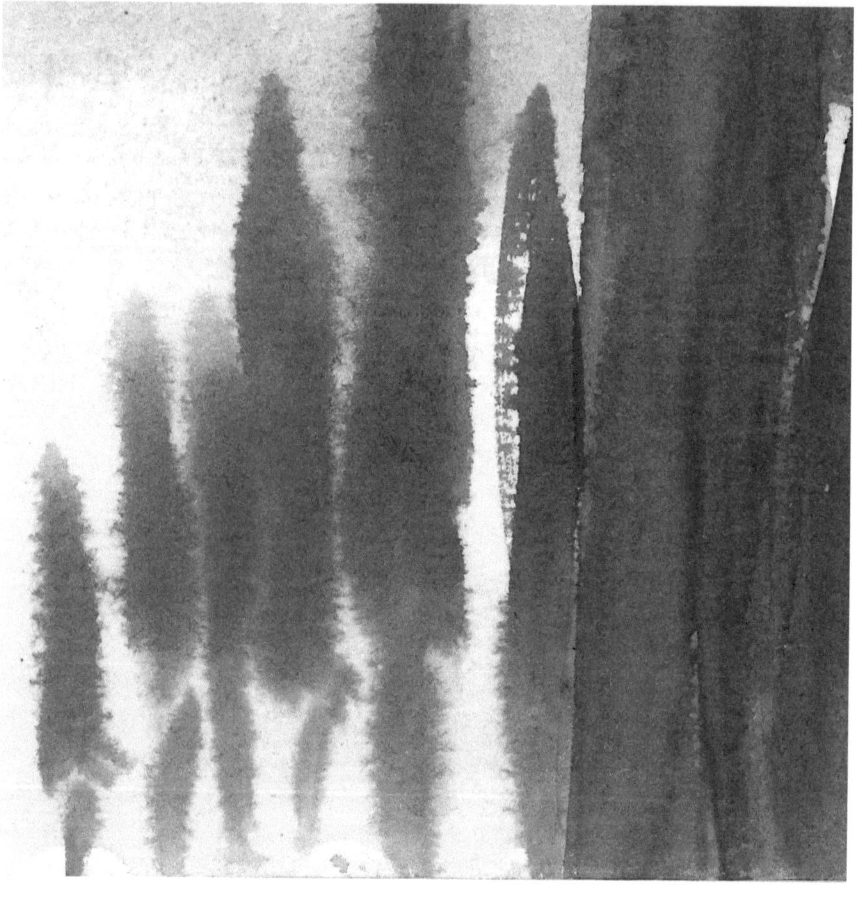

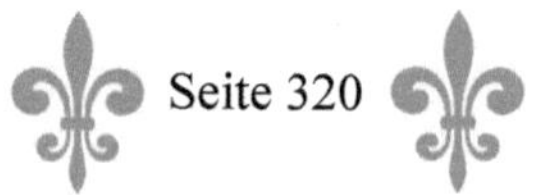

ZYPRESSE
Beate Nagel
Aquarell, Dezember 2017

Psychisch hilft der Zypressenduft bei extremen Stimmungsschwankungen, bei übergroßer Gedankenflut, Zerstreutheit und einem Gefühl des „Zerfließens". Wie Stützpfeiler, die helfen, innere Strukturen aufzubauen, hilft das Öl, eine „eigene" Linie zu finden. Seine große Stärke liegt darin, den Menschen aufzurichten und seine Konzentrationsfähigkeit zu stärken. Ein hilfreicher Duft, wenn wir Klarheit und Ordnung stärker in unser Leben integrieren wollen.

REZEPTE
Zur Intensivierung unserer Duftwahrnehmung: Lassen Sie das eben Gelesene, intellektuell Erfasste in eine sinnliche Erfahrung münden.

„Für Luftikusse" *Shower&Shampoo*
4 Tropfen Zypresse *Cupressus sempervirens*
10 Tropfen Myrte *Myrtus communis*
8 Tropfen Grapefruit *Citrus sinensis*
100 ml neutrales Shampoo (z.B. Bioladen)
Fügen Sie in ein duftneutrales Shampoo die ätherischen Öle nacheinander hinzu, schütteln, fertig.

Hinweis
Für mich ist dieses Shower&Shampoo ein idealer Reisebegleiter – eine einzige Flasche zum Haare waschen und duschen, mit einem stärkenden Duft.

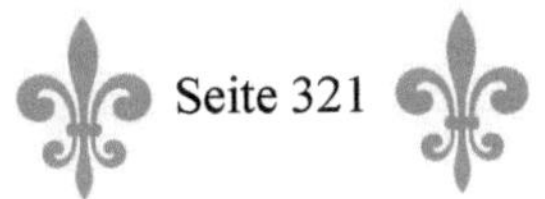

ALLGEMEINE PARFÜM HINWEISE

Was heißt „olfaktorisch"?
Das Adjektiv „olfaktorisch" bedeutet „den Geruchssinn/Riechnerv betreffend".
Der Begriff hat seinen Ursprung im lateinischen *olfacere* (riechen). Man spricht
auch von einer olfaktorischen Wahrnehmung neben beispielsweise einer visuellen
oder auditiven Wahrnehmung (sehen, hören).

Parfüms und Kosmetik
Parfüms sind ein Teilbereich der Kosmetik. Interessant finde ich die ursprüngliche
Bedeutung des Ausdrucks „Kosmetik", dem das Wort „Kosmos" zugrunde liegt,
was „Ordnung" bedeutet (vom altgriechischen Adjektiv *kosmetikós*, aus dem Verb
kosméo „ich ordne"). Wie bei meinen Parfüms verwende ich für meine Kosmetik
rein natürliche Zutaten, bevorzugt fair gehandelt und aus kontrolliert biologischem
Anbau.

Warum in einem Buch über Parfüms auch kulinarische Rezepte?
Vielleicht fragen Sie sich etwas erstaunt, was ein „Tonka Christstollen-Rezept"
in einem Buch über Parfüms zu suchen hat. Das hat einen ganz einfachen Grund:
Ich verwende nur echte Pflanzendüfte, Pflanzenessenzen für meine Parfüms
und finde es hoch interessant, wenn ich morgens eine Vanilleessenz in eine
Parfümformulierung einarbeite und mit der gleichen Vanilleessenz dann einen
Nachtisch zaubere. Das wurde in königlichen Zubereitungen bis Ende des 19.
Jahrhunderts ganz selbstverständlich so gehandhabt. Grundsätzlich sind ätherische
Öle ja direkt in Gewürzen, Früchten enthalten; daher nehme ich diese meist lieber
für meine kulinarischen Rezepte als etwa hier zu ätherischen Ölen zu greifen (mit
ein paar Ausnahmen, auf die ich hinweise).

Fette Öle, Mandelöl
Ätherische Öle werden in der Regel verdünnt angewendet; bei Parfüms mit
hochprozentigem Weingeist, bei Kosmetikprodukten greift man gern zu fetten

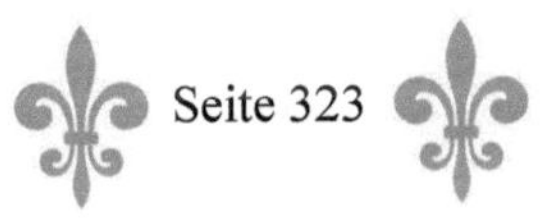

Ölen oder Jojobawachs. *Grundsätzlich bedeutet ein Einölen, Einbalsamieren unserer Haut etwas Urgesundes; es ist, als würde man dem Organismus „reine Sonnenkraft" zuführen.* Schonend hergestellte, hochwertige Pflanzenöle gelten als gespeicherte Sonnenenergie.

Am günstigsten ist es, in eine noch leicht feuchte Haut nach dem Baden oder Duschen ein Körperöl einzumassieren. Bei meinen Rezepten verwende ich gern Mandelöl – aus mehreren Gründen. *Der Mandelbaum gehört zu den edlen Rosengewächsen und sein aus den Mandeln gepresstes Öl passt daher hervorragend zu hochwertigen Düften. Mandelöl stärkt im Besonderen unsere Mitte.* Auch handelt es sich um ein geruchsneutrales, eher farbloses fettes Öl (damit kaum Fleckenbildung in der Kleidung). (204)

Parfüm-Klassifizierung echter Ingredienzien, Sprühfähigkeit, Parfumtest
Sie werden bei den einzelnen Duftportraits eine Parfüm-Klassifizierung vorfinden. Es handelt sich um eine Ordnung, die ich grundsätzlich hilfreich finde, mich jedoch letztlich davon nicht einengen lasse. Differenzierungen ergeben weitere Untergruppen.
Zwischen maskulinen und femininen Parfüms wird heute nicht mehr so stark unterschieden. Mit einer Ausnahme: Sinnlich-florale Parfüms sind eindeutig feminin. Grundsätzlich verbinden sich Parfüms mit reinen Pflanzen-Ingredienzien direkt mit der Haut der Trägerin, des Trägers. Der individuelle Duft jeder Persönlichkeit findet hier aufs Schönste einen erhöhenden Ausdruck. Dies ist nicht zu vergleichen mit synthetischen Parfüms, die sich als uniformierend erweisen.

Sportive Noten: Zitrusartige, grüne Düfte – leicht, belebend, erfrischend. Auch nordische Hölzer sind Teil der Komposition oder aktivierende Noten wie Lemongrass (Zitronengras) und Rosmarin.

Florale Noten: Blumige Düfte wie faszinierend sinnlicher Jasmin, der Duft roter Rosen und zarter Veilchen-Irisdüfte spielen hier die Hauptrollen. Es handelt sich um die Familie femininer Parfüms; von zart blumig, pudrig bis hin zu sinnlich, einfach unbeschreiblich weiblich.

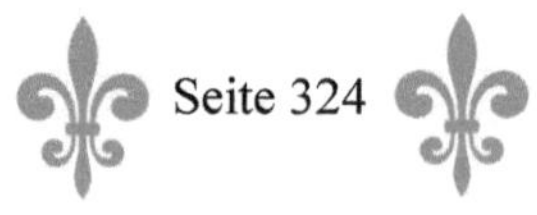

Fougère-Noten (*Fougère* für französisch Farn): Basierend auf den Duftnoten Lavendel, Eichenmoos und Cumarin-artigen Düften. Typische Fougères findet man vor allem in der Herrenparfümerie; allerdings verwende ich sie auch für Damen eines Typs Artemis (römisch „Diana").

Chypre-Noten: Variationen der „Chypre-Familie" gelten als erfolgreiche Duftrichtungen für Damen- wie Herrenparfums. Ihnen liegt ein Dreiklang zugrunde aus belebender Bergamotte, würzigen, nach Wald duftendem Akkord mit erdigem eichenmoos-artigen Unterton.

Holzige Noten: Es handelt sich hier um Parfüms auf Basis hochwertiger Hölzer. Das Spektrum ist weit; umfasst es doch kühle nordische Nadelbäume bis hin zu asiatisch kostbarstem Oud (Adlerholz), erotisierendes Sandelholz sowie warme Zedernnoten.

Orientalische Noten: Dieser großen Parfümfamilie – für Herren wie Damen – liegen sinnlich-warme, opulente Düfte zugrunde, die es gilt, nicht in eine unerwünschte Schwüle abgleiten zu lassen. Harze wie Benzoe, Myrrhe und Weihrauch, Hölzer wie Sandelholz und Gewürze wie Muskat, Nelke und Zimt gehören ebenso dazu wie animalische Assoziationen eines seltenen pflanzlichen Moschusduftes mit seiner spürbar aphrodisierenden Wirkung.

Asiatische Noten: Diese Klasse habe ich selbst entwickelt. Es handelt sich um Parfüms etwa mit indischem Jasmin, asiatischen kostbaren Osmanthusblüten, sinnlich-exotischem YlangYlang – alles leicht angelegt, eine eher verspielte Sinnlichkeit bei Damenparfums. Bei der Ausrichtung für Herren spielen tiefe Bässe mit wie einer der kostbarsten Düfte Asiens, „Oud oder Adlerholz" und königlich indisches Sandelholz.

Flakon-Sprüher funktioniert nicht / Parfüms filtern
Falls der Sprühkopf Ihres Flakons nicht mehr funktioniert, kann es an Rückständen wie Fett- und Wachsanteilen von Absolues oder an Harzresten aus den Resionoiden

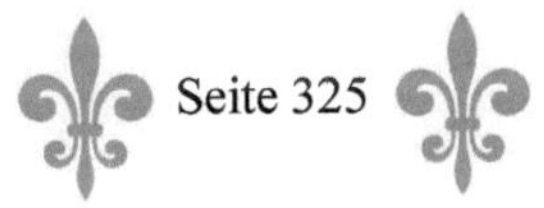

liegen. Das kann helfen: Frieren Sie Ihr Parfüm über 24 Stunden im Gefrierfach ein und filtern die eiskalte Flüssigkeit anschließend sofort über einen geruchsneutralen Papierfilter in ein Glasgefäß. Anschließend umfüllen in den Sprühflakon.

Parfüm testen – mit einem Armbeugetest
Man sollte ein Parfüm unbedingt auf der Haut testen, weil hier der eigene individuelle Hautduft mitspielt, was man allein auf einem Papiertester nicht wahrzunehmen vermag. Die Verträglichkeit eines Parfüms testen Sie am besten mit einem „Armbeugetest". Sprühen Sie hierzu ein wenig des Parfüms an die empfindliche Region in der Armbeuge, vorsichtig antupfen und 30 Minuten warten. Entwickelt sich eine Rötung, weitere 30 Minuten warten. Eine Hautreizung oder Pustelbildung zeigen, dass Sie das Parfüm nicht vertragen und daher meiden sollten.

Parfümintensität

Eine Dosierung reiner Düfte richtet sich danach, wie groß der körperliche Auftrag ist. Wird auf kleine Hautpartien ein Parfüm aufgegeben, kann die Duftintensität höher sein als beispielsweise bei einem Körperöl. Diese heute gültigen Angaben der Intensität von Parfüms und ihre Bezeichnungen wie „Parfüm" oder „Eau de Toilette" sind seit Anfang des 20. Jahrhunderts im Umlauf:
Extrait de Parfüm: 20 bis 30 %
Parfüm: 15 bis 18 %
Eau de Parfüm: 10 bis 12 %
Eau de Toilette: 7 bis 9 %
Eau de Cologne: 3 bis 5 %
Splash Cologne: 1 bis 3 %

Dosierung und Grundsätzliches zu ätherischen Ölen

Ätherische Öle sind die flüchtigen Bestandteile von Pflanzen oder Pflanzenteilen, die durch Destillation mit Wasserdampf von dem übrigen biologischen Material getrennt werden. Daneben gibt es noch Zitrusdüfte, die durch Auspressung der Schalen gewonnen werden oder Blüten Absolues (Jasmin) sowie Resinoide (Harze), Extrakte (Vanille, Tonka).

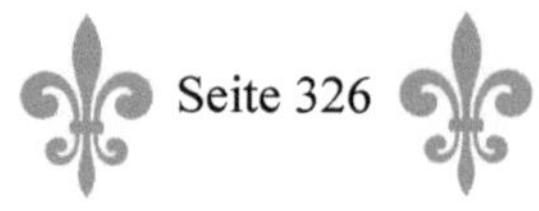

Bitte achten Sie beim Einkauf auf beste Qualität; sie sollten 100% naturrein und

o genuin, also naturbelassen sein

o authentisch – das heißt, sie enthalten nur das Öl der angegebenen Stammpflanze

o unverfälscht – sie enthalten keine synthetischen Zusätze

o sortenrein – sie werden nicht mit Fraktionen anderer Öle gestreckt

Alle selbst angesetzten Mischungen gelten nur für den Eigenbedarf und sollten deutlich beschriftet werden mit Namen, Inhalt, Datum. Ätherische Öle sind hochwirksame Substanzen, die – falsch angewendet oder zu hoch dosiert – zu Nebenwirkungen führen können. Halten Sie sich deshalb bitte genau an die Anleitungen und angegebenen Dosierungen und verwenden Sie nur hochwertige Öle möglichst aus kontrolliert biologischem Anbau (kbA) - vor allem für Nahrungszubereitungen. Die Angaben über Dosierung und Applikation erfolgen außerhalb der Verantwortung der Autorin. Alle empfohlenen Rezepturen haben sich in der Praxis bewährt. Jede Leserin / jeder Leser ist jedoch aufgefordert, in eigener Verantwortung zu entscheiden, ob und inwieweit sie / er die ätherischen Öle einsetzt.

Ätherische Öle, Resinoide, Absolues sind hochkonzentrierte Produkte.
Daher gilt es, folgendes zu beachten:
* Kindersicher aufbewahren.
* Wärme und Sonnenlicht mindern die Qualität der Rohstoffe; bitte an einem kühlen, dunklen Ort aufbewahren.
* Diese Rohstoffe sind entflammbar und brennbar (Der Brennpunkt liegt zwischen 15° und 100°.) Also bei der Arbeit kein offenes Licht und nicht rauchen.
* Nicht mit Augen oder Schleimhäuten in Berührung kommen.
* Achten Sie bei Anwendungen auf empfindliche Haut auf frische ätherische Öle.

Körper- und Massageöle, Körperbalsam: Im Mittel 30 bis 40 Tropfen ätherische Öle (Duftmischung) auf 100 ml fettes Öl. Man sollte möglichst im 2%igen Bereich bleiben - siehe Tabelle auf der folgenden Seite.
Baden - Dosierempfehlung mit ätherischen Ölen (205)

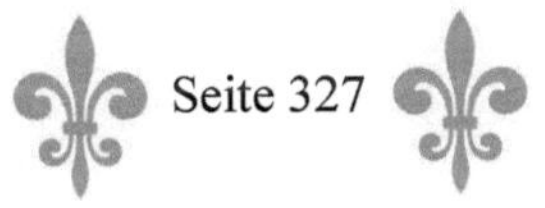

Vollbad: Ätherische Öle, eingemischt in
Sahne. Erwachsene: 7 – 10 Tropfen,
Kinder: 3 – 5 Tropfen
Teilbad: Ätherische Öle, eingemischt in
Sahne. Erwachsene: 3 – 6 Tropfen,
Kinder: 1 – 2 Tropfen
Die Tropfenzahl hängt auch davon ab, wie
intensiv die ätherischen Öle sind. Auch
sind die Tropfer unterschiedlich groß; daher
sind diese Mittelwerte von Fall zu Fall zu
bewerten. Wichtig: *Man sollte zum Baden
mit ätherischen Ölen immer einen Emulgator
verwenden; nur so vermischen sich diese
lipophilen (fettfreundlichen) ätherischen Öle
im Wasser.* Als Emulgator können Sie Sahne,
Honig, Bioseife oder Salz nehmen. Geben
Sie die Mischung kurz vor dem Einstieg in
die gefüllte Badewanne (also nicht in den Wasserlauf, hierbei würden zu viele
ätherische Öle sich verflüchtigen).

Dosierungen	Trägeröl	Äther. Öl
0,5%	10 ml	1 Tropfen
	20 ml	2 Tropfen
	50 ml	5 Tropfen
	100 ml	10 Tropfen
1 %	5 ml	1 Tropfen
	10 ml	2 Tropfen
	20 ml	4 Tropfen
	50 ml	10 Tropfen
	100 ml	20 Tropfen
2 %	5 ml	2 Tropfen
	10 ml	4 Tropfen
	20 ml	8 Tropfen
	50 ml	20 Tropfen
	100 ml	40 Tropfen
3 %	5 ml	3 Tropfen
	10 ml	6 Tropfen
	20 ml	12 Tropfen
	50 ml	30 Tropfen
	100 ml	60 Tropfen

© Eliane Zimmermann Aromatherapie
www.aromapraxis.de

Allgemeine Hinweise zur Dosierung von kosmetischen Produkten (206)
Bei den meisten kosmetischen Produkten können wir die Duftmischung als letztes
zugeben. Folgend einige Richtwerte:

Duschbad, Duschgel	1 - 1,2 %
Schaumbad	2 %
Creme, fett und normal	0,1 - 0,2 %
Lotion	0,2 - 0,3 %
Shampoo	0,5 %

Schwangerschaft und Gebrauch ätherischer Öle im Bereich privater Wellness:
Ingeborg Stadelmann (Hebamme, Autorin, Referentin): „Schwangere Frauen
haben fast immer einen sehr ausgeprägten Geruchsinn, so dass sie automatisch

alle strengen und penetranten Gerüche meiden; ja, ihnen wird oft sogar schlecht von bestimmten Duftnoten. Dieser "Beschützer-Instinkt" muss unbedingt im Umgang mit ätherischen Ölen beachtet werden. Also nur die Öle verwenden, die sich wirklich gut anfühlen und grundsätzlich Öle mit neurotoxischen Inhaltsstoffen gänzlich meiden."
Meine Buch-Empfehlung zur Vertiefung: Ingeborg Stadelmann „Die Hebammen Sprechstunde", Stadelmann Verlag, 4. Auflage 2021

Ätherische Öle können als von der Pflanze in Substanz verwandelte Sonnenwärme angesehen werden, die mittels Destillation gewonnen wird. Charakteristisch sind ihre Düfte und Aromen. Sie geben viel vom Wesen der Pflanze preis; sie beruhigen, entspannen oder regen an. Es ist eine Freude, ART PARFUM - eine PARFUM-KUNST - mit diesen „lebendigen Ingredienzien" entwickeln zu können.

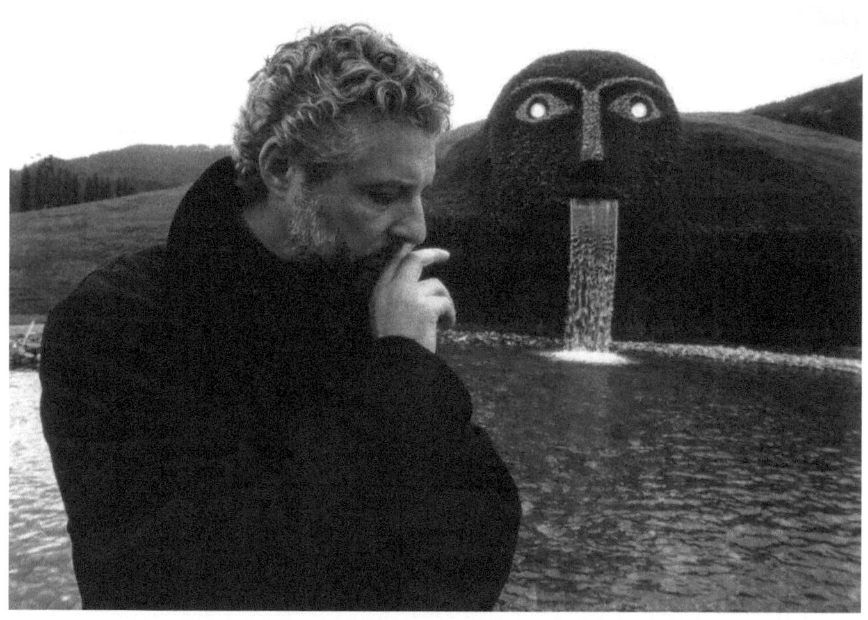

Die Kristallwelten sind unter anderem eine Art Schule der genauen Wahrnehmung, die alle Sinne herausfordert. Der Geruchssinn ist mit Sicherheit der von
der Kunst vernachläßigste. Ich habe nie verstanden, warum Theater und Oper,
Museen oder Konzertereignisse auf die Macht der Düfte verzichten.

André Heller

NACHWORT

Diese Aussage (links) machte der vielseitige österreichische Künstler André Heller im Jahr 1995 anlässlich der Eröffnung der Swarovski Kristallwelten (208), zu der die Medizinerin und Künstlerin Jane Haidacher eindrucksvolle Duftkompositionen kreiert hatte. „Eine Schule der Wahrnehmung, die alle Sinne herausfordert"; ein für diese Zeit der 1990er Jahre geradezu einmaliges Konzept, das mich stark prägte.

Als Koordinatorin (208) war ich damals in diesem Projekt involviert. Besonders eine Komposition hatte es mir angetan; noch immer – auch nach so vielen Jahren – gut verankert in meinem Geruchsgedächtnis: Geht man an den Theaterfiguren der österreichischen Künstlerin Susanne Schmöger vorbei, so umweht einen ein unerwarteter Hauch sakraler Düfte in einer außergewöhnlichen Kombination fruchtiger Akkorde. Neben der Schönheit der Kompositionen wurde durch die reine Pflanzenkraft der Düfte auch das Raumklima verbessert; nicht gerade unwesentlich bei mehreren 1000 Quadratmeter unterirdisch gebauter Räume und tagtäglich zahlreichen Besuchern.

Im Laufe von 30 Jahren, in denen ich komplexe Konzepte für Ausstellungen, Raumdüfte und auch Parfüms entwickelt habe, kann ich auch auf einen lebendigen, kreativen Austausch mit wundervollen, inspirierenden Menschen blicken. Dafür bin ich sehr dankbar.

Je mehr wir die Möglichkeiten erkennen, die uns reine echte Pflanzendüfte in ihrer unglaublichen Vielfalt bieten, desto mehr werden wir sie schätzen und auch das sie Nährende, Umgebende: eine von uns geliebte Natur.

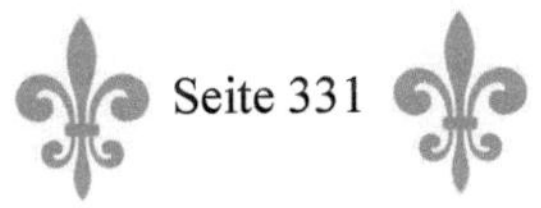

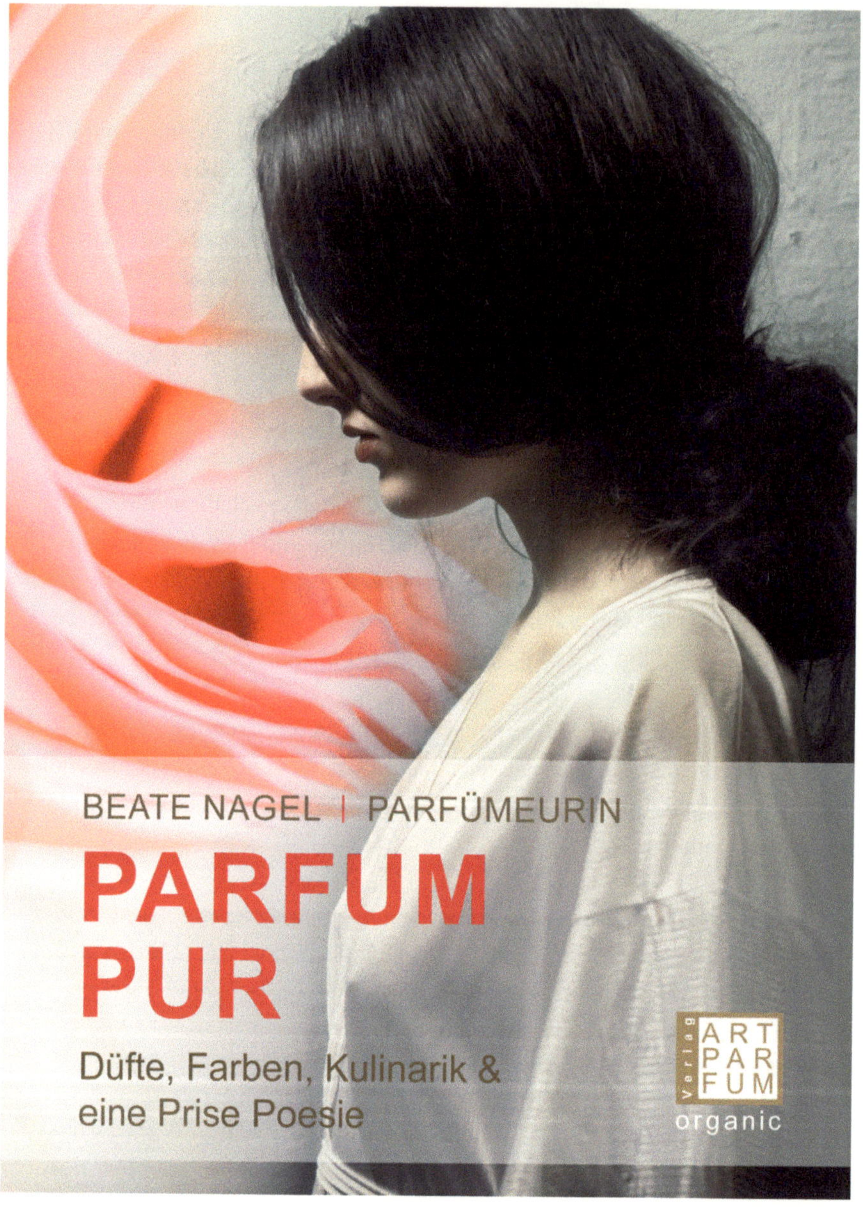

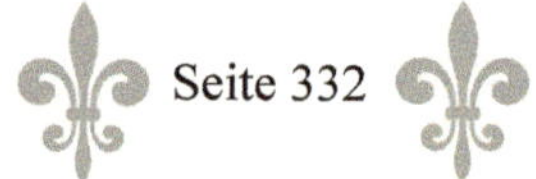

BEATE NAGEL | PARFÜMEURIN

PARFUM PUR

Düfte, Farben, Kulinarik &
eine Prise Poesie

verlag
ART
PAR
FUM
organic

In einem Zeitraum von sieben Jahren schrieb ich an einem großen Parfumbuch, mit dem Schwerpunkt Pflanzendüfte im historischen Kontext. Mit der Zeit entwickelten sich jedoch hieraus zwei Bücher: Das erste Buch „ART PARFUM Neue Wege zu altem Wissen" zeigt im ersten Teil die Parfumhistorie auf mit 25 ausführlichen Duftportraits. Bei meinem zweiten Buch „PARFUM. PUR. Düfte, Farben, Kulinarik

PARFUM PUR
Paperback 384 Seiten,
ISBN 978-3-9821035-2-5 / 34,90 €
Hardcover 384 Seiten,
978-3-9821035-8-7 / 49,00 €

neu PARFUM PUR - das Buch gibt es nun in einer dreiteiligen Version - als Paperback zum Preis von je 14,90 € bzw. als E-Book zum Preis von 9,99 €. Bestellung der dreiteilige Buchversion:

Paperback 1, 160 Seiten (14,90 €)
ISBN 978-3-9822507-4-8
Paperback 2, 152 Seiten (14,90 €)
ISBN 978-3-9822507-5-5
Paperback 3, 144 Seiten (14,90 €)
ISBN 978-3-9822507-6-2

Nähere Informationen zu meinen Büchern:
www.art-parfum.eu/buch

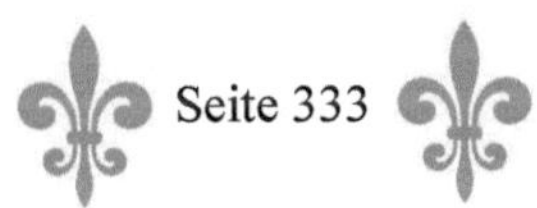

Anmerkungen / Quellenverzeichnis

TEIL 1

(1) Worte des von mir verehrten Arztes und Philosophen Dr. Wladimir Lindenberg (Tschelischtschew) aus „Bobik begegnet der Welt - Reiseerlebnisse formen einen jungen Menschen", Verlag Ernst Reinhardt München 1988, Seite 297

(2) Edmond Roudnitska, Zitat aus DU, Nr. 10, Oktober 1991, Tagesanzeiger-AG, Zürich

(3) Vergl. Edmond Roudnitska „Die Kunst des Parfüms", Melcher Verlag Heidelberg / München,1996, Seite 13

(4) Vergl. Duftportrait Zimt: Beate Nagel, PARFUM. PUR. Düfte, Farben, Kulinarik & eine Prise Poesie, Art Parfum Verlag, Juli 2020: www.art-parfum-verlag.de

(5) Dr. Wolf-Dieter Storl „Unsere Wurzeln entdecken – Ursprung und Weg des Menschen", Aurum in J. Kamphausen Verlag, 2009, Seite 78

(6) Vergl. Michael Köhlmeier „Biblische Geschichten" Erzählung – ORF Hörbuch 1999

(7) Heilige Geist: Hebräisch: חור שדוקה , *ruach ha-qodesh*, wörtlich „heiliger Atem/Wind"; ruach JHWH – „Atem des Herrn"; ruach ha-Elohim – „Gottesatem"; ruchaká – „dein Atem".

(8) Joachim Kügler „Die Macht der Nase" in "Stuttgarter Bibel-Studien, Seite 114

(9) Günther Ohloff „Irdische Düfte – himmlische Lust – Eine Kulturgeschichte der Duftstoffe", Birkhäuser Verlag, 1992, Seite 27

(10) Vergl. Michael Köhlmeier „Biblische Geschichten" Erzählung – ORF Hörbuch 1999

(11) Vergl. Gedicht-Auszug: Verena Staël von Holstein und Friedrich Pfannenschmidt (Hersg.), „Mühlengespräche VI", Flensburger Hefte Verlag, 2018, Seite 132-133

(12) Materialien zu Hermann Hesses „Siddharta, Band 1", Suhrkamp Taschenbuch, 1975, Seite 129

(13) Prof. Paolo Rovesti, „Auf der Suche nach den verlorenen Düften", Irisiana, Hugendubel München 1995, S. 225

(14) Paul Waibl, Meditationslehrer: http://www.bodhipath.org/schwarzenberg/

(15) „The Songs of Samten Palle" in „The Rain of Wisdom: The Essence of the Ocean of True Meaning", Shambhala Verlag 2010, Chogyam Trungpa (Übersetzer), Seiten 259-260

(16) Die Tradition der Drugpa-Kagyü gehört zu den sogenannten „acht kleineren Schulen" der Kagyü-Schulrichtung des tibetischen Buddhismus (Vajrayana). Sie stellt in Bhutan neben der Nyingma-Tradition die größte buddhistische Schule dar.

(17) Andere Kulturen beschreiben „Buddhanatur" etwa mit einem „Erwachtsein in universeller Liebe", einem „Urgrund allen Seins".

(18) Altes Testament – Exodus - Das Salböl 22

(19) Vergl. Duftportrait Rose: Beate Nagel, PARFUM. PUR. Düfte, Farben, Kulinarik & eine Prise Poesie, Art Parfum Verlag, Juli 2020: www.art-parfum-verlag.de

(20) https://www.domradio.de/themen/vatikan/2016-06-10/vatikan-stellt-maria-magdalena-mit-aposteln-gleich

(21) Dr. Dieter Martinetz, Prof. Dr. Karlheinz Lohs, Dr. Jörg Janzen „Weihrauch und Myrrhe – Kostbarkeiten der Vergangenheit im Licht der Gegenwart", Akademie-Verlag,

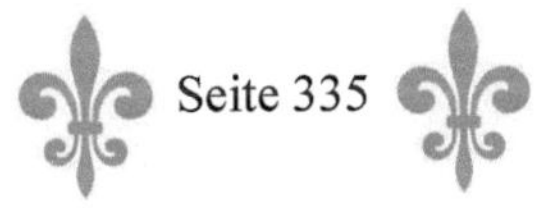

Berlin DDR, 1989, Seite 46
(22) Vgl. „Arabiens Wohlgerüche - Von der Verführungskraft zartester Düfte und paradiesischer Substanzen", Zeitung LI Herbst 2011, Seiten 114 - 117
(23) Ebd.
(24) Dr. Dieter Martinetz, Prof. Dr. Karlheinz Lohs, Dr. Jörg Janzen „Weihrauch und Myrrhe – Kostbarkeiten der Vergangenheit im Licht der Gegenwart", Akademie-Verlag, Berlin DDR, 1989, Seite 127
(25) „Arabiens Wohlgerüche - Von der Verführungskraft zartester Düfte und paradiesischer Substanzen", Zeitung LI Herbst 2011, Seiten 114 - 117
(26) Prof. Paolo Rovesti „Auf der Suche nach den verlorenen Düften – Eine aromatische Kulturgeschichte", Hrsg. Susanne Fischer-Rizzi, IRISIANA Verlag 1995, Seite 222
(27) Plinius der Ältere (23-79 n. Chr.) „Naturgeschichte (Naturalis historia) in 37 Büchern; 12-19 Botanik und 20-32 Heilmittel. Bd. 12,69.
(28) E.T. Morris „Fragrance", Charles Scribner's Sons, New York 1984, Seite 78
(29) Portraits von „Rose" und „Safran": Beate Nagel, PARFUM. PUR. Düfte, Farben, Kulinarik & eine Prise Poesie, Art Parfum Verlag, Juli 2020: www.art-parfum-verlag.de
(30) F.-C. Czygan, Ärztezeitschrift für Naturheilverfahren 1984, Seite 25, 500
(31) Vergl. Duftportrait Rose: Beate Nagel, PARFUM. PUR. Düfte, Farben, Kulinarik & eine Prise Poesie, Art Parfum Verlag, Juli 2020: www.art-parfum-verlag.de.
(32) Beate Kuhn-Delestre „Archäologie der Räucherkultur", Magazin Forum Essenzia e.V. Nr. 15/1999, Seite 7
(33) Eugene Rimmel „Buch des Parfüms – Die klassische Geschichte des Parfüms und der Toilette", Hesse & Becker im Weiss Verlag GmbH, Dreieich, Oktober 1985
(34) Erich Schmidt, „Naturkompositionen", Artikel in Forum Essenzia 10 / 1996
(35) Ebd.
(36) Rezept „Gut drauf – ein hilfreiches Eau de Toilette in Prüfungssituationen" - siehe bei Neroli, Seite 78: Beate Nagel, PARFUM. PUR. Düfte, Farben, Kulinarik & eine Prise Poesie, Art Parfum Verlag, Juli 2020: www.art-parfum-verlag.de
(37) Bettina de Cosnac „Parfüm – Frauen in der Welt der Düfte", Fotos von René Antonoff, Lifestyle Busse Seewald, frechverlag GmbH, Stuttgart, 2018, Seite 123
(38) Elisabeth Barillé und Cathrine Laroze „PARFUM", Christian Verlag, München 1996, Seite 56
(39) Prof. Dr. Dr. Dr. Hanns Hatt – Regine Dee „Das Maiglöckchen-Phänomen, Piper Verlag GmbH, München 2008, Seite 31
(40) Artikel in Focus: http://www.focus.de/finanzen/news/tid-14803/koelnisch-wasser-300-jahre-streit-um-den-namen_aid_415245.html
(41) Vergl. Tilar J. Mazzeo „CHANEL N°5 - Die Geschichte des berühmtesten Parfüms der Welt", dtv 2010
(42) Ebd.
(43) Marie Pavlovna „A Princess in Exile", New York 1932, S. 70 f.
(44) Produziert vom Moskauer Unternehmen A. Rallet & Co. wurde es später umbenannt

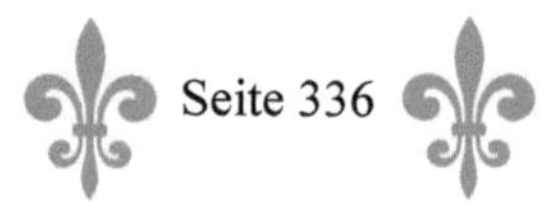

in Rallet O-Dekon N°1 Vesovoi oder schlicht *Rallet N°1*.

(45) Jean-Claude Ellena „Parfüm – Ein Führer durch die Welt der Düfte", Verlag
C.H.Beck, München 2012, Seite 27

(45) Jean-Claude Ellena „Der geträumte Duft", Insel Verlag Berlin 2012, Seite 54

(46) Jean-Claude Ellena „Parfüm – Ein Führer durch die Welt der Düfte", Verlag
C.H.Beck, München 2012, S. 16

(47) Polycyclische *Moschusersatzstoffe* sind kaum wasserlöslich und haben eine geringe
Polarität. *Durch diese lipophilen Eigenschaften reichern sie sich im Fettgewebe an
(Bioakkumulation).* Ihre Verwendung in Kosmetikprodukten ist daher umstritten. Aufgrund
ihrer schweren Abbaubarkeit werden sie durch die Abwasseraufbereitungsprozesse in
kommunalen Kläranlagen nur teilweise aus den Abwässern entfernt. Daher sind Galaxolid
und Tonalid, untergeordnet auch Celestolid und Pantolid, in Wasser, Sedimenten und
Schwebstoffen aller deutschen Flüsse nachweisbar.

(48) Lesen Sie die ganze Ausführung hierzu im Aromablog: https://aromapraxis.
de/2012/02/06/die-zweiklassen-gesellschaft-der-duftstoffe/

(49) Prof. Dr. Dr. Dietrich Wabner, Dr. Christiane Baier, „Aromatherapie - Grundlagen,
Wirkprinzipien, Praxis", Urban & Fischer Verlag, 2. Auflage 2011, Seite 30

(50) Jean-Claude Ellena „Parfüm – Ein Führer durch die Welt der Düfte", Verlag
C.H.Beck, München 2012, Seite 27

(51) Verband für Unabhängige Gesundheitsberatung (UGB): https://www.ugb.de/kinder-
gesund-ernaehren/schule-guten-geschmacks/

(52) John Emsley „Parfüm, Portwein, PVC... Chemie im Alltag", WILEY-VCH GmbH &
Co. KGaA Weinheim, 2003, Seite 1

(53) Prof. Dr. Dr. Dr. Hanns Hatt – Regine Dee „Das Maiglöckchen-Phänomen", Piper
Verlag GmbH, München 2008 – ISBN 978-3-492-05224-5, Seite 53

(54) Prof. Dr. Dr. Dietrich Wabner, Dr. Christiane Baier, „Aromatherapie - Grundlagen,
Wirkprinzipien, Praxis", Urban & Fischer Verlag, 2. Auflage 2011, Seite 29

(55) Vergl. Prof. Paolo Rovesti „Auf der Suche nach den verlorenen Düften", IRISIANA
Verlag, Seite 196

(56) Anja Weigmann „Atmest du nicht mit mir die süßen Düfte? Aromen auf der Bühne
des Musiktheaters", Artikel in Forum Essenzia e.V. Heft Nr. 12/1997 „Wurzeln", Seite 24-25

(57) Vergl. Aviso „Vom Riechen" - Zeitschrift für Wissenschaft und Kunst in Bayern 2/2012

(58) Vergl. Dennis Conrad „Gärten – Ordnung, Inspiration, Glück", Städel Museum,
Herausgegeben von Sabine Schulze, Hatje Cantz, S. 348

(59) Auszug aus dem Artikel „Es werde LUCE" von Verena Lueken im FAZ MAGAZIN
November 2016
http://www.faz.net/aktuell/frankfurter-allgemeine-magazin-ausgabe-12-12-11-16-
13418020.html

(60) https://www.segantini-parfum.com/index.php/de/von-der-idee-zum-parfum

(61) Nachzulesen in: http://www.art-parfum.eu/luce-di-segantini und https://www.
segantini-parfum.com

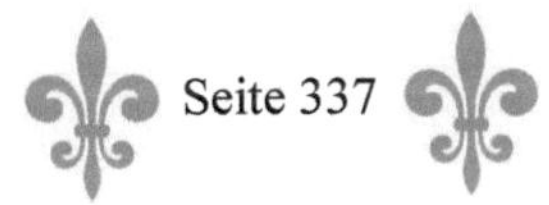

(62) Vergl. Beate Nagel, Auszug aus Artikel aus dem Fachmagazin FORUM ESSENZIA Nr. 50, November 2017

(63) https://www.segantini-parfum.com/index.php/de/von-der-idee-zum-parfum

(64) Myrrhe (semitisch *murr* = „bitter") wird als kostbare Basisduftnote in Parfüms verwandt, eine Wasserdampfdestilllation des Harzes des Baumes *Commiphora molmol,* einem Balsambaumgewächs (*Burseraceae).*

(65) Vergl. Duftportrait Vanille: Beate Nagel, PARFUM. PUR. Düfte, Farben, Kulinarik & eine Prise Poesie, Art Parfum Verlag, Juli 2020: www.art-parfum-verlag.de

(66) Auszug aus dem Artikel „Es werde LUCE" von Verena Lueken im FAZ MAGAZIN November 2016
http://www.faz.net/aktuell/frankfurter-allgemeine-magazin-ausgabe-12-12-11-16-13418020.html

(67) „Böcklin, Segantini und Hodler in Wien" Oskar Bätschmann in Giovanni Segantini „Im Dialog mit Symbolismus und Futurismus, Ferdinand Hodler und Joseph Beuys" Scheidegger & Spiess, Zürich 2015

(68) Die Betitelung bei Beuys weicht von der geläufigen und korrekten Schreibweise ab und weist zwei Fehler auf (*voglie* anstatt *voglio* sowie *miei* anstatt *mie*). Anmerkung Nr. 36 von Dr. Beat Stutzer in „Giovanni Segantini - Im Dialog mit Symbolismus und Futurismus, Ferdinand Hodler und Joseph Beuys." Seite 104

(69) Vergl. „Segantini" Giovanni Segantini 1858-1899 – Kunsthaus Zürich 9. Nov. 1990 – 3. Februar 1991 – Seite 42

(70) Vgl. Die Multiples von Joseph Beuys, aus der Sammlung der Pinakothek der Moderne, München.
http://pinakothek-beuys-multiples.de/de/product/rose-fur-direkte-demokratie/

(71) Vergl. Hanns Hatt – Regine Dee „Das Maiglöckchen-Phänomen", Piper Verlag GmbH, München 2008, Seite 169

(72) Vergl. Prof. Hanns Hatt, BR 2 Radio, „Radio-Wissen - Supersensor-Nase---Diagnose-und-Therapie", 23.03.2018, http://www.3sat.de/mediathek/?mode=play&obj=53749

(73) Vergl. Peter Weibel – Interview im Magazin brandeins, Heft 12, Dezember 2011, Seite 150 - http://www.brandeins.de/archiv/magazin/warenwelt/artikel/ich-plaediere-fuer-den-sezessionskrieg-zwischen-kunst-und-markt.html

(74) Dr. Wladimir Lindenberg „Bobik begegnet der Welt - Reiseerlebnisse formen einen jungen Menschen", Verlag Ernst Reinhardt München 1988, Seiten 289-290

(75) Vergl. Wolfgang Weirauch „Autisten berichten", Flensburger Hefte, FH 112, 2012, Seiten 63-65

(76) Vergl. Auszug aus dem hörenswerten Radiobeitrag, „Framing - Wie gezielt eingesetzte Sprache uns beeinflusst", Bayerischer Rundfunk, BR2, Radiowissen, Sendung vom 20.03.2019, Manuskript zur Sendung:
https://www.br.de/radio/bayern2/service/manuskripte/radiowissen/manuskriptradiowissen-2552.html

(77) Bauhaus: https://www.bauhaus100.de und https://www.bauhaus-dessau.de/de/index.html

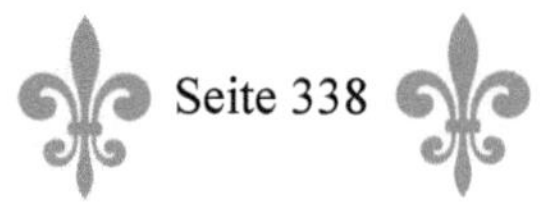

(78) Malte Herwig „Die Frau, die Nein sagte – Françoise Gilot", Ankerherz-Verlag GmbH, Hollenstedt, 2015, Seite 45

TEIL 2
(79) http://landkartenindex.blogspot.de/2012/04/die-geschichte-der-weltkarten-homer.html
(80) Archäologische Museum Iraklio in der Stadt Iraklio (Heraklion)
(81) Dipl. Biol. Ruth von Braunschweig, Artikel „Ätherische Öle – Luststoffe für Körper und Psyche", Forum Essenzia 10 / 1996, Seite 32
(82) Von 1990 bis 2011 war ich bei dem Unternehmen Aromata International GmbH beschäftigt; davon seit Mitte der 1990er Jahre als Projektleiterin, Parfümeurin.
(83) Vergl. Prof. Dr. Dr. Dietrich Wabner, Dr. Christiane Baier, Aromatherapie - Grundlagen, Wirkprinzipien, Praxis, Urban & Fischer Verlag, 2011, 2.Auflage, S. 171
(84) Vergl. Duftportrait Orange: Beate Nagel, PARFUM. PUR. Düfte, Farben, Kulinarik & eine Prise Poesie, Art Parfum Verlag, Juli 2020: www.art-parfum-verlag.de
(85) Als *in vitro* (lat. ‚im Glas') bezeichnet man organische Vorgänge, die außerhalb eines lebenden Organismus stattfinden im Gegensatz zu solchen, die im lebenden Organismus (in vivo) ablaufen. In der Naturwissenschaft bezieht sich in vitro auf Experimente, die in einer kontrollierten künstlichen Umgebung außerhalb eines lebenden Organismus durchgeführt werden wie im Reagenzglas.
(86) Renzo Piano „Wenn ich zur Arbeit komme, fange ich an zu tanzen", Interview von Tobias Timm in der ZEIT, Nr. 39 vom 19. September 2018
(87) Monika Werner / Ruth von Braunschweig „Praxis Aromatherapie / Grundlagen – Steckbriefe - Indikationen", 2. aktualisierte Auflage 2009, HAUG Verlag Stuttgart, Seite 108
(88) Vergl. Prof. Dr. Dr. Dietrich Wabner, Dr. Christiane Baier, „Aromatherapie - Grundlagen, Wirkprinzipien, Praxis", Urban & Fischer Verlag, 2. Auflage 2011, Seite 173
(89) Eliane Zimmermann, Blog Immortelle: http://aromapraxis.de/aroma-schule/aetherische-oele/
(90) Ausbildung über Allgäuer Kräuterlandverein e.V.: www.allgaeuer-kraeuterland.de
(91) Ursel Bühring „Alles über Heilpflanzen" 2007 Ulmer KG - Seite 207
(92) Verlangen Sie explizit nach *Wollfett* und nicht etwa nach Lanolin. Hier gibt es unterschiedliche Bestimmungen in Europa (etwa zwischen Deutschland und Österreich). Bei Lanolin können auch synthetische Zusätze enthalten sein, bei Wollfett nicht.
(93) Vergl. Eliane Zimmermann, Blog: https://blog.aromapraxis.de/
(94) Vergl. Christina Kiehs-Glosa „Iris – Eine Pflanze verwandelt das Wasser", aethera im Verlag Freies Geistesleben & Urachhaus, Stuttgart, 1. Auflage 1999, Seite 55-56
(95) Das Haus Bourbon oder die Bourbonen ist der Name eines französischen Adelsgeschlechts, das acht französische Könige sowie weitere Monarchen anderer europäischer Staaten stellte. Aktuell: Die Staatsoberhäupter von Spanien und Luxemburg sind Angehörigen der Bourbonen-Familie.
(96) Vergl. Christina Kiehs-Glosa „Iris – Eine Pflanze verwandelt das Wasser", aethera im Verlag Freies Geisteslben & Urachhaus, Stuttgart, 1. Auflage 1999, S.55-56

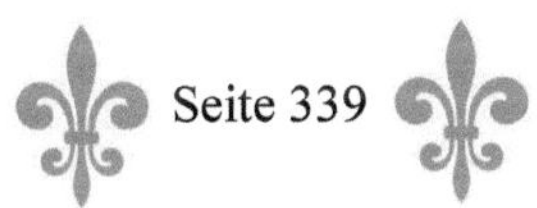

(97) Vergl. Chris Stadtlaender „Sisi – Die geheimen Schönheitsrezepte der Kaiserin und des Hofes", Österreichische Staatsdruckerei 1997, Seite 7

(98) Dieser Thangka-Kalender wurde von Windpferd Verlag Ende der 1980er Jahren herausgegeben.

(99) Vergl. „Fenster zum Kosmos" Die Epistel der Christengemeinschaft, Flensburger Hefte Verlag, Sonderheft 39, 2017, Seite 31

(100) „Fly to the Rainbow" ist das zweite Studio-Album der deutschen Hard-Rock-Band Scorpions, das Ende des Jahres 1974 veröffentlicht wurde.

(101) Einkauf z. B. bei KräuterCrämer: www.kraeutercraemer.de

(102) http://www.pm.ruhr-uni-bochum.de/pm2009/msg00148.htm

(103) Ein hilfreicher Hinweis von Eliane Zimmermann zur genannten Pressemitteilung: „Diese Untersuchungen stecken noch in den Anfängen und werden an Zellkulturen ausgeführt und nicht an lebendigen Menschen. Veilchen riechen oder essen hilft sicherlich genau so wenig wie Iris- oder Veilchenparfüms aufzusprühen. Diese Studien stellen meiner Meinung nach jedoch möglicherweise erste Schritte in eine völlig neue Richtung der Krebstherapie dar. Ätherische Öle bzw. sehr viele ihrer Inhaltsstoffe wirken im Laborexperiment antitumoral." https://blog.aromapraxis.de/?s=Prostatakrebs&submit=Suchen

(104) Dr. Wolf-Dieter Storl „Ich bin ein Teil des Waldes", Kosmos Verlag, 2003, Seite 9

(105) Markus Sommer „Heilpflanzen – ihr Wesen, ihre Wirkung, ihre Anwendung", aethera, Urachhaus Verlag, Stuttgart, Seite 124

(106) Vergl. Jean-Charles Schnebelen „Kamillen in der Apotheke und daheim", Artikel im Heft „Kamillen" - Forum Essenzia Nr. 18 / 2000.

(107) Jean-Charles Schnebelen „Kamillen in der Apotheke und daheim", Artikel im Heft „Kamillen" Forum Essenzia Nr. 18 aus dem Jahr 2000, Seite 4

(108) Markus Sommer „Heilpflanzen – ihr Wesen, ihre Wirkung, ihre Anwendung", aethera, Urachhaus Verlag, Stuttgart, Seite 126

(109) Vergl. Duftportrait Neroli: Beate Nagel, PARFUM. PUR. Düfte, Farben, Kulinarik & eine Prise Poesie, Art Parfum Verlag, Juli 2020: www.art-parfum-verlag.de

(110) Vergl. Forum Essenzia e.V. Heft Nr. 2/2000 „Kamillen", Artikel von Wolft-Dieter Storl „Die Kopfkamille" Seite 6, http://www.forum-essenzia.org/zeitschrift/alle-ausgaben/index.html

(111) Ebd.

(112) Bärbl Buchmayr „Eine Gute-Nacht-Geschichte", Forum Essenzia e.V. Heft „Kamillen", Nr. 18/2000, Seite 9

(113) Vergl. Susanne Fischer-Rizzi „Das große Buch der Pflanzenwässer – Pflegen, heilen, gesund bleiben mit Hydrolaten", AT Verlag, Aarau und München, 2014 – Seite 74

(114) Vergl. Astrid Süßmuth „Heilpflanzen am Mittelmeer", Freya-Verlag 2017, Seite 68

(115) Ebd.

(116) https://www.ecolepenoel.com/en/

(117) Eliane Zimmermann, Blog Immortelle: http://aromapraxis.de/aroma-schule/aetherische-oele/

(118) Astrid Süßmuth „Heilpflanzen am Mittelmeer", Freya-Verlag 2017, Seite 69

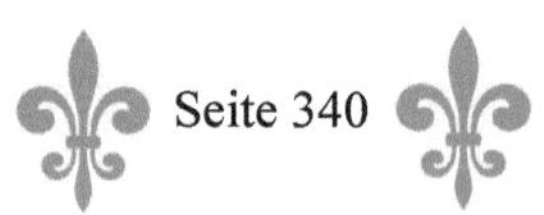

(119) Vergl. Monika Werner / Ruth von Braunschweig „Praxis Aromatherapie /
Grundlagen – Steckbriefe - Indikationen", 2. aktualisierte Auflage 2009, HAUG Verlag
Stuttgart, Seite 140
(120) Monika Werner / Ruth von Braunschweig „Praxis Aromatherapie / Grundlagen –
Steckbriefe - Indikationen", 2. aktualisierte Auflage 2009, HAUG Verlag Stuttgart, Seite 166
(121) Vergl. Duftportrait Orange: Beate Nagel, PARFUM. PUR. Düfte, Farben, Kulinarik
& eine Prise Poesie, Art Parfum Verlag, Juli 2020: www.art-parfum-verlag.de
(122) Prof. Dr. Dr. Dietrich Wabner, Dr. Christiane Baier, „Aromatherapie - Grundlagen,
Wirkprinzipien, Praxis", Urban & Fischer Verlag, 2. Auflage 2011
(123) Prof. Dr. Dr. Dr. Hanns Hatt – Regine Dee „Das Maiglöckchen-Phänomen, Piper
Verlag GmbH, München 2008, Seite 110
(124) Katharina Zeh „Das Handbuch Ätherische Öle", Joy-Verlag Oy-Mittelberg, 2005,
Seite 110
(125) Maria M. Kettenring „Duftküche - 80 Vitalrezepte mit ätherischen Ölen", Kneipp
Verlag Wien, 2012, Seiten 26 und 127
(126) Shamar Rinpoche „Creating a transparent Democracy: A new model", New
Age Books – New Delhi, India, 2007, Seite 23, ISBN: 978-81-7822-310-0 - hier die
Originalworte in Englisch: „Young people must be taught to understand that it is more
rewarding to find a single, most beautiful jewel on a distant island rather than picking
several from the millions lying on the road in front of their house. Young people will
achieve a much more stable and satisfying relationsship if they freely accept dignity as
a companion to their natural sexual desire." Buch erhältlich: https://www.bodhipath-
renchen-ulm.de/
(127) Dipl. Biol. Ruth von Braunschweig, Artikel „Ätherische Öle – Luststoffe für Körper
und Psyche", Forum Essenzia 10 / 1996
(128) http://programm-origin.ard.de/TV/tagesschau24/der-geruch-des-todes/
eid_287219945293654?list=now
(129) PDF ist abrufbar von Greenpeace: http://www.greenpeace.org/austria/Global/austria/
marktcheck/uploads/media/Kuenstliche_Moschus_Duftstoffe.pdf
(130) Während meiner Tätigkeit als Projektleiterin, Parfümeurin für Aromata International
GmbH in 87477 Sulzberg
(131) Vergl. Eliane Zimmermann, Blog: https://blog.aromapraxis.de/2013/07/08/kann-man-dufte-sehen/
(132) Vergl. Prof. Dr. Dr. Dietrich Wabner, Dr. Christiane Baier, „Aromatherapie -
Grundlagen, Wirkprinzipien, Praxis", Urban & Fischer Verlag, 2. Auflage 2011, Seite 222
(133) Tschögyam Trungpa „Spiritueller Materialismus - Vom wahren geistigen Weg"
Aurum Verlag, 1986.
(134) Dr. Wolf-Dieter Storl „Schamanentum – die Wurzeln unserer Spiritualität" Wolf-
Dieter Storl, Aurum Verlag, 2010, Seite 79
(135) Vergl. Beate Nagel „Vater Unser Land - Betrachtungen als Blog on Paper", Art Parfum
Verlag, 2019
(136) Vergl. Katharina Zeh „Das Handbuch Ätherische Öle", Joy-Verlag Oy-Mittelberg, 2005,

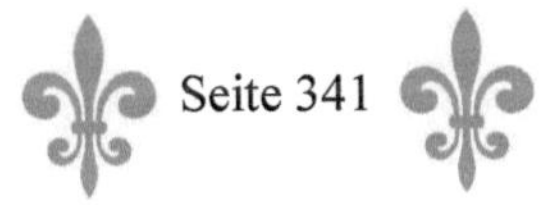

Seite 118

(137) Monika Werner „Ätherische Öle – Duftende Heilpflanzen-Essenzen zum Helfen und Heilen", GU Verlag, 1993, Seite 57

(138) Das bewährte Dammmassageöl erhältlich bei der Bahnhofsapotheke in Kempten: https://shop.bahnhof-apotheke.de/product/dammmassageoel-20ml.311.html

(139) Vergl. Ingeborg Stadelmann, „Die Hebammen-Sprechstunde", Stadelmann Verlag, erweiterte Auflage im September 2018

(140) Biblia Germanica. Luther-Übersetzung 1545, Deutsche Bibelgesellschaft, 1967

(141) Aus: Die Bibel. Altes und Neues Testament. Einheitsübersetzung. Katholische Bibelanstalt GmbH Stuttgart, 1980, http://www.deutsche-liebeslyrik.de/lied/h_1_einheitsueb_1980.htm

(142) „Myrrhe – Neue Beobachtungen zur Tradition eines wahrhaft biblischen Arzneimittels" Johannes Gottfried Mayer, ZPT – Zeitschrift für Phytoherapie 2015; 36: 103

(143) Bei einem Resinoid wird ein Harz mit einem Lösungsmittel, meist Branntwein, gelöst und kann so auch für Parfüms verwendet werden.

(144) Vergl. Jake Spicer „Draw Faces in 15 Minutes", Ilex Press, Juni 2014, UK ed, vergl. auch Blog von Amy Stewart, Facebook vom 3. Mai 2019

(145) Bayerischer Rundfunk BR2. Eins zu Eins. Ann-Marlene Henning ist Deutschlands bekannteste Sexologin. Mit der Aufklärungsserie „Make love" sorgte sie vor einigen Jahren für Furore. Moderation: Stefan Parrisius. Als Podcast vom 30. September 2019 zu hören unter: https://www.br.de/mediathek/podcast/eins-zu-eins-der-talk/ann-marlene-henning-sexologin/1738292

(146) Vergl. Dr. Kurt Schnaubelt, Neue Aromatherapie – Gesundheit und Wohlbefinden durch ätherische Öle", vgs Verlagsgesellschaft Köln, 1995 und Prof. Dr. Dr. Dietrich Wabner, Dr. Christiane Baier, „Aromatherapie - Grundlagen, Wirkprinzipien, Praxis", Urban & Fischer Verlag, 2. Auflage 2011, Seite 226

(147) Prof. Dr. Dr. Dr. Hanns Hatt – Regine Dee „Das Maiglöckchen-Phänomen", Piper Verlag GmbH, München 2008 – ISBN 978-3-492-05224-5, Seite 266

(148) Katharina Zeh, „Handbuch der Ätherischen Öle", Joy Verlag Oy-Mittelberg, 2005, Seite 125

(149) Dipl. Biol. Ruth von Braunschweig, Artikel „Ätherische Öle – Luststoffe für Körper und Psyche", Forum Essenzia 10 / 1996, Seite 34

(150) Prof. Michael Zohary, „Pflanzen der Bibel", Calwer Verlag Stuttgart, 1983; S.194, Prof. Zohary war Inhaber des Lehrstuhls für Botanik an der Hebräischen Universität in Jerusalem und Mitglied der Israelischen Akademie der Wissenschaften und Humanwissenschaften.

(151) Prof. Dr. Dr. Dietrich Wabner, Dr. Christiane Baier, „Aromatherapie - Grundlagen, Wirkprinzipien, Praxis", Urban & Fischer Verlag, 2. Auflage 2011, Seite 229

(152) Vergl. Duftportrait Lavendel: Beate Nagel, PARFUM. PUR. Düfte, Farben, Kulinarik & eine Prise Poesie, Art Parfum Verlag, Juli 2020: www.art-parfum-verlag.de

(153) Vergl. Prof. Dr. Dietrich Wabner, Dr. Christiane Baier, „Aromatherapie - Grundlagen, Wirkprinzipien, Praxis", Urban & Fischer Verlag, 2. Auflage 2011, Seiten 230-231

(154) Katharina Zeh „Das Handbuch Ätherische Öle", Joy-Verlag Oy-Mittelberg, 2005, Seite 127

(155) Eliane Zimmermann: https://blog.aromapraxis.de/2017/09/19/osmanthus-das-absolue-bei-angst/#comments

(156) Unternehmen zum damaligen Zeitpunkt im Jahr 2000: Aromata International GmbH in 87477 Sulzberg mit seinem Geschäftsführer Kurt L. Nübling.

(157) http://www.leffingwell.com/osmanthus.htm

(158) Vergl. https://blog.aromapraxis.de/2017/09/19/osmanthus-das-absolue-bei-angst/#comments. https://blog.aromapraxis.de/2017/09/19/osmanthus-das-absolue-bei-angst/#comments - [Hozumi H, Hasegawa S, Tsunenari T, Sanpei N, Arashina Y, Takahashi K, Konnno A, Chida E, Tomimatsu S. Aromatherapies using Osmanthus fragrans oil and grapefruit oil are effective complementary treatments for anxious patients undergoing colonoscopy: A randomized controlled study. Complement Ther Med. 2017 Oct;34:165-169]

(159) Vergl. Eliane Zimmermann, Blog: https://blog.aromapraxis.de/2017/09/19/osmanthus-das-absolue-bei-angst/#comments

(160) Vergl. „Auf der Suche nach den verlorenen Düften" Eine aromatische Kulturgeschichte – Paolo Rovesti / Suanne Fischer-Rizzi (Hrsg.), Irisiana, Heinrich Hugendubel, München 1995, Seite 201-205

(161) http://aktuell.rub.de/meldung/2016/01/meld03140.html.de

(162) Ursel Bühring, „Meine Heilpflanzenschule", Kosmos-Verlag Stuttgart, 2009, Seite 226

(163) Markus Sommer „Heilpflanzen – ihr Wesen, ihre Wirkung, ihre Anwendung", aethera, Urachhaus Verlag, Stuttgart, Seiten 33-35

(164) Ebd.

(165) Monika Werner / Ruth von Braunschweig „Praxis Aromatherapie / Grundlagen – Steckbriefe - Indikationen", 2. aktualisierte Auflage 2009, HAUG Verlag Stuttgart, Seite 188

(166) Jean-Claude Ellena „Parfüm – Ein Führer durch die Welt der Düfte", Verlag C.H.Beck, München 2012, S. 16

(167) Margret Demleitner „Das Blut der Bäume", FORUM ESSENZIA Heft „Harze" 15/1999, Seite 3

(168) Vergl. Verena Staël von Holstein, „Gespräche mit Bäumen 3", Flensburger Hefteverlag 2017, Seite 126

(169) Prof. Dr. Dr. Dietrich Wabner, Dr. Christiane Baier, „Aromatherapie - Grundlagen, Wirkprinzipien, Praxis", Urban & Fischer Verlag, 2. Auflage 2011, Seite 280

(170) Monika Werner / Ruth von Braunschweig „Praxis Aromatherapie / Grundlagen – Steckbriefe - Indikationen", 2. aktualisierte Auflage 2009, HAUG Verlag Stuttgart, Seite 189

(171) Duftportrait Limette: Beate Nagel, PARFUM. PUR. Düfte, Farben, Kulinarik & eine Prise Poesie, Art Parfum Verlag, Juli 2020: www.art-parfum-verlag.de

(172) Monika Werner „Ätherische Öle – Duftende Heilpflanzen-Essenzen zum Helfen und Heilen", GU Verlag, 1993, Seite 75

(173) Vergl. Monika Werner / Ruth von Braunschweig „Praxis Aromatherapie /

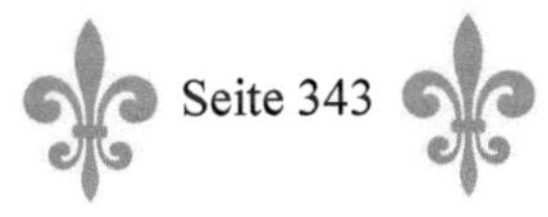

Grundlagen – Steckbriefe - Indikationen", 2. aktualisierte Auflage 2009, HAUG Verlag Stuttgart, Seiten 198 - 199

(174) Die größte zusammenhängende Fläche – zugleich mehr als die Hälfte der Gesamtfläche aller tropischen Regenwälder – befindet sich im Bereich des Amazonasbeckens.

(175) Vergl. Nina Daniela Jaksch „Was Sie schon immer über Ätherische Öle wissen wollten", Hersg.Primavera Life, 1998, S.114

(176) Auszug aus Giovanni Segantini, „Aus Schriften und Briefen", Herausgegeben und bearbeitet von Gioconda Leykauf-Segantini – Innquell-Verlag, 3. Auflage, Dezember 2010, Seite 61 / https://www.segantini.com/giovanni-segantini/

(177) http://www.pm.ruhr-uni-bochum.de/pm2009/msg00148.htm

(178) Vergl. Chris Stadtlaender „Sisi – Die geheimen Schönheitsrezepte der Kaiserin und des Hofes", Österreichische Staatsdruckerei 1997, Seite 146

(179) Das Endokrinium hat sich zusammen mit dem Nervensystem in der Evolution als zentraler Integrationsmechanismus herausgebildet, der die Kommunikation zwischen Zellen und Organen ermöglicht. Das Endokrinium ist unverzichtbar für Wachstum, Entwicklung, Fortpflanzung, aber auch für die Anpassung an die Umwelt und die Reaktion auf Belastungen und Stress. Der Terminus „endokrin" beschreibt die Freisetzung von Botenstoffen in die Blutbahn. Diese Botenstoffe werden als Hormone bezeichnet. http://www.endokrinologie.net/endokrinologie.php

(180) Eliane Zimmermann, Aromablog „Vetiver", http://aromapraxis.de/aroma-blog/

(181) Chumba & Ute Lama „Tibetisches Atem-Yoga – Die machtvolle Medizin für Körper und Geist", Schirner Verlag, 1. Auflage März 2015.

(182) Süddeutsche Zeitung vom 13./14. November 1993 – vergl. „Mainzer Gesundheitsminister gibt Weihrauch-Entwarnung" in Forum Essenzia e.V. Heft Nr. 21 / 1993: http://www.forum-essenzia.org/zeitschrift/alle-ausgaben/index.html

(183) Prof. Dr. Dr. Dietrich Wabner, Wintersemester, 19. November 2015, „Etherische Öle I" (Anwendung v.a. in Therapie und Pflege), Klinikum Biederstein (U6 Dietlinden Str.) Hör-Saal F Bau 608

(184) Vergl. Dr. Dieter Martinetz, Prof. Dr. Karlheinz Lohs, Dr. Jörg Janzen, „Weihrauch und Myrrhe – Kostbarkeiten der Vergangenheit im Licht der Gegenwart", Akademie-Verlag, Berlin DDR, 1989, Seiten 81-82

(185) Weiterführende Informationen: http://www.art-parfum.eu/kunstprojekte

(186) Prof. Dr. med. Hermann P. T. Ammon „Deutsches Ärzteblatt - Salai-Guggal-(Indischer Weihrauch-) Gummiharz aus Boswellia serrata: Boswelliasäuren als Nicht-Redoxhemmstoffe der Leukotrienbiosynthese - Neue therapeutische Möglichkeit?, 1998

(187) Prof. Dr. Dietrich Wabner, Dr. Christiane Baier, „Aromatherapie - Grundlagen, Wirkprinzipien, Praxis", Urban & Fischer Verlag, 2. Auflage 2011, Seite 299

(188) Ulrich Schnabel, Die ZEIT – Artikel von 29. Mai 2098: https://www.zeit.de/2008/23/Glosse

(189) Dr. Dieter Martinetz, Prof. Dr. Karlheinz Lohs, Dr. Jörg Janzen „Weihrauch und Myrrhe – Kostbarkeiten der Vergangenheit im Licht der Gegenwart", Akademie-Verlag, Berlin

DDR, 1989, Seite 135

(190) Prof. Dr. Oliver Werz, Institut für Pharmazie der Friedrich-Schiller-Universität Jena: https://web.archive.org/web/20120831194001/https://www.uni-jena.de/Mitteilungen/PM120709_Weihrauch.html

(191) Weitere Ausführung zu diesem Rezept finden Sie im Aromablog bei Eliane Zimmermann: https://aromapraxis.de/2018/11/10/kyphi-die-uralte-und-beruhigende-rauchermischung/

(192) Marcel Lavabre „Mit Düften heilen: das praktische Handbuch der Aromatherapie", Verlag Hermann Bauer AG, Freiburg im Breisgau, 1992, Seite 91

(193) Clemens G. Arvay „Der Biophilia-Effekt: Heilung aus dem Wald", Ullstein Taschenbuch, 2016

(194) Vergl. Erich Fromm „Haben oder Sein: Die seelischen Grundlagen einer neuen Gesellschaft", Deutscher Taschenbuch-Verlag dtv 1984 und Beate Nagel „Vater Unser Land - Experiment Inspiration", Buch zum Kunstprojekt erscheint im Herbst 2019

(195) Vergl. Kinadeter, Möhring, Poppe „Bausteine für positives Mikroklima", Delphin-Verlag München 1988, Seite 278

(196) Adelheid Lingg „Das Heilpflanzenjahr - Heilkräuter aus dem Zauberkessel der Fülle", Franck-Kosmos Verlag, Stuttgart, 2010, Seite 147

(197) https://arvay.info/

(198) Auszug - vollständiges Gedicht von Johann Wolfgang von Goethe zu finden im Roman „Wilhelm Meisters Lehrjahre" (1795/1796)

(199) Prof. Dr. Dr. Dietrich Wabner - Dr. Christiane Baier, „Aromatherapie - Grundlagen, Wirkprinzipien, Praxis", Urban & Fischer Verlag, 2. Auflage 2011, Seiten 37-38

(200) Prof. Dr. Dr. Dietrich Wabner, Dr. Christiane Baier, „Aromatherapie - Grundlagen, Wirkprinzipien, Praxis", Urban & Fischer Verlag, 2. Auflage 2011, Seite 316

(201) Dr. Kurt Schnaubelt, Neue Aromatherapie – Gesundheit und Wohlbefinden durch ätherische Öle", vgs Verlagsgesellschaft Köln, 1995

(202) Vergl. Prof. Dr. Dr. Dietrich Wabner, Dr. Christiane Baier, „Aromatherapie - Grundlagen, Wirkprinzipien, Praxis", Urban & Fischer Verlag, 2. Auflage 2011, Seiten 318-319

(203) Eliane Zimmermann: https://blog.aromapraxis.de/shop/ole-lieferanten/aida-oliopedia-ole-von-y-bis-z/

(204) Ruth von Braunschweig, „Pflanzenöle - Qualität, Anwendung und Wirkung: Über 50 starke Helfer für Genuss und Hautpflege", Stadelmann Verlag, 6. Auflage 2018

(205) Vergl. Ingeborg Stadelmann „Bewährte Aromamischungen", Kapitel: „9 goldene Regeln der Aromatherapie", Stadelmann Verlag 2001

(206) Erich Schmidt „Primavera Life Naturparfümerie – Begleitheft", 1997, Erich Schmidt und Primavera Life, Seite 43

(207) Eliane Zimmermann, Blog Aromaschule, https://aromapraxis.de/aroma-schule/aetherische-oele/anwendung-aetherische-oele/schwangerschaft/

(208) Swarovski Kristallwelten: https://kristallwelten.swarovski.com

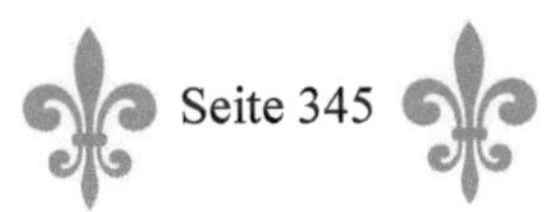

Bildnachweise

Titel: Photo by Toa Heftiba on Unsplash; S 1, S und folgende Seiten:https://bildagentur.
panthermedia.net/m/lizenzfreie-bilder/B94591388/ panthermedia_B94591388_3508x3508;
S. 5, 138: Von de: Benutzer:Shisma - Erstellt mit Adobe Illustrator, CC0, https://commons.
wikimedia.org/w/index.php?curid=64279231; S. 16: Photo by LIANE on Unsplash; S. 23:
„Buddha Amitabha in Dewachen", Detail des Thangkas im Meditationsraum der Bodhi Path
Gruppe Schwarzenberg: http://www.bodhipath.org/schwarzenberg/; S. 24: Photo by Nathan
Dumlao on Unsplash; S. 27: Vector-Images.comConverted to SVG by: Oren neu dag - http://
vector-images.com/image.php?epsid=6042, Gemeinfrei, https://commons.wikimedia.org/w/
index.php?curid=4339176; S. 30: Von Jewish Encyclopedia, Funk and Wagnalls, Gemeinfrei, https://commons.wikimedia.org/w/index.php?curid=2556960; S. 33: Public Domain,
https://commons.wikimedia.org/w/index.php?curid=772458. Icon of Saint Mary Magdale-
ne depicted as one of the Myrrhbearers with the words „Christ is Risen" in Greek at the top,
depicting her discovery of the empty tomb; S. 39: Von John Singer Sargent - 1. Unbekannt 2.
The Sterling and Francine Clark Art Institute, Williamstown, Gemeinfrei, https://commons.
wikimedia.org/w/index.php?curid=1020712; S. 43: Photo by Tyler Nix on Unsplash; S. 50:
Photo by Kenny Luo on Unsplash; S.53: Gemeinfrei, https://commons.wikimedia.org/w/
index.php?curid=470507
https://de.wikipedia.org/wiki/Pont_au_Change; S. 60: Photo by Alessia Cocconi on Unsplash; S. 65: Von Boasson and Eggler St. Petersburg Nevsky 24. - http://forum.alexanderpa-
lace.orgState Historical Museum (SHM)s Fotos, Gemeinfrei, https://commons.wikimedia.
org/w/index.php?curid=3302435. ; S. 66: Photo by William Bout on Unsplash; S. 76: Photo
by Dimitry Anikin on Unsplash; S. 79: Photo by Mohamed Nohassi on Unsplash; S. 83:
Photo by Kael Bloom on Unsplash; S. 86: Ave Maria a trasbordo (Ave Maria bei der Überfahrt) von Giovanni Segantini 1886 in der 2. Fassung, Öl auf Leinwand, Depositum der
Otto Fischbacher Giovanni Segantini Stiftung, St. Gallen, Segantini Museum, St. Moritz;
S. 89: Gisela Radochla vom 16.12.2016 als „Turandot" in Website Parfumo; S. 96: Photo
by Crystal Z. Shi on Unsplash; S. 103: Bildquelle „Dr. Waldimir Lindenberg" von Seite 116
aus dem Buch „Wladimir Lindenberg – Ein Portrait in Texten und Bildern" Zusammen-
gestellt und herausgegeben von Gertrud Züricher, Ernst Reinhardt Verlag, 1993; S. 112:
Photo by Evie S. on Unsplash; S. 116: http://informations-documents.com/environnement/
coppermine15x/displayimage.php?album=114&pid=12151; S. 119: https://landkartenindex.
blogspot.com/2012/04/die-geschichte-der-weltkarten-homer.html; S. 122: https://i.pinimg.
com/originals/6e/d4/1e/6ed41e03fbc7379782656f14422dd9b8.jpg; S. 128: https://www.
ecosia.org/images?q=Helichrysum+italicum+#id=FF874F508C5714720293C55D44A04D
81E20B2C47. S. 121, S. 136, 140, 148, 152, 166, 176, 192, 200, 212, 226, 240, 248, 256,
292, 304, 314: Köhler`s Medizinal-Pflanzen, G. Pabst, Verlag von Fr. Eugen Köhler. 1887.
S. 126: https://commons.wikimedia.org/w/index.php?curid=10953093; S. 146: By Angela
Andriot - Vetiver Aromatics. If you use this photo, please include a link to Vetiver's website., CC BY-SA 3.0, https://commons.wikimedia.org/w/index.php?curid=18477337; S. 157:
Photo by Fallon Michael on Unsplash; S. 158: Cistus ladanifer, Marcos Oliveira, Portugal;
S. 161: Abbild Info about artwork, Gemeinfrei, https://commons.wikimedia.org/w/index.
php?curid=172640; S. 171: Von Stifterverband, CC BY 3.0, https://commons.wikimedia.

org/w/index.php?curid=74004024 - https://de.wikipedia.org/wiki/Hanns_Hatt, http://www.cphys.ruhr-uni-bochum.de/; S. 179: Von Jupp Wiertz - http://www.plakatkontor.de/ivpda-poster-show/wiertz-jupp-vogue-parfuem.html, Gemeinfrei, https://commons.wikimedia.org/w/index.php?curid=44330438; S. 182: By Francisco Manuel Blanco (O.S.A.) - Flora de Filipinas [...] Gran edicion [...] [Atlas II].[1], Public Domain, https://commons.wikimedia.org/w/index.php?curid=977689; S. 188: By Frederick William Fairholt - Costume in England: a history of dress to the end of the eighteenth century, Volume 2; page 333, Public Domain, https://commons.wikimedia.org/w/index.php?curid=11116240; S. 197: Von Wolfgang Sauber - Eigenes Werk, CC BY-SA 3.0, https://commons.wikimedia.org/w/index.php?curid=6303152; S.206: By Bartolom□ Esteban Murillo - JAFwsBSXui7rdg at Google Cultural Institute maximum zoom level, Public Domain, https://commons.wikimedia.org/w/index.php?curid=21880092; S. 211: Amy Stewart, Facebook vom 3. Mai 2019 zu Jake Spicer „Draw Faces in 15 Minutes", Ilex Press, Juni 2014, UK ed, vergl. auch Blog; S. 215: By Forest & Kim Starr, CC BY 3.0, https://commons.wikimedia.org/w/index.php?curid=6181344; S. 220:https://upload.wikimedia.org/wikipedia/commons/a/aa/Nardostachys_grandiflora.jpg. Joseph Dalton Hooker (1817-1911) [Public domain]; S. 234: Watercolour entitled Osmanthus fragrans from the William Kerr collection of Chinese plants, painted by an unknown artist. http://powo.science.kew.org/taxon/urn:lsid:ipni.org:names:610878-1; S. 255: Photo by Mae Mu on Unsplash; S. 266: https://tropilab.com/dipter-odo.html; S. 271: Photo by Allef Vinicius on Unsplash; S. 274: M.S. del., J.N.Fitch lith. - Curtis's Botanical Magazine, London., vol. 140 [= ser. 4, vol. 10]: Tab. 8541 - [1], Gemeinfrei, https://commons.wikimedia.org/w/index.php?curid=9470202; S. 280: Kaiserin Elisabeth beim Hürdenritt, Th. L. Atkinson (nach John C. Charleton) - http://text.habsburger.net/module/zarte-triebe-kaiserliche-flitterwochen-in-laxenburg/zarte-triebe-kaiserliche-flitterwochen-in-laxenburg/MB-ST_R7-MOD2-04.jpg/?size=preview&plus=1, Gemeinfrei, https://commons.wikimedia.org/w/index.php?curid=18408714; S. 286: http://swbiodiversity.org/seinet/collections/individual/index.php?occid=2052094; S. 310: Photo by chuttersnap on Unsplash und Bild privat: Beate Nagel; S. 320:http://www.pontassievenatura.it/gb2/1img/Cupressus_semper-virens/Cupressus_sempervirens.jpg; S. 332 Eliane Zimmermann – Grafik „Dosierungstabelle": https://aromapraxis.de/aroma-blog/; S. 361: Fa. Arte Verde, Österreich; S. 360: Fa. Primavera Life GmbH, Deutschland; S. 15, 23, 91, 92, 101, 107, 132, 174, 180, 203, 231, 238, 245, 252, 260, 276, 289, 294, 308, 324, 336, 337, 338, 358, 363: Autorin Beate Nagel.

Stichwort-Verzeichnis zu den 25 Duftportraits

Es ist ökonomisch sinnvoll, mit einem gekauften Duftfläschchen mehrere Rezepte auszuprobieren. Daher finden Sie im *Stichwortsuche EINS* für jeden Duft im Buch genannte Anwendungen. In der *Stichwortsuche ZWEI* sind Themen aufgeführt, die innerhalb der Duftportraits behandelt werden.

Stichwortsuche EINS: Welcher Einzelduft? Wo beschrieben?

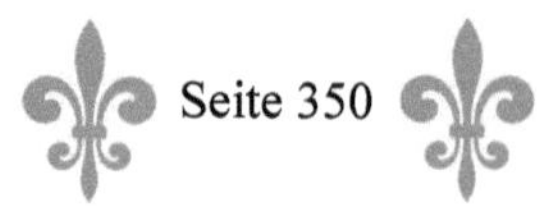

EAST-WEST kunstprojekt

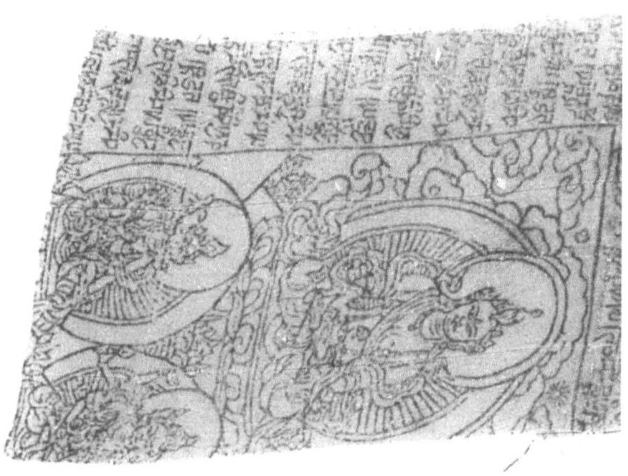

Beim Frühsport - Mittwoch, 17. Februar 2016 - finde ich auf dem Weg gefrorene Gebetsfahnen-Fetzen in Rot, Gelb, Grün, Blau und Weiß. Der Sturm hatte in der Nacht kräftig gewütet und nun liegen diese Stofffetzen wie Symbole für mich im alpinen Schnee. Ich sammle sie auf. Stück für Stück. Erkenne dabei: Aus dem Chaos, aus dem Zerbrochenen kann sich etwas Neues entwickeln... wie ein Phönix, der sich aus der Asche strahlend im neuen Federkleid in die Lüfte erhebt.

Das Kunstprojekt EAST-WEST habe ich mit diesen Gebetsfahnen-Fetzen entwickelt. Parfum-Kompositionen untermalen diese Arbeit.:
www.art-parfum.de/kunstprojekte

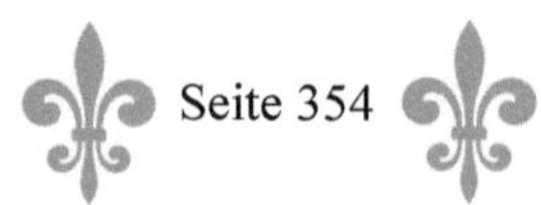

DANK

Zum Gelingen dieses Buchprojektes danke ich in erster Linie Nina Daniela Jaksch – Agentur GREENSCAUT, Wien. Sie machte mir Mut zum Buch, versorgte mich mit bestem Wissen und auch mancher Weisheit, Eliane Zimmermann und Prof. Dr. Dr. Dietrich Wabner (posthum) für seine fundierten, herrlichen Vorlesungen in München.

Ich danke Menschen, deren Namen ganze Listen füllen würden, im gemeinsamen Austausch über so viele Jahre und im Besonderen den ehrenamtlich Tätigen in den Vereinen, die sich um Erhalt und Förderung von Aromatherapie, Aromapflege, Aromakultur kümmern.

Ich danke meiner Bergfreundin Rosi Brosche, die mir ihre Liebe zu den Allgäuer Bergen mit ihrer reichen Flora und Fauna über so viele Jahre schon vermittelt. Ich bedanke mich ich für die wertvolle Hilfe des Korrekturlesens und ganz besonders gilt meinen wundervollen Eltern mein Dank; denn sie haben das Fundament zu allem gelegt.

Empfehlungen / Ausbildung

Grundsätzlich verwende ich hochwertige regionale bzw. Bio-Produkte.

Arte Verde / *Österreich*: www.arteverde.at
Bahnhof-Apotheke Kempten: www.bahnhof-apotheke.de (*„Dammmassageöl"*)
Oshadhi GmbH: https://oshadhi.de/ (*Sandelholz*)
Primavera Life GmbH: www.primaveralife.com (*Iris*)
Vanilla Campaign: https://www.vanillacampaign.com/ (*Vanille*)
Wadi GmbH: www.etherischeoele.de (*Rosenextrakt Absolue*)

Aromaschule Eliane Zimmermann: https://aromapraxis.de/aroma-schule/
Forum Essenzia e.V. Deutschland: www.forum-essenzia.org
Primavera Akademie: https://akademie.primaveralife.com/
Österreich / Aromatherapie Ausbildung: www.aromainfo.at
Schweiz / Schweizer Schule für Aromatherapie: www.aromatherapieschule.ch
KräuterCraemer: www.kraeutercraemer.de
Freiburger Heilpflanzenschule: www.heilpflanzenschule.de
Rühlemann's, Kräuter & Duftpflanzen: www.kraeuter-und-duftpflanzen.de

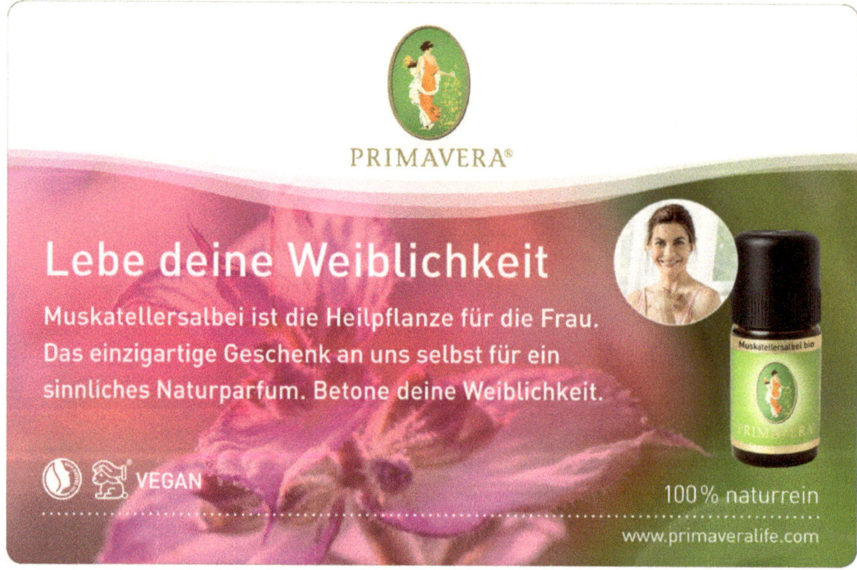

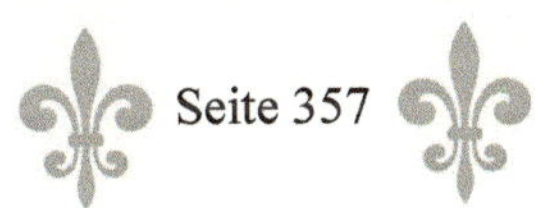

Buch PARFUM. PUR. *Düfte, Farben, Kulinarik & eine Prise Poesie* - Juli 2020
Buch ART PARFUM *Neue Wege zu altem Wissen* - Juni 2019

LUCE DI SEGANTINI – Extrait de Parfum organique - zum Gemälde
AVE MARIA A TRASBORDO von GIOVANNI SEGANTINI (2015 - 2016)

ROLLS ROYCE YEARBOOK 2019/2020: ART PARFUM Entwicklung
LUCE DI SEGANTINI organique - *Es ist das erste Mal, dass ein rein
biologisches Parfum eine derart weltweite Aufmerksamkeit erhält.*

IMAGINE - interaktives Kunstprojekt (2014 - 2016)
FRANCISCUS art parfum - art work (2018 - 2019)
7XXX EICHEN *Joseph Beuys lässt grüßen* (2016 - 2017)
EAST-WEST Kunstprojekt (2016)

PROJEKTLEITUNG, CI-DÜFTE
BMW Group München: BMW 7er, BMW i. Born Electric, BMW Motorsport /
BMW X5 / BMW Mini Air
SCENT MAYBACH - Daimler AG, Stuttgart
MESSE FRANKFURT - Themen Duftkonzepte... NORWAY Buchmesse 2019
BURJ DUBAI - Duftkonzeption 2008
SIEMENS CIC - Siemens Kommunikationszentrum, München
HP EXPO - Hewlett-Packard, Böblingen - CeBIT u.a. Messen
ALEXANDER DER GROSSE / Gewürze u.a. - Lokschuppen Rosenheim
TUI WUNDERBARE WELTEN - Duftkonzeption Alan Parkinson, London
EXPO 2000 - Afrikaduft für Pavillon, Hannover *

* ART PARFUM wurde 2011 von mir gegründet, zuvor war ich seit 1990 als Koordinatorin, später
Projektleiterin und Parfümeurin angestellt im Unternehmen Aromata International GmbH, Sulzberg

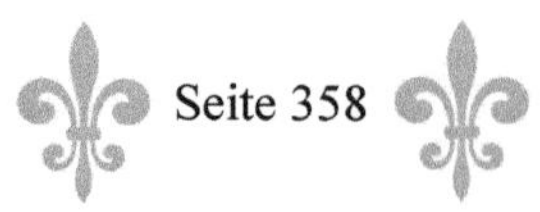

MEINE PHILOSOPHIE

„Beginne damit das Not-
wendige zu tun. Dann mach
das Mögliche. Und plötzlich
findest du dich dabei wieder,
das Unmögliche zu tun."

Hl. Franz von Assisi

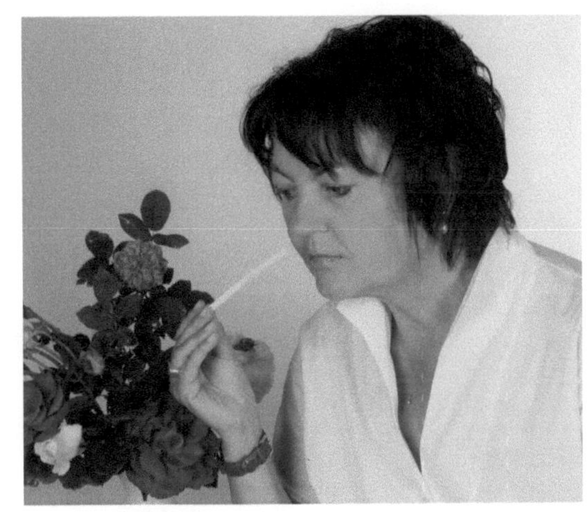

BEATE NAGEL
Parfümeurin + Künstlerin, Gründerin von ART PARFUM
www.art-parfum.eu

* Seit 30 Jahren entwickle ich Parfüms, CI-Düfte und Konzepte. Ausbildung bei Primavera Life, Aromata International, Forum Essenzia e.V. und Prof. Dr. Dr. Dietrich Wabner.
* Im Jahr 2011 wage ich den Sprung mit meiner Vision von ART PARFUM ins stärker künstlerisch ausgerichtete Schaffen.
* 40 Jahre Erfahrung mit Meditation, Beschäftigung mit buddhistischer Philosophie und einem wieder aufkeimenden, frischen Interesse an den eigenen, mitteleuropäischen Wurzeln.

Mit ART PARFUM verknüpfe ich unterschiedliche künstlerische Ausdrucksmöglichkeiten, bündle sie in einer Art „Gesamtkunstwerk". Auftragsarbeiten ermöglichen meine freien, selbst initiierten Kunstprojekte. Meine Arbeiten verfolge ich oft über mehrere Jahre - sie bewegen unterschiedliche Ebenen.

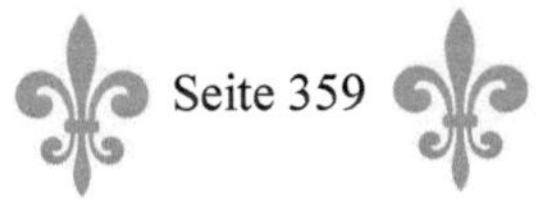

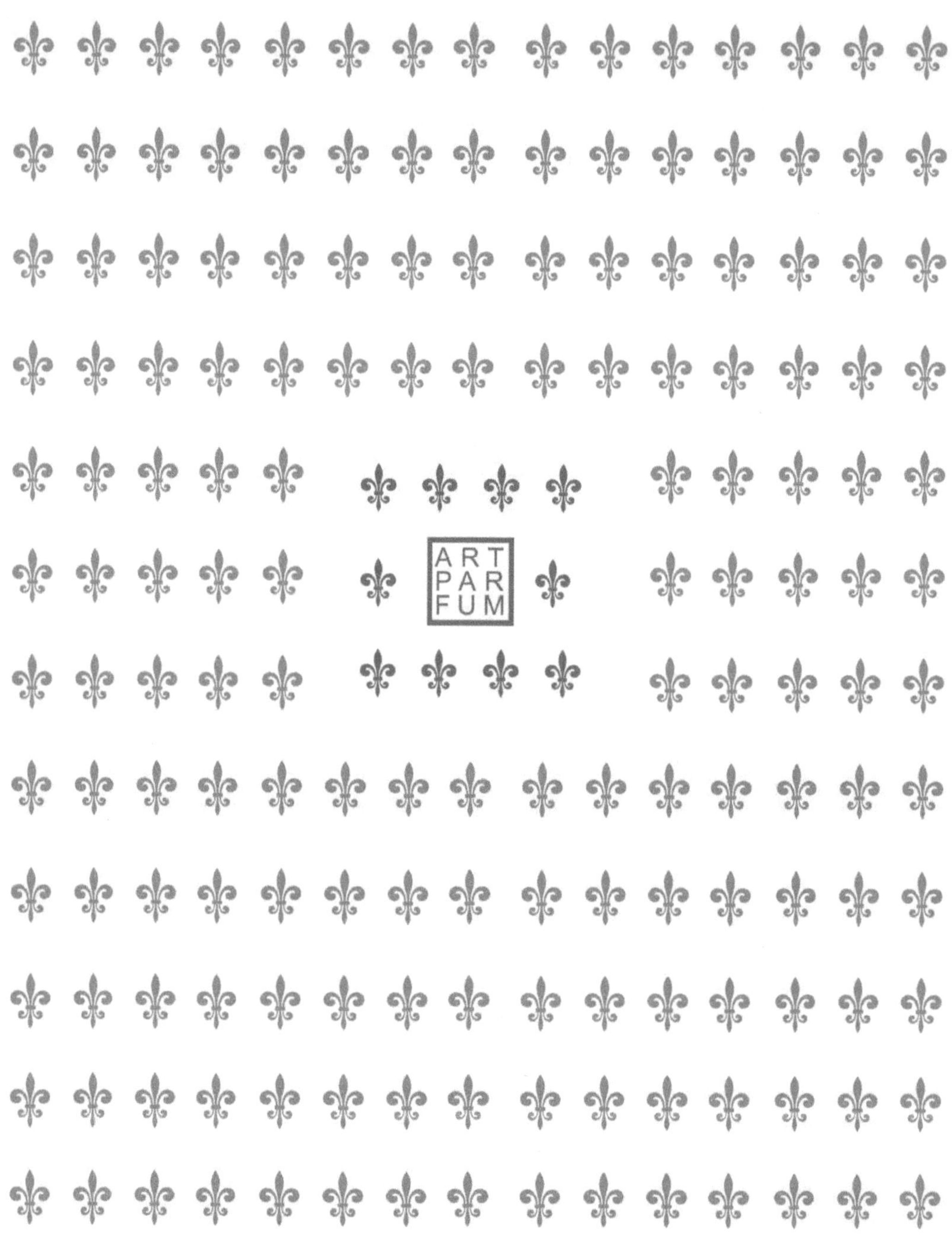

ART PARFUM
Beate Nagel
Parfümeurin, Autorin,
Künstlerin

D-36448 Bad Liebenstein
Telefon: 036961-701 779
post@art-parfum.eu
www.art-parfum.eu

ART PARFUM Verlag
www.art-parfum.eu/buch